ホルモンハンター

Hormone Hunters

アドレナリンの発見

石田三雄

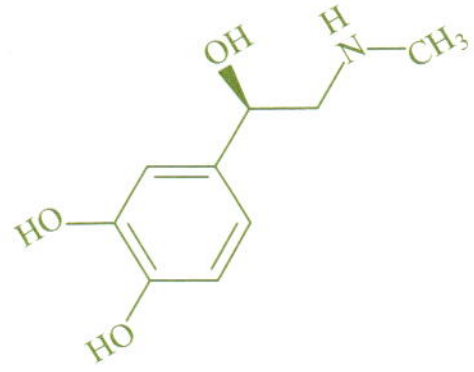

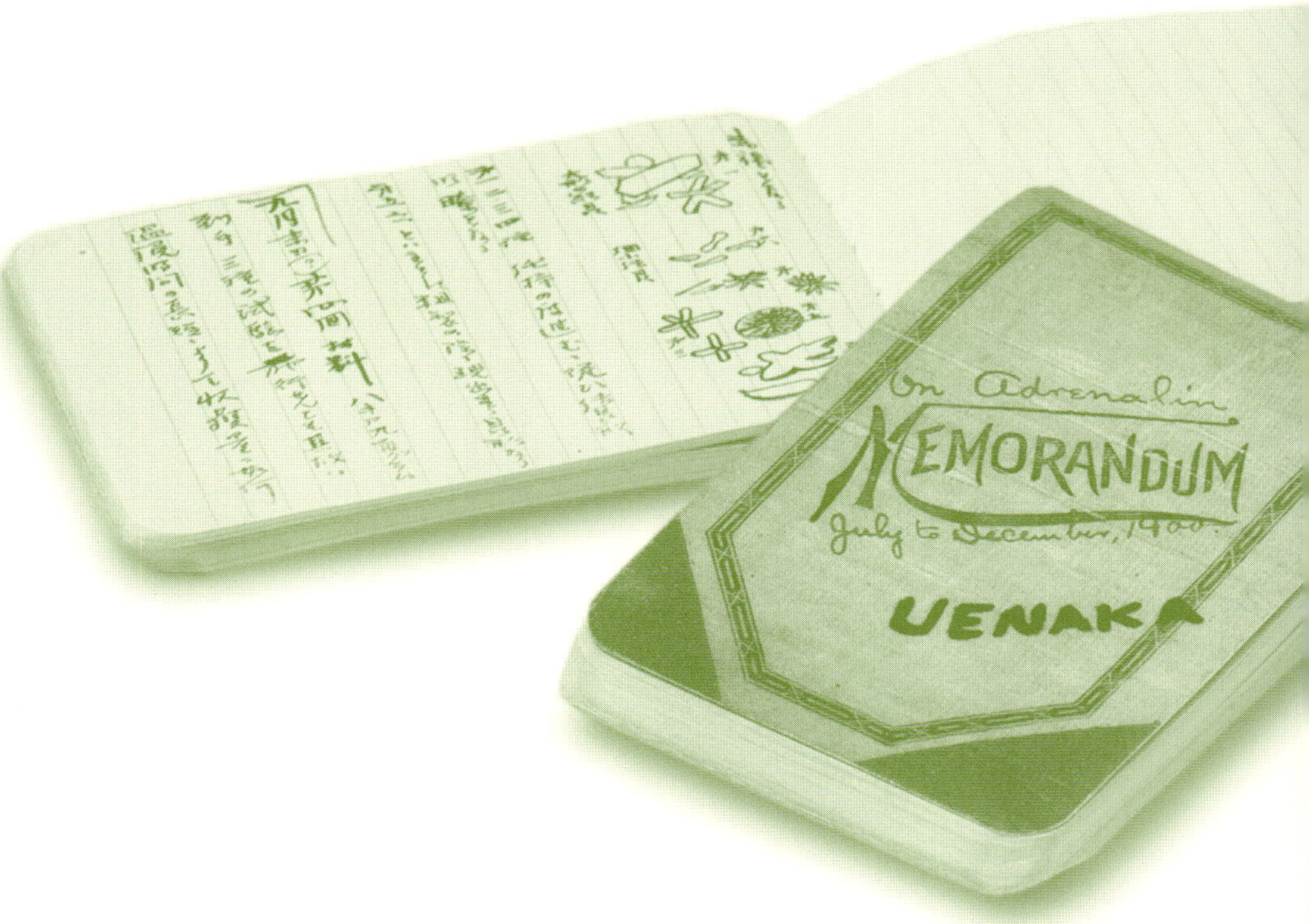

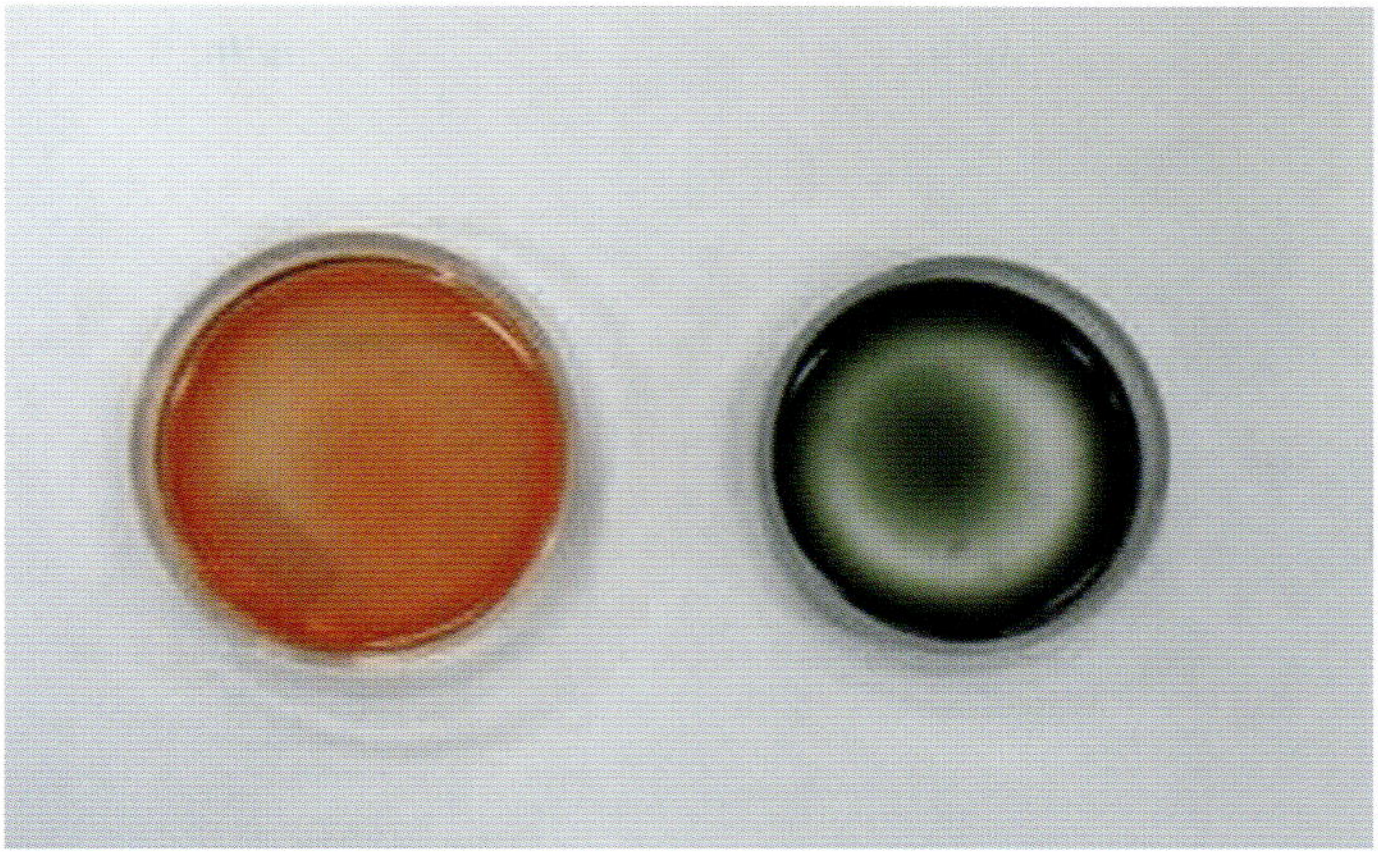

口絵 1　仏人ヴュルピアンが発見したアドレナリンの呈色反応：左はヨウ素（沃素）、右は塩化第二鉄を加えたとき。ヴュルピアンは1856年に、腎上体（副腎）髄質から取り出した液にヨウ素を添加するとばら色～紅色を、塩化第二鉄を添加すると海緑色を呈するという重要な発見をした。

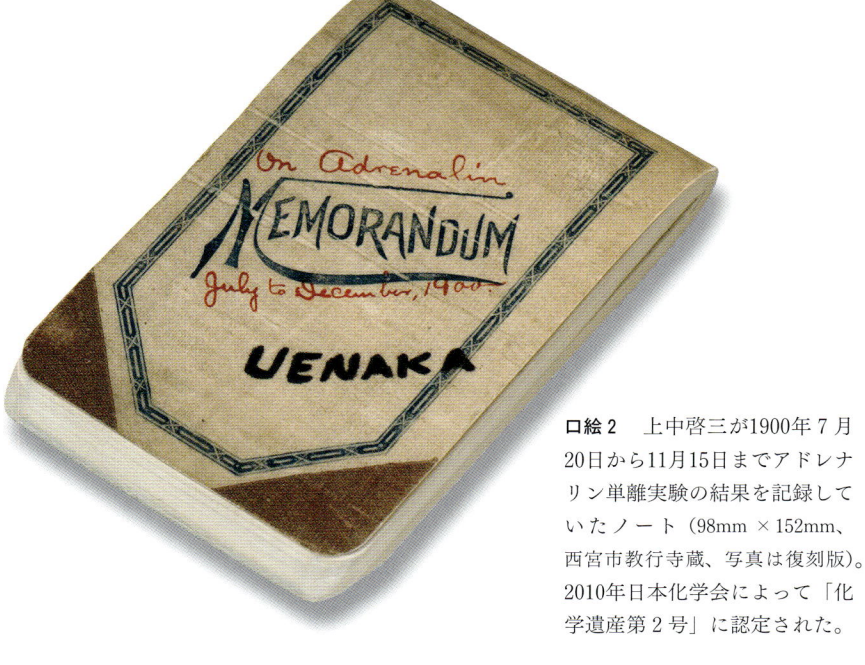

口絵 2　上中啓三が1900年 7 月20日から11月15日までアドレナリン単離実験の結果を記録していたノート（98mm × 152mm、西宮市教行寺蔵、写真は復刻版）。2010年日本化学会によって「化学遺産第 2 号」に認定された。

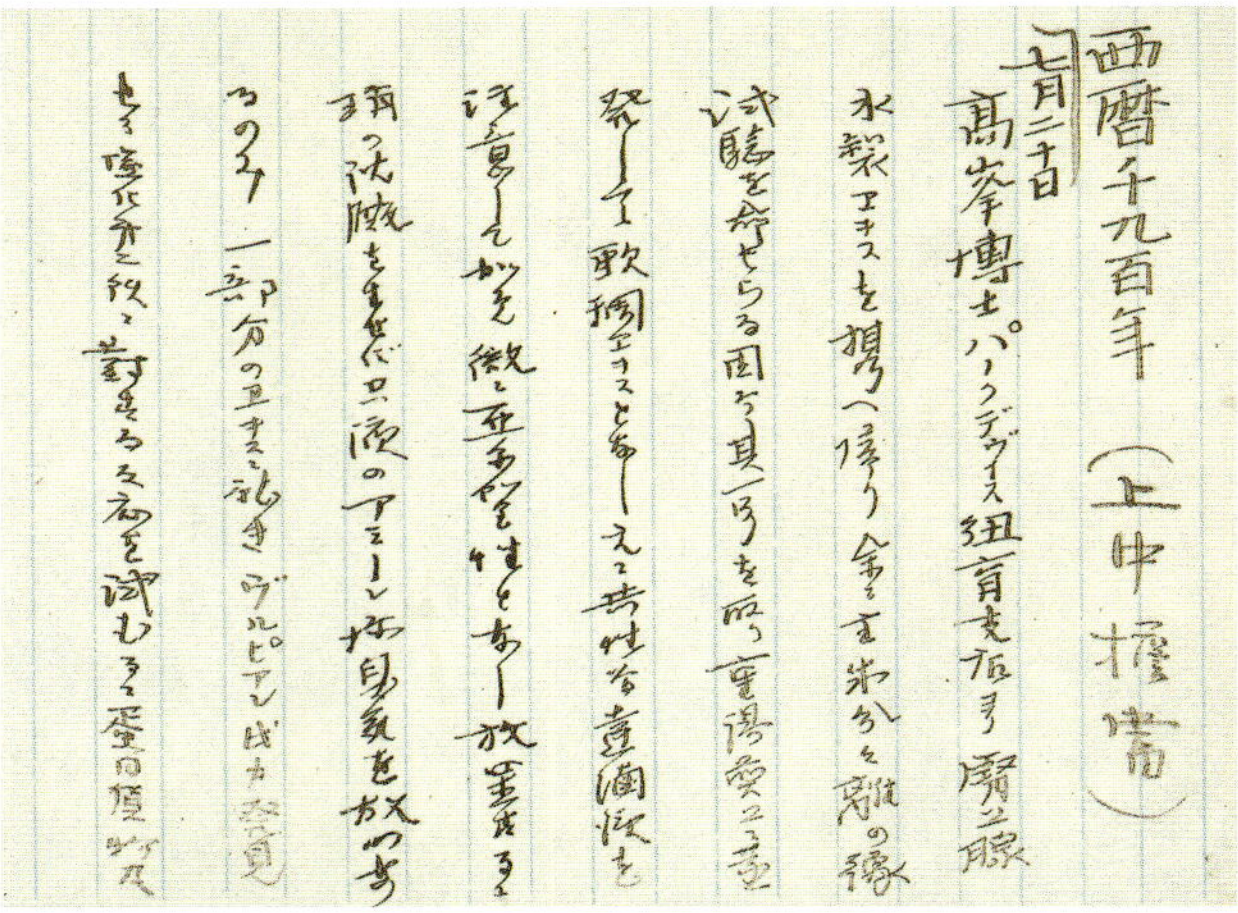

口絵 3　ニューヨークの狭い地下実験室（Takamine Laboratory）で上中啓三が付け始めた実験記録の最初のページ。アドレナリン担当という自覚が見える。

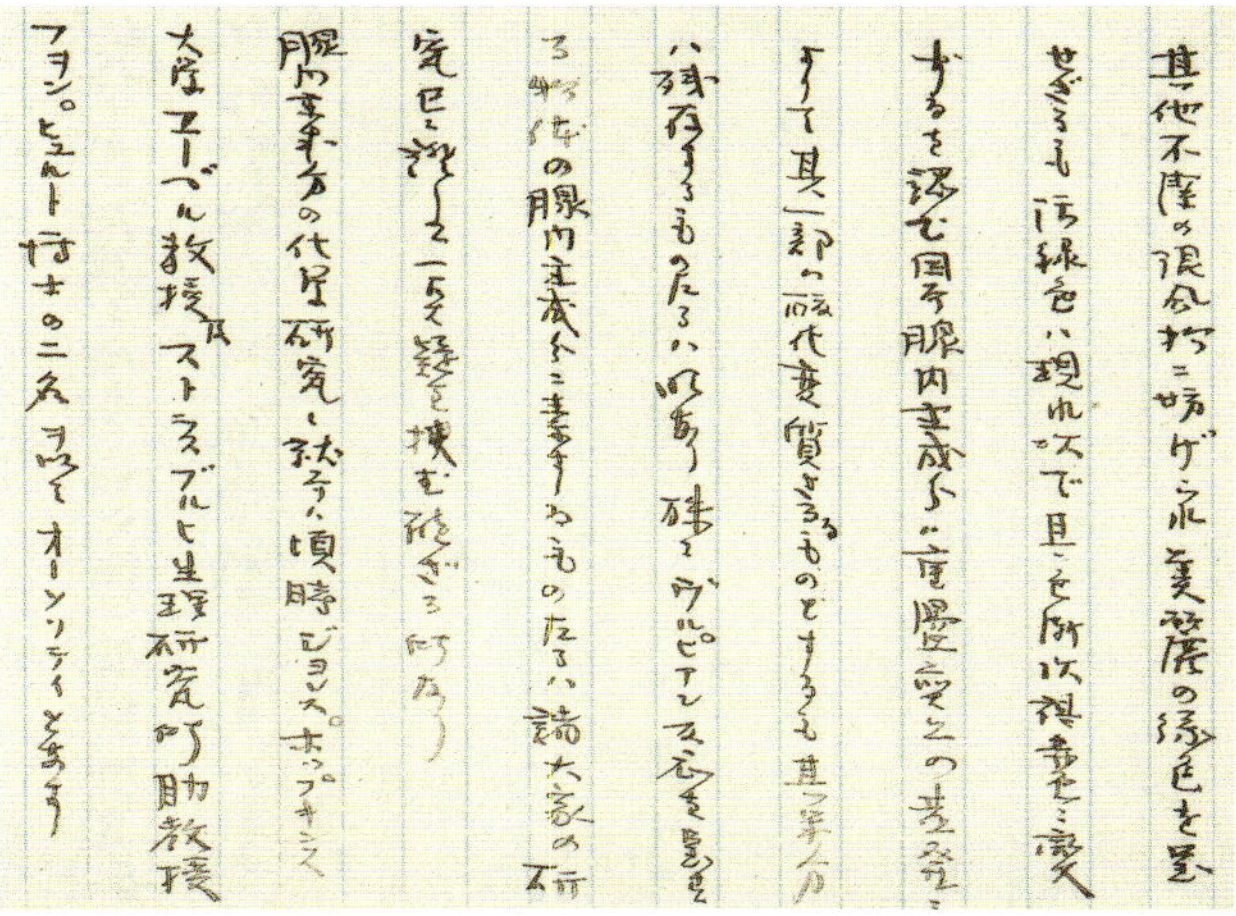

口絵 4　その次のページには、アドレナリンの単離に早くから挑戦していた欧米の研究者の名前が記されている。「ジョンス・ホップキンス大学エーベル教授及ストラスブルヒ生理研究所助教授フォン・ヒュルト博士の二名を以てオーソリティとなす」とあり、先行者の仕事をしっかり調査して仕事に取りかかっていたことがわかる。

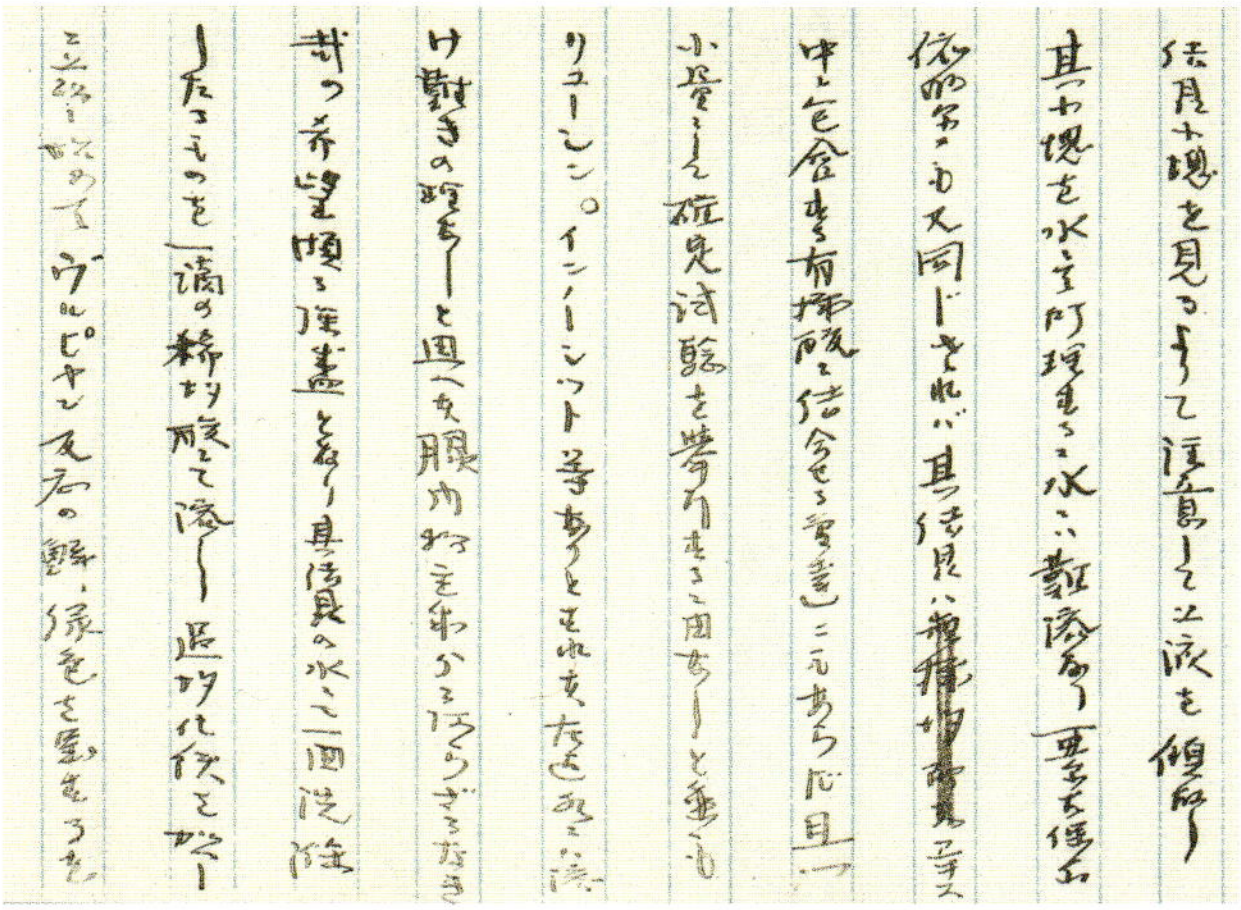

口絵 5　歴史的なアドレナリン結晶化を成し遂げた７月21日の記録で、一番左の行から次のページにかけて、「ヴルピヤン反応の鮮緑色を呈するを認む。かく結果の好約束を示すを以て（後略）」と成功を確信した記述が見える。

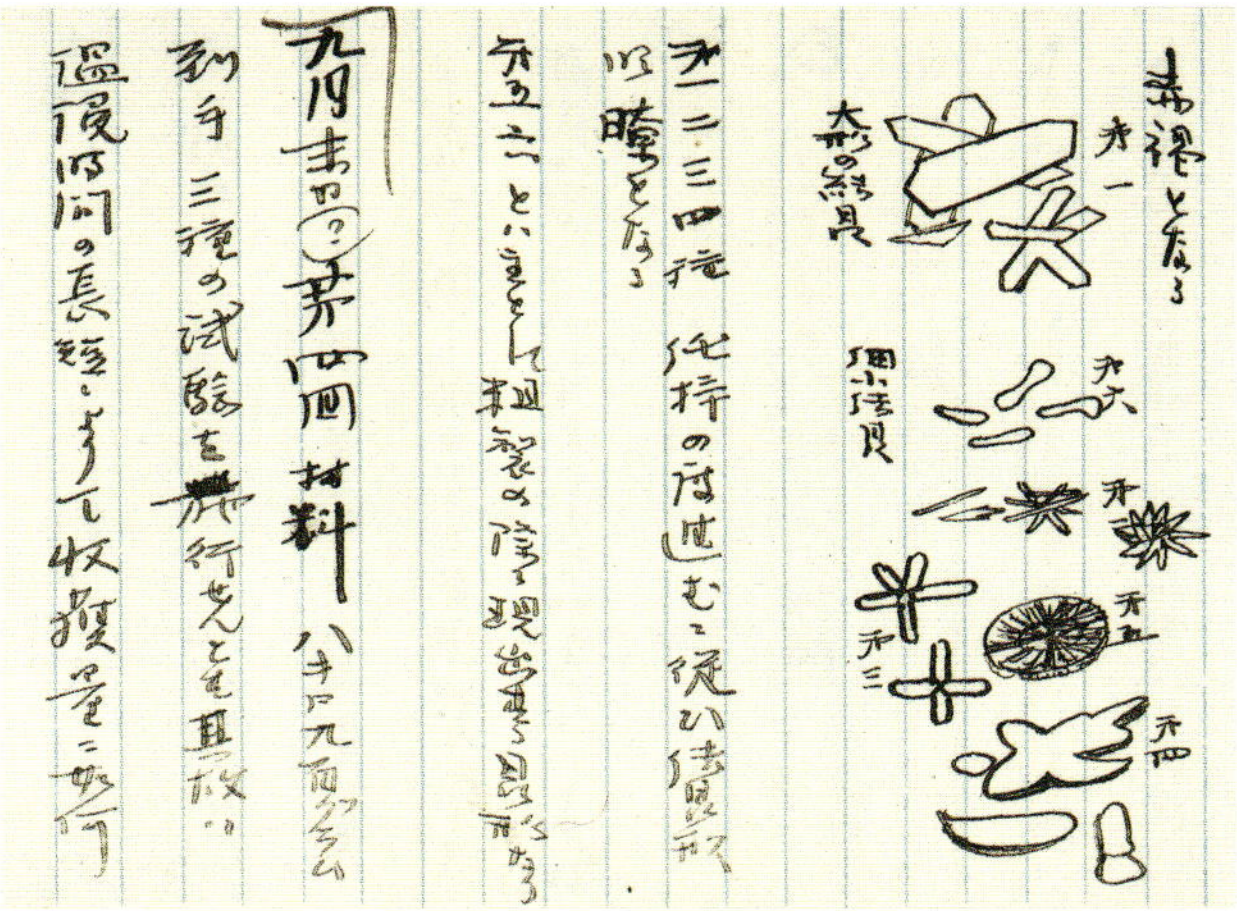

口絵 6　アドレナリンに多数の結晶形のあることが明確に記録されている９月19日付のページ。

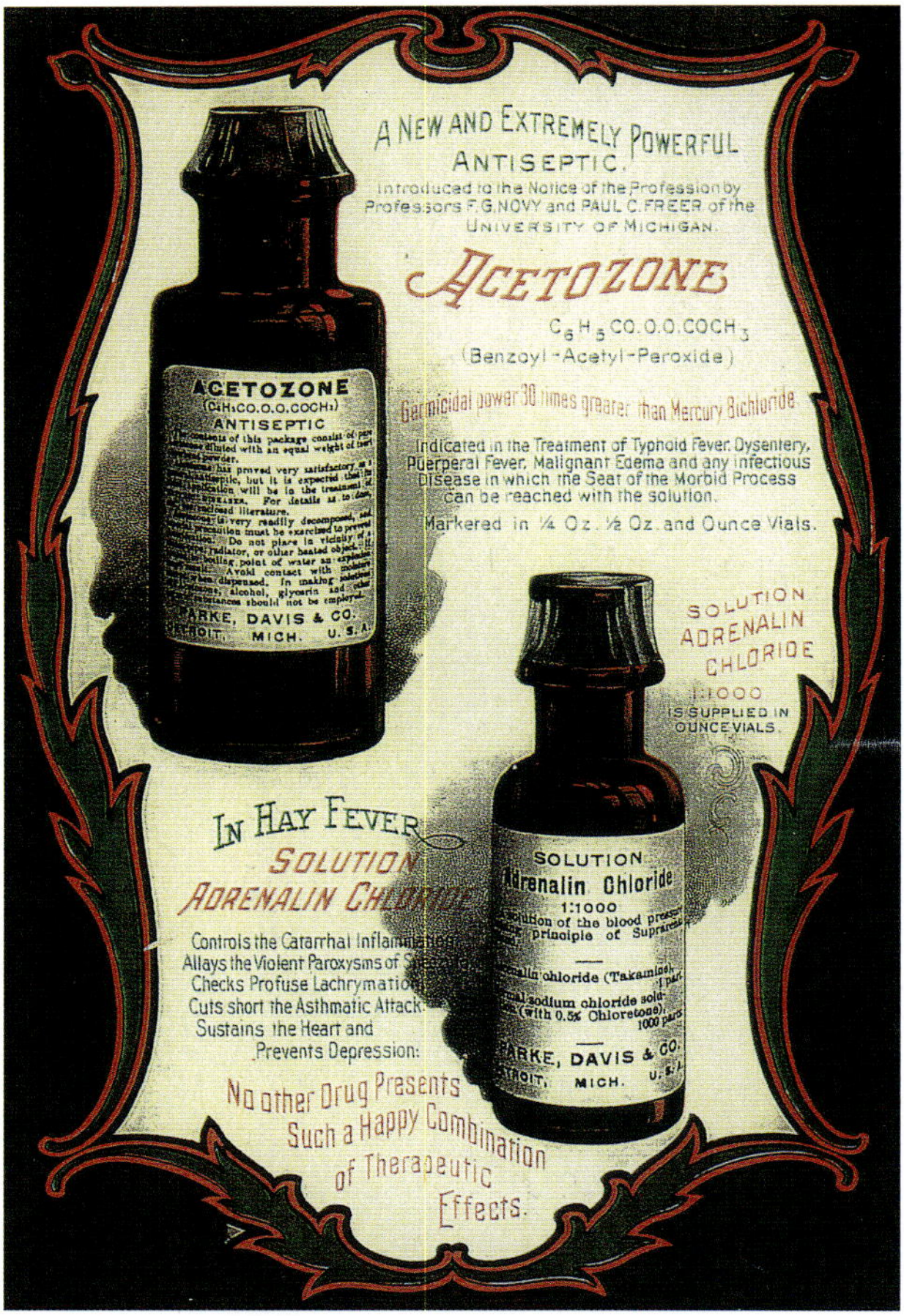

口絵 7　発売当初のアドレナリン液剤の写真が入った米国パーク・デイヴィス社の新製品紹介（1905年、『*Pharmacal Notes*』より）。アドレナリン（下の商品）の適応症に花粉症（Hay Fever）が明示されている（上の商品は防腐剤）。

目次

〔巻末資料〕

アドレナリンを結晶化した高峰譲吉と彼を成功に導いた人たち

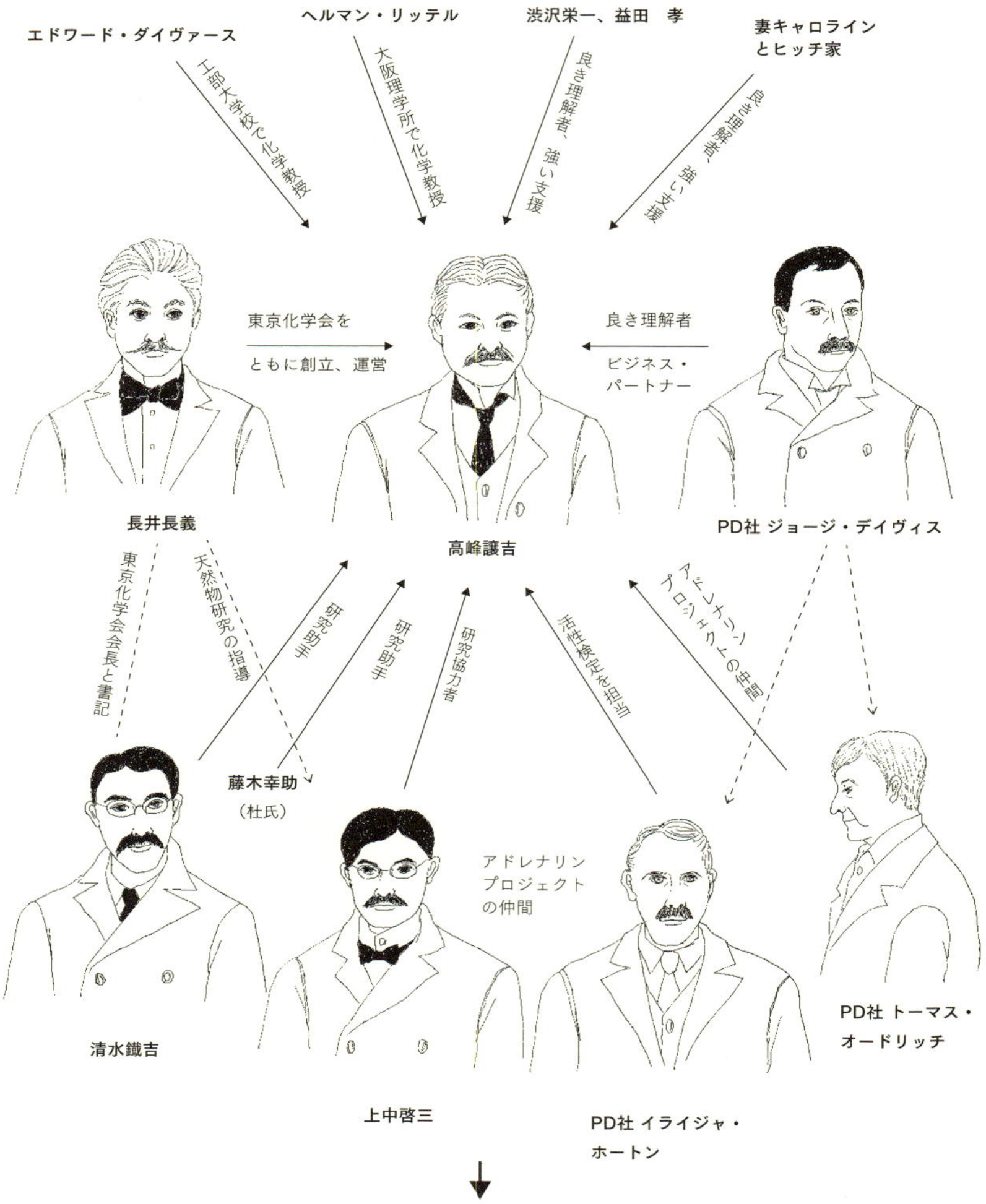

最初のホルモン「アドレナリン」の結晶化をきっかけにホルモン研究が劇的に発展、
オイラー、ブラックなどノーベル賞受賞者が輩出。

登場人物紹介

「副腎活性成分」単離に挑戦したホルモンハンターたち

ベンジャミン・ムーア　ロンドン大学シェーファー教授のもと副腎活性成分研究、1894年以降次々と報告。

ジークムント・フレンケル　ウイーン大学教授。1896年副腎からの活性成分に「スフィグモゲニン」と命名。

ジョン・エイベル　ジョンズ・ホプキンス大学教授。ベンゾイル化後抽出した成分に「エピネフリン」と命名。

オットー・フォン・フュルト　シュトラースブルク大学助手。1899年単離した成分に「ズプラレニン」と命名。

高峰譲吉、上中啓三　パーク・デイヴィス社（PD 社）との共同研究で、1900年に単離結晶化。「アドレナリン」と命名。

トーマス・オードリッチ　エイベルの助手から PD 社に転職。上中に少し遅れて独自に結晶化。

18〜19世紀のフランスの生理学・医学界（副腎活性成分が注目されるまで）

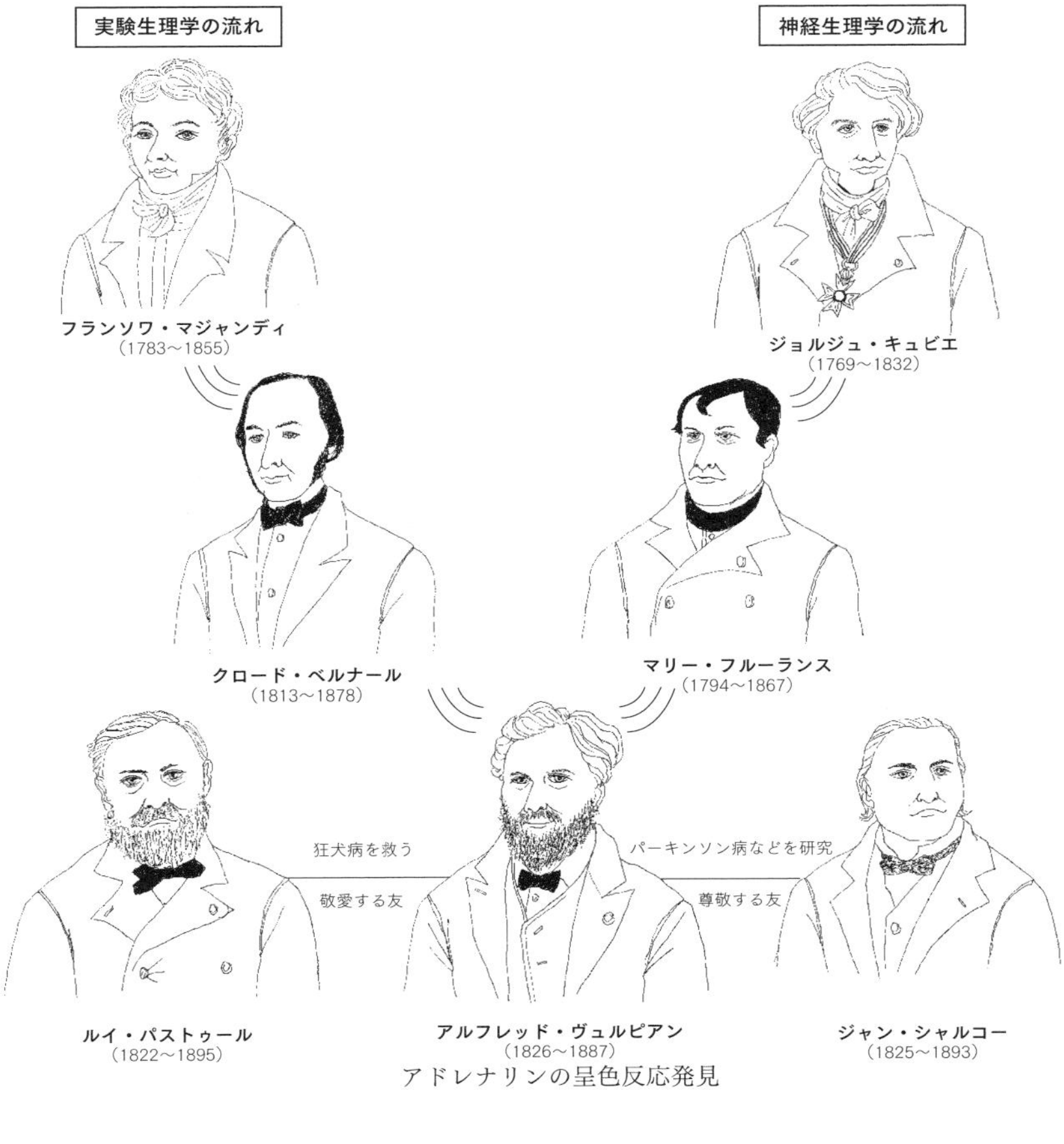

ホルモンハンター——アドレナリンの発見

畏友 T．N．に

君ありと
思えばこころ
安かりき
大海原を
かくへだつとも

プロローグ

アドレナリンは、人類が最初に手にしたホルモンである。動物の体内で造られるホルモンという化学物質は、ごく微量で特定の器官に作用し、生命の維持になくてはならない働きを起こさせる。心臓の筋肉に直接作用して収縮力を高め心拍数を上げるアドレナリンの作用は、その代表的な例である。

筆者は、製薬会社の三共（現在の第一三共株式会社）に長く勤めていた。この日本最初の製薬会社の初代社長は高峰譲吉である。夏目漱石の出世作『我輩ハ猫デアル』に、漱石の分身として登場する苦沙彌《くしゃみ》先生愛用の胃腸薬「タカヂヤスターゼ」は、高峰のアメリカでの発明で、それは抽出精製した酵素を世界で最初に産業にしたものである。高峰は今もアメリカで、近代バイオテクノロジーの父として尊敬されている(1)。

よく知られているもう一つの高峰の科学的業績は、アドレナリンの結晶化である。それはホルモンという名称が提唱される五年前、一九〇〇年七月にニューヨーク市内で達成された。この内分泌生理活性物質の結晶化は、文字通り二十世紀の幕開けを飾るにふさわしい歴史的な研究成果であった。

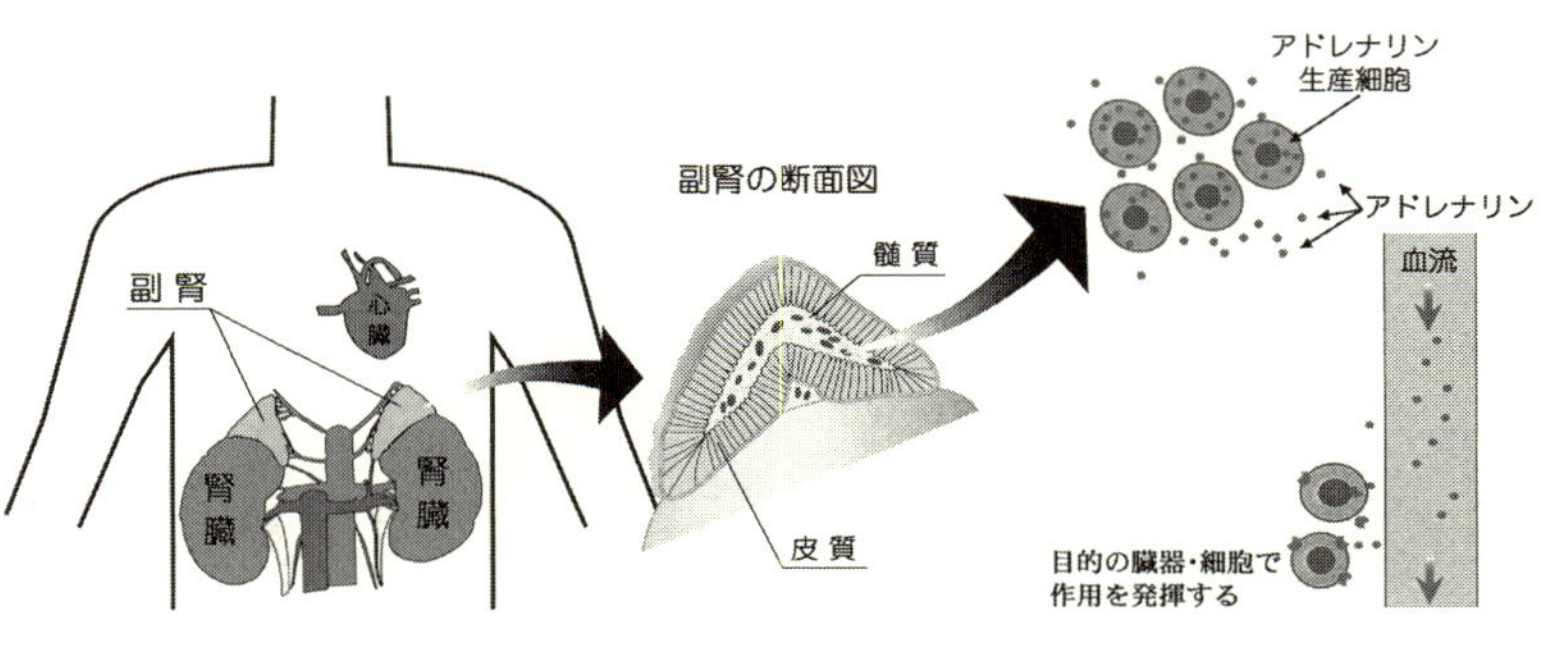

図1　副腎髄質から分泌されたアドレナリンは血流に乗って目的の器官に運ばれ、生理活性を発揮する。

多くの種類のホルモンの中で、アドレナリンには何かしら元気が出る、現代風に言えばポジティヴな響きがある。腎臓の上にちょこんと乗っかっている副腎（腎上体（腺））の二層構造の内側組織（髄質）から分泌されたホルモンは、血液によって他の器官まで運ばれ、そこで生理活性を発揮する［図1］。敵が向かってきた時、これをやっつけてやろうとするか、「三十六計逃ぐるに如《し》かず」と尻尾を巻くか、どちらかに心を決めさせるのが、このホルモンの作用である。あと一ホールとなって、優勝を意識したゴルファーのナイスショットしたボールがグリーンをオーバー、試合終了後のインタビューで、「あそこでアドレナリンが出過ぎちゃったようですね」とコメントする場面もときどき見られるが、それもこのホルモンの作用である。

タカヂアスターゼに続いてアドレナリンの結晶化という二つ目の「世界最初」をなし遂げた高峰譲吉は、まことに不思議なことに、この前にも後にもホルモンの研究をしたことが全くない。我々の体内で生産され分泌される微量活性物質に関心を示したこともないようである。一方アドレナリンを純粋に取り出そうという研究競争に参加した科学者は、ある画期的な発見があった一八五六年以降、四四年間にわたって二〇人以上の多くを数える。中にはその時代を代表する著名な世界の科学者が含まれている。四四年間、なぜその人たちは一人も栄光のテープを切れなかったのか、と同時になぜ高峰は何とも唐突に、（結果として）最後にレースに参入して、あっという間にそれを成し遂げたのか、それが筆者にとって大きな疑問であった。

アドレナリンのことで、さらに解いてみたい課題が二つ、ずっと頭から離れなかった。その一つは、前述の画期的な発見にまつわるもの、すなわちアドレナリンに特有な呈色反応（通常ごく微量の化学物質を添加すると、特徴のある発色を起こす反応をいう）を発見したフランスの科学者ヴュルピアンが、そもそもなぜ腎上体から出てくる物質に興味を抱き、それを探求しようとしたのか、その背景はどんなものであったのかという疑問である。この呈色反応は、アドレナリンを純粋に取り出そうとした研究者全員が利用したか利用しようと考えていた鍵となる実験手法で、高峰の助手として実際に結晶を最初に手にした上中啓三《うえなかけいぞう》は、この反応がプラスに出た瞬間に成功を確信している。

そしてもう一つの課題は、アドレナリンと同一活性物質に対してエピネフリンという名称が与えられており、国によってはそれが正式な学術用語で、薬局方の名称にもなっていることである。とりわけ、アドレナリンという名称が生まれたアメリカ合衆国でそうなっていることである。しかしそのアメリカでは、専門家以外の人たちはすべてアドレナリンという言葉を日常使っている。このような名称の二重構造が生まれた理由がいったい何処にあるのか、その真相を確かめることが筆者にとっての懸案であった。

アドレナリンに関しては、佐野豊博士による緻密な評論[2]を除いて、いわゆる総説と言えるような出版物が見当たらない。これがまさにホルモンだと最初に確定された、いわば人類にとっての記念碑的な物質にもかかわらず、その結晶化までの研究の歴史は、それが展開された国の人々によって断片的に記録されていても、すべてを通して記述された著作はない。

翻って副腎は、西暦紀元前、旧約聖書に最初に記述されている。これが何をする組織かという疑問を解こうとする行為の歴史は、国ごとの科学の発達史と関連しているのは当然としても、そこには勇敢な挑戦や、人間らしい争いや、また小国の悲哀なども見られ、それは情報伝達の未発達の時代に広い地域で展開されたドラマであった。そのことを本書でお伝えできれば、またかねがね確かめたかった幾つかの疑問に接近できたかどうかご批判を仰げれば、と心の中で思っている。

アドレナリンを分泌する組織「副腎」はドイツ語（Nebenniere）の直訳である。しかし、腎臓の機能とは独立したこの腺組織に対してそれは適切でない命名で、ラテン語系の「腎上体」の方が至当であると指摘されている。本書では、あえて統一せずに原典著者を尊重し、両方を使用することをお断りしておきたい。

最後に、副腎の働きとそこから分泌される活性成分の長い歴史を通覧できるように、関連する史実と同時代の出来事を併記した表を巻末に添付した。続いて、この物語に登場する主な人物のフルネーム、生没年および主要な経歴は、アイウエオ順の表にして掲載されている。生年順の表には、時代を感じていただくために歴史上身近な人物と事件を加えた。経歴の不明な人物については、この表には収載せず、文中の括弧内にアルファベットで氏名を記した。少し専門的な用語については、簡単な解説が囲み記事として挿入されている。なお、本書全体に関わることだが、人名のカタカナ表記やアルファベット表記にあたっては、一般的に使われているもの、または原語に近いものを適宜採用した。

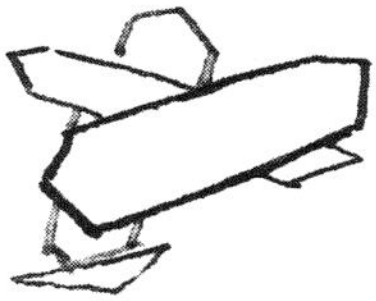

第1章 ホルモンの歴史を切りひらく

副腎から極微量の物質が血管中に分泌されること、その化合物は、ありふれた試薬と反応して特異な発色をすることが、一八五六年パリのヴュルピアンによって発見された。それを取り出すのは当然、時間の問題かと思われた。しかし、以来四四年間、ヨーロッパ、イギリスそしてアメリカの多くの著名な科学者たちが、どんなに知恵を絞って挑戦しても、この宝はいつも彼らの手から逃げ続けた。

最後につかまえたのは、当時極東の小国であった日本からアメリカにやってきた二人の科学者、高峰譲吉と上中啓三であった。

1　異国での夜明け

ニューヨークの夏は暑い。十九世紀の最後の年一九〇〇年の七月二十一日、その日の市中外気温は、華氏88度（摂氏31度）で、空は曇っていた。セントラルパークとハドソン河の中間に位置するレンガ造りのアパートの半地下に、「Takamine Laboratory」という看板の掛った、何とも小さな研究所があった。

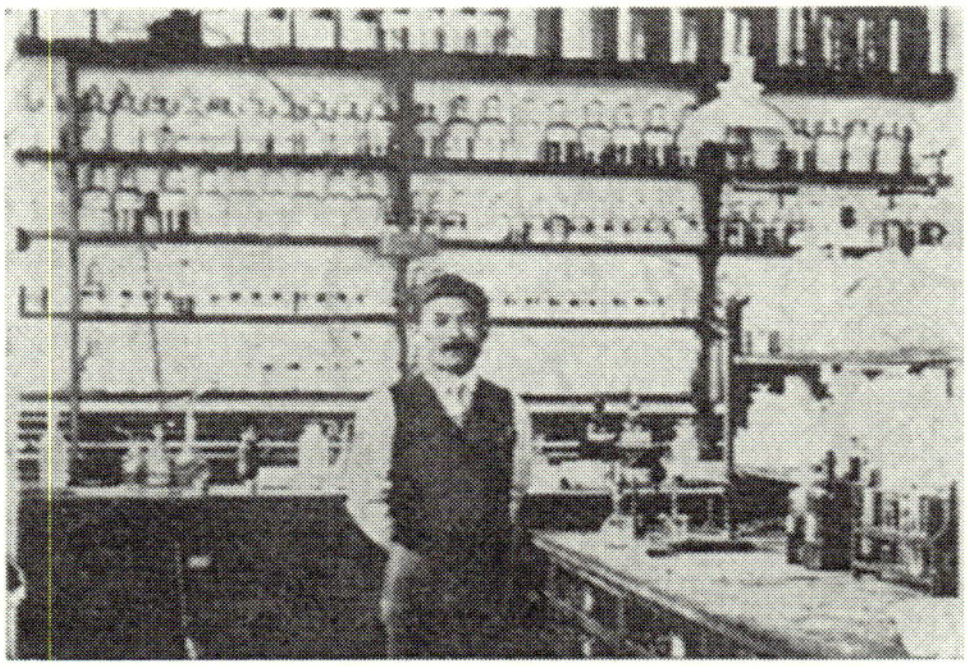

図2　ニューヨークの半地下実験室の上中啓三。1900年7月21日最初のホルモン・アドレナリンの単離に成功。

その中にあるわずか四坪の暑い実験室の様子を、上中啓三の実験ノート［注1］［口絵2〜6］の詳細な記録に案内してもらって、ちょっと覗いてみることにしよう［図2］。

ここへ来てから、もう半年たったんだなあと、ちらっと思いながら、兵庫県の山村生まれの上中は、前夜残しておいた幾つかの試験管を取り上げ、窓から入る朝の光に透かしてその中を点検していった。あれっ、その中の一本の底に、瘤《こぶ》のような塊がへばりついているではないか。前日は、かなり頑張った。しかし、抽出液から変な臭いが出たり、試みた呈色反応がうまく出なかったりして、一筋縄ではいかんなあ、と思ってベッドにもぐりこんだのだった。

「こんな簡単に採れるわけ、あらへんなあ」とつぶやきながら、その塊を取り出して、まず水とアルコールに対する溶解性を調べ、すでに文献に出ている天然物の性質との比較を一通りやってみた。最後にその塊をごくわずかな水で洗ってから少量の薄い塩酸に溶かし、その一部を手製の先の細いピペットで直径一〇センチメートルくらいの浅いガラス皿（時計皿）の中に注ぎ入れた。そしてその液の中に、別に作っておいた塩化第二鉄の希薄水溶液を、これまた手製の先細《さきぼそ》ピペットで一滴落とした。さっ

注1　この上中の実験ノートは、彼の没後長くその存在が知れなかったが、出身地兵庫県名塩の名刹教行寺に秘蔵されていた。一九六五年、上中啓三の子息三男二《みおじ》氏からノートの複写が科学史家山下愛子氏に提供され、山下氏の努力による用語と文字の難しい判読とを得て世に出され、歴史が正確に後世に引き継がれることになり(1、2)、岡山大学名誉教授中山沃博士の管理の元、厳重に保管されてきた。二〇一〇年三月には、日本化学会により「認定化学遺産第二号」に指定された（国立科学博物館所蔵の復刻版は閲覧可能）。

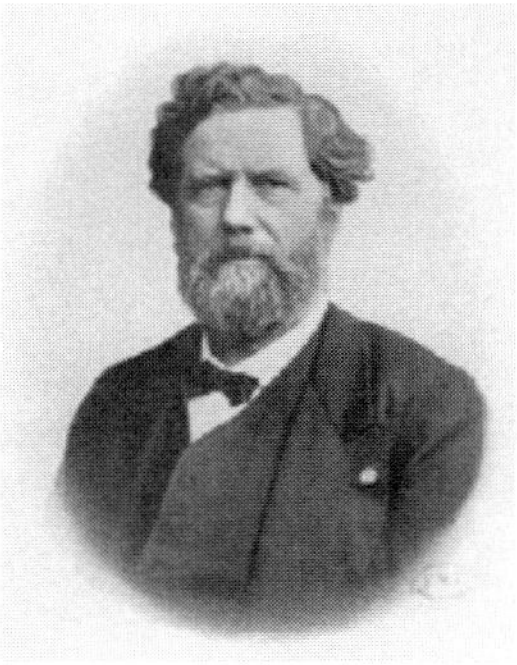

図3　アルフレッド・ヴュルピアン。副腎髄質ホルモンの発見者。

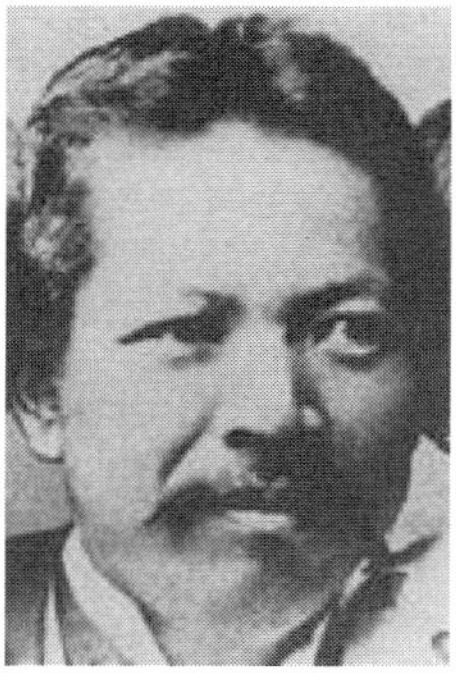

図4　科学実業家として世界の舞台に登場した高峰譲吉

と緑の濃い海の色に変わった。半世紀ほど前に、この呈色反応を見つけたヴュルピアン〔図3〕が、フランス語で海緑色（glauque）と表現していた微妙な色である。高揚してくる自分を抑えながら、同じ実験をヨウ素の水溶液の滴下でやってみたところ、ヴュルピアンの表現通り今度は紅色（rose—carmine）に変わった[3]〔口絵1〕。

なんだか拍子抜けする思いの上中が手にする試験管の中の結晶が、人類が初めて生命体から取り出した「ホルモン」であった。学歴社会の日本に見切りをつけて、前年末に海を渡って来て、つい五か月ほど前に工学博士・高峰譲吉〔図4〕に雇われた二十四歳の青年科学者上中。彼には、これがホルモンの研究史に永遠に記録される瞬間であるというほどの認識はなかった。それは、高峰研究所という看板が掛っていても、従業員は所長と新入所員一名、すなわち高峰、上中の二人だけという世界での出来事であった。上中は八十二歳になって、ある対談で実験室の思い出を次のように語っている。「ニューヨーク市一〇六丁目にあったという高峰博士の研究室は、どんな塩梅《あんばい》でしたか」という質問に、「ちょっと、日本では想像できませんが、ジャニターといってビルの掃除人の住居になる地階を借り受けていたのです[4]」。

デトロイトにある発明家エジソンの会社で働いていた技師ヘンリー・フォードが、自動車製造会社の起業に二度失敗したあと遂に成功、フォードA型から量産に入ったのが一九〇三年であったから、高峰研究所の前の街路は、まだ馬の蹄の音がのどかに響く時代であった。もちろん、実験室に冷房はなかった。

当時、Central Park West 475[5]に住んでいた高峰がやって来た気配を感じた上中は、早速実験の結果を報告した。消化薬タカヂアスターゼの成功でやっと生計の目処《めど》が立

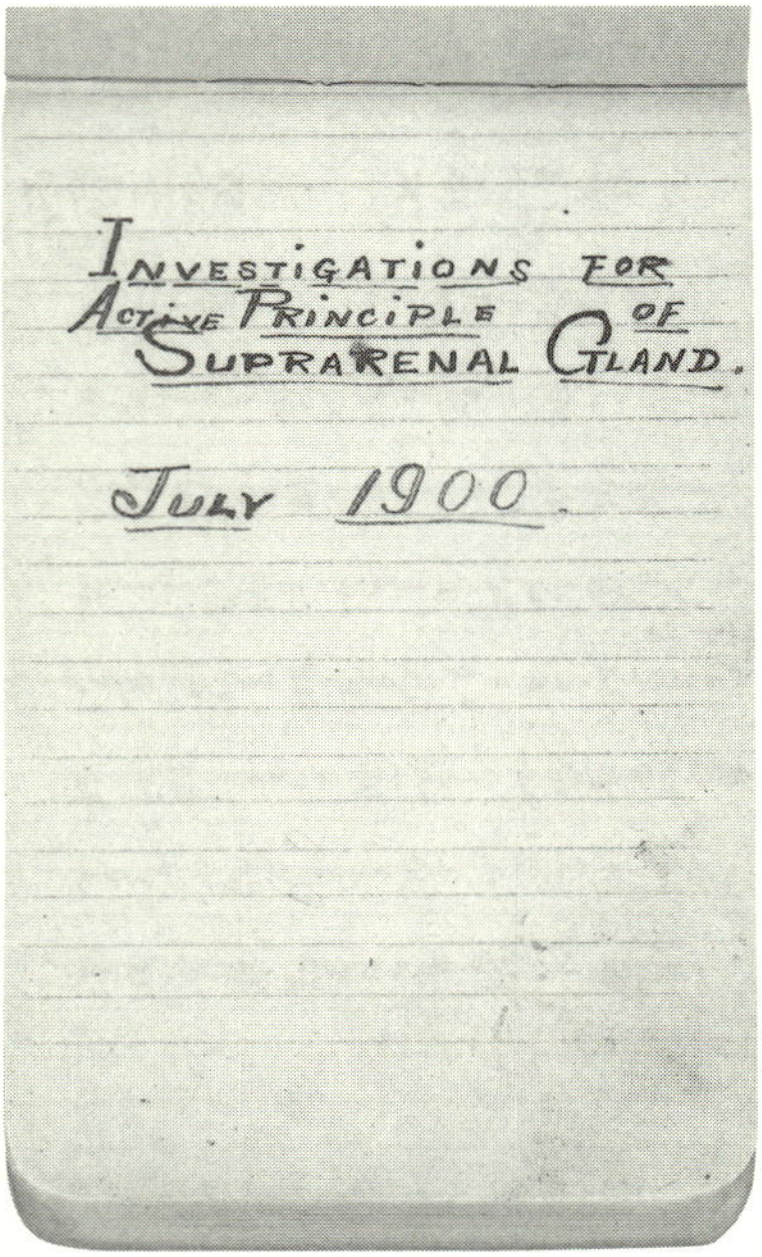

図5　上中啓三の実験ノート（認定化学遺産第二号）の第一ページ

ち、イリノイ州からニューヨーク市に出てきたばかりの高峰はそのとき四十六歳、幾つもの困難を異国で乗り越え、働き盛りの科学実業家になっていた。

差し出された試験管の底にへばり付いている瘤状の結晶を見上げてゆっくり観察してから笑顔を向けた高峰に、上中は実験操作とヴュルピアン呈色反応の詳細を説明した。腎上体活性成分を結晶として取り出したと認めてもらった上中は、早速追加の臓器サンプルをパーク・デイヴィス社（ＰＤ社）から取り寄せるよう高峰に依頼した。

実験室に戻った上中は、前日から付け始めた大ぶりの手帳のような実験ノートに、早速この日の実験結果を書き込んだ[6]。結晶の形の表現で瘤のようなという漢字熟語「贅疣《ぜいゆう》」を、「疣贅」と逆に書いている。このノートの第一ページには、「Investigations for Active Principle of Suprarenal Gland（腎上体活性主成分の研究）」と、太字のペンで力強く書き込まれている［図5］。表紙には「On Adrenalin（アドレナリン関係）」と朱書されているが、このときにはまだアドレナリンという名前は存在しなかったので、この実験ノートの最終段階で書き込まれたようである［口絵2］。またUENAKAという姓を記しているが、後に彼は、このスペルでは「うえなか」と発音してもらえないことを知ってから、Wooyenakaと署名するようになった。

ノートの第二ページから始まる前日二十日の記録には、「高峰博士パークデヴィス紐育《ニューヨーク》支店より腎上腺水製《ママ》エキスを携え帰り余〔自分。以下、〔 〕内は筆者による注〕に主成分分離の予試験〔予備試験〕を命ぜらる」とある〔口絵3〕。二人はわずか二日間で、歴史から消えることのない栄冠をつかんだとも言える〔注2〕。

しかし、高峰が持って帰ってきたのは腎上体・水性エキスであり（髄質のみのエキスかどうかは不明）、副腎そのものではないことから、ＰＤ社と高峰研究所の契約共同研究がその日から始まったと考えるよりも、上中はすでに予備的な研究を命じられており、高峰はその前にデトロイトのＰＤ社本部に行った時に、当然最新の情報を得て、それを上中に伝達していたと考える方が自然であるかもしれない。

2　着実な進展

研究の現場というものは、意外にここからの詰めの仕事が結構長く続き、辛抱を必要とするのである。上中もそれを経験している。

実験ノートにある次の記述は、七月三十日（以降）となっている。その日にＰＤ社から送られて来た牛の副腎を計量すると約八キログラムで、輸送中に蒸発あるいは滲み出しで、二ポンド（約九〇〇グラム）ほど重さが減っていることが記録されている。当時は、もちろん氷詰めで運ばれて来たのであろう。最初は水抽出液の供給を受けていたが、この日からは、臓器からの抽出を開始している。すなわち、半分の四キログラムは三倍量の水の中に、残りの四キログラムは二倍量の九五％エタノールの中に入れ、共に加温浸漬《しんせき》した。

再現実験の繰り返しが続いたあと、八月四日の記録にはこうある。たまたま実験室

注2　上中がアドレナリンを結晶化した日は、彼の誕生日六月二十九日であったと記述しているエッセイが複数あるが、それは上中夫人の談に依っている。しかし、上中が安井八重野と結婚するのは、それから五年後の一九〇五年で、おそらく「あれは俺の誕生日のころだったなあ」という思い出話を、所帯を持った後に聞いた妻八重野が強く記憶していたのであろう。晩年の回顧談で上中は、「一番初めにつかまえたのは試験管の底でした。」と語っている(7)。それは、実験ノートの七月二十一日の書き出し「早朝、昨日試験したる試験管を検するに凹底面上疣贅状に集合結晶を見る」と合致している。上中が生まれた頃は、新旧の暦が混在していた時代で、ちなみに新暦の七月二十一日は、旧暦の六月二十五日である。

上中の正しい誕生日は太陽暦の四月二十二日で、それは上中の墓碑にも刻まれている。

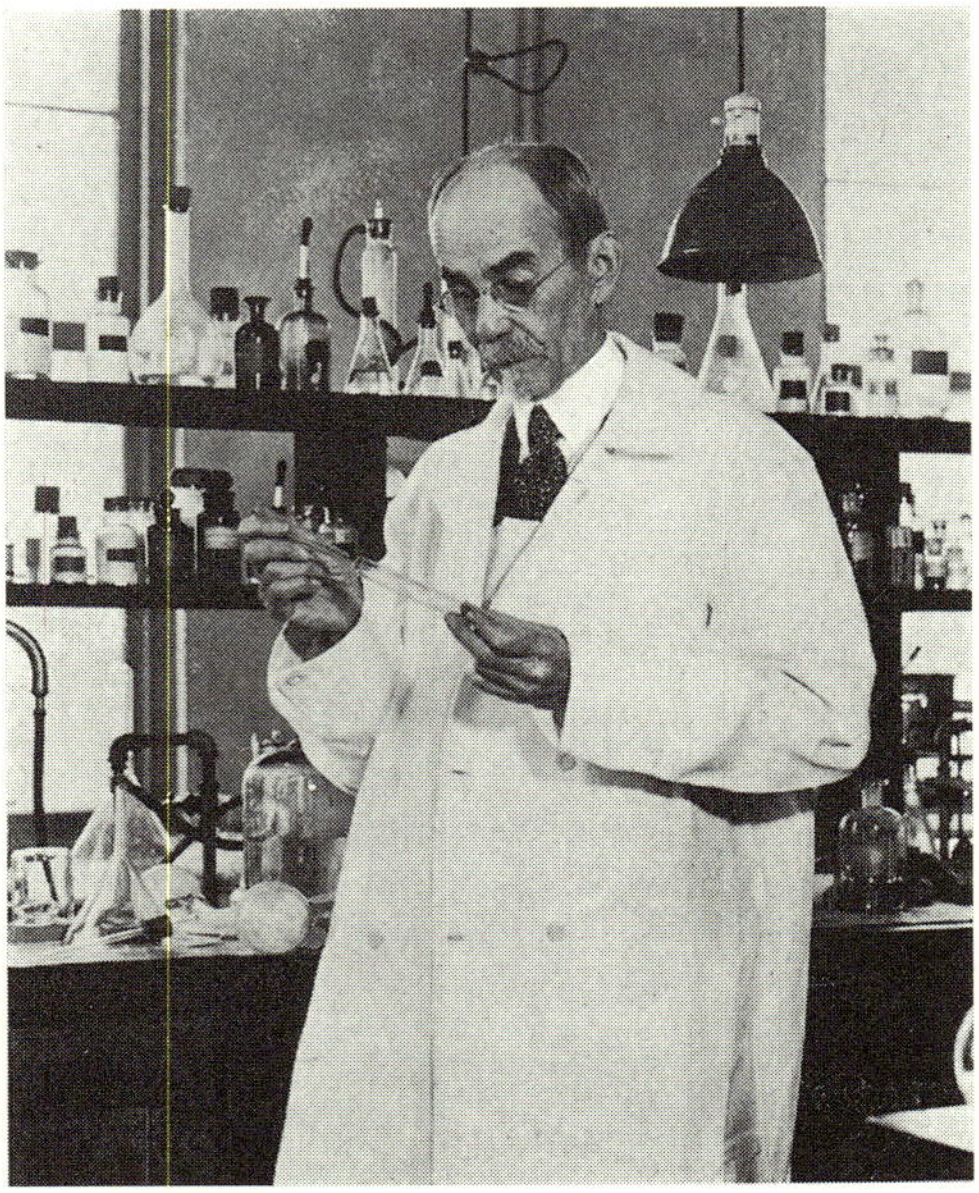

図6　副腎中の血圧上昇活性成分単離の先頭を切っていたジョン・エイベル

に出没するハツカネズミ三匹を捕まえ、それを釣鐘型のガラス容器に確保し、結晶を酸に溶かした液一滴をその一匹の眼にたらすと、たちまち眼粘膜が退色し蒼白となった。これは副腎の中の主成分が末梢血管を収縮するという研究報告(8)があったのを記憶していたので、トライしてみたのである。

翌日からは、結晶の化学反応性や新規購入の圧搾濾過《ろか》機を使っての精製法の実験など、エネルギッシュに仕事を続けている。

高峰はもちろん上中にとっても、ずっと気がかりなことがあった。すでに三年前から次から次へと六つも報告を出し、成分抽出研究ではるかに先行しているジョンズ・ホプキンス大学エイベル教授［図6］の研究がいつも念頭から離れず、それを確かめたいという欲求を抑えられなかった。というのは、エイベルは、副腎抽出液に塩化ベンゾイルを作用させて、活性成分以外の副腎中の生体成分も込みでベンゾイル誘導体に変化するものはさせた上で、抽出、精製を容易にする戦法で終始一貫押し通して来ていた。その結果、手にした化合物を副腎中の血圧上昇活性成分だとし、エピネフリン（epinephrin）と命名していた(9)。

そこで高峰と上中は、採り出した活性成分の結晶（新晶体）に塩化ベンゾイルを反応させ、エイベルと同じものが採れるかどうか試みた。後発の研究者なら当然やるべき実験であった。最初八月十日に試みた実験で手にしたベンゾイル誘導体と思える結晶を、高峰博士に見せたところ、ベンゾイック アシッド（塩化ベンゾイルと水とが反応して生成する安息香酸）に新晶体が付着しているだけと違うかねと疑われてしまった。そうかもしれないと思いつつ、その結晶に番号1をつけ、新晶体を番号2として、PD社に活性検定を依頼した（結果はこの実験ノートのどこにも記載されていない）。念には念を入れて、彼は二十一日にも同じ実験をしたが、エイベルと同じものは採れなかった。エイベルが活性成分はアルカリ性では沈殿（結晶析出）しないと主張しているのとは正反対に、上中はアルカリ性で結晶を採っているのだから、エイベルの採った物質は、活性のある上中のサンプルとは全く違うはずであった。そう断定してみたものの、彼はそれでもまだ気がかりだったのだろう。十月三十日に三回目のトライをしているが、やはりエイベルの誘導体は採れなかった。

3　商品化に向かって

初秋、九月十日の朝、顔見知りのアパートの掃除人から、二階の居住者から騒音がうるさいと苦情が出たことを告げられた。少し涼しくなって前日ちょっと馬力をかけて夜遅くまで温水抽出を実施した上中は、まずかったなと反省し、やむなく粥《かゆ》状の浸出液を翌朝まで約60℃に保つやり方に変えて、夜間の作業は中止することにした。へこたれない彼は、結果として水面に浮かぶ臓器から出る脂肪分が液の表面に膜を作って空気酸化を防止するので、このやり方は悪くなかったなと、あとで元気を取り戻している。結晶をもっとうまく採取する手法の実験は、当然熱心に続けられ、採れた結晶はPD社にたびたび送付された。それらのサンプルの活性についてはノートに記載

コラム 1

高峰と上中によるアドレナリン抽出・結晶化法

高峰と上中が最初に組み立て、特許[10]に記載したアドレナリンの抽出・結晶化法は次の通りである。

「新鮮で洗浄された牛、羊などの副腎を適当な方法ですりつぶし、適切な容器の中の同重量の水の中に、60〜75℃で5〜10時間浸漬する。この過程では空気に触れないように保つことが望ましいが、それは浸漬液の表面に浮かぶ脂肪膜によって、または水素ガスあるいは二酸化炭素ガスを通気することによってかなり達成される。この操作の目的は、抽出液の酸化の防止である。脂肪膜は、もともと副腎に含まれている脂肪が出てきて形成されるので好都合である。浸漬の後半には温度を85〜100℃に上昇させる。浸漬終了後〔本文中に「粥状の浸出液」と表現している液を〕、濾過し、濾液が出なくなるまで徹底的に絞る。残渣は極少量の水で、上記と同じ温度で数時間浸漬し濾液を得る。二つの濾液を合わせ急冷し、固化した脂肪を除去する。濾液は、低温で、出来れば真空装置の中で、必要があれば酸化防止のために水素あるいは二酸化炭素ガスを通気しながら蒸発させる。濾液は１／５〜１／７の容量になるまで蒸発させる。この濃縮液にその容量の２〜３倍のアルコールを添加する。結果としてこの液は約60％のアルコール濃度になる。このアルコールの添加によって、たんぱく質、リン酸塩、他の無機酸の塩などの不活性物質を沈殿させる。これを濾過し、濾液を減圧下蒸留し、アルコールを回収する。残液を比重が1.05〜1.15になる程度まで濃縮し、約30％の水酸化ナトリウムあるいは水酸化カリウム液を、液温が異常に上昇しないように注意しながら、液が強アルカリ性を示すまで添加する。それに水酸化ナトリウム（あるいは水酸化カリウム）の分子量の半分に相当する塩化アンモニウムを添加し、溶解させる。得られた液を12〜24時間冷所に保存する。結晶は析出を始め、時間内に完結する。この結晶性物質は、微小結晶の集合体であることが観察されるであろう〔以下の詳細と再結晶精製法は省略〕。」

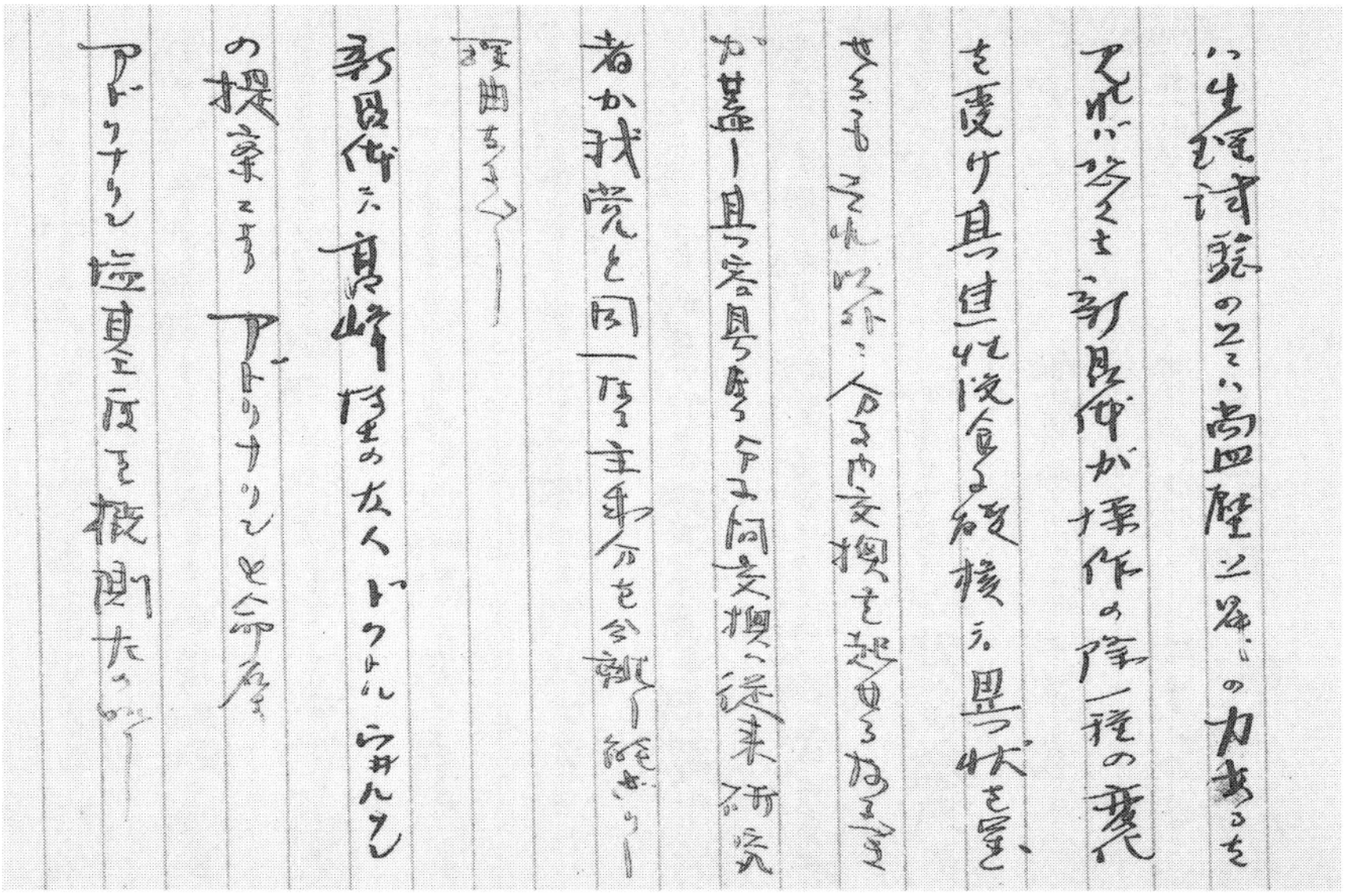

図７　上中の実験ノートの11月７日付のページ。左から２行目に「アドリナリンと命名す」とある。

されていないが、デトロイトに新設された同社の生物研究所において、犬を実験動物として迅速に数値化されていた。

　上中の研究は、ここまでの記述のようにいつも順調というわけではない。時には失敗し、結晶が全く採れないこともあった。そのとき、高峰に慰められ勇気づけられたと書いているが、雇い主高峰との信頼関係が大変密であったことがうかがえる。

　その次の重要な実験結果は、九月十九日のページに見られる。そこにはアドレナリンの六つの結晶形が描かれているが［口絵6］、そのうち四つの結晶は純化が進むと明瞭な形となる、他の二つは、粗製の段階で現れると記載している。それは上中啓三の綿密な研究態度を示すもので、このノートは科学史の大きな遺産となった。

　このあと量をスケールアップして抽出精製条件を検討した。一〇キログラム前後、数にして七〇〇〜一、〇〇〇個の牛の副腎を処理し、採れた結晶も一〇グラムを超え、結晶をケチケチ気にして実験をしなくてもよいレベルに上がって、仕事が完全に軌道に乗った気分がノートから読み取れる。上中はまことに大胆な人体実験もやっている。十月十三日には、自分で調製した結晶の千倍希釈液を自分の片方の眼に、もう一方の眼にはＰ

D社が調製した副腎水性エキスを滴下し、鏡で見た眼粘膜の退色の度合が自分の結晶の方が強いことを確認し、「実用には結晶を千倍に希釈するのがよい」と記述している。

十一月七日には大変重要な記録がある。「新晶体には高峰博士の友人ドクトル・ウヰルソンの提案によりアドリナリンと命名す」［図7］［注3］とあり、そのころ高峰が信頼できる友人に確信を持って成果を話した様子がわかる（傍点筆者）。この提案は、ラテン語で「そばに、近くに」という意味の「ad」と、「腎臓の」を表現する「renal」を連結して、化学物質を意味する慣用文字「in」——penicillin（ペニシリン）やinsulin（インスリン）の語尾の「in」がその例——を最後に付けて造語された適切でかつ読みやすい名称であった。

秋も深まったころには、高純度品への精製方法の研究段階に入り、十一月十一日には四〇・九グラムの粗結晶から二五グラム、二日後には四グラムから二グラムの白色結晶を手にしているが、まだ満足していない。

アパートの半地下、わずか四坪の実験室で可能な仕事は、量的にそろそろ限界だと上中は感じていた。そんなとき高峰が、もうこれ以上大量の処理は無理なので、次の8回目が済んだら会社の工場へ仕事を移管しようと考えていると告げた。十一月十五日の検体二三キログラム、個数で二一一六個の処理を最後に、ニューヨークでの仕事は、PD社での工業生産レベルの検討に移行した。そして上中は、十二月初旬、高峰に同行してPD社のあるデトロイトに出張した。

注3　日本ではアドレナリンと「リ」でなく「レ」と発音するが、これをadrenalineという英語表記でパソコンのグーグルで検索すると、エントリー（ヒット）数は六千万のレベルで、この単語が広く用いられていることがわかる。

この実験ノートの欄外に「其他の記事はラボラトリー日記を参照すべし」とある。残念なことに、この日記は関係者の努力にもかかわらず、現在まで発見されていない。上中が最晩年八十二歳のとき、ある対談で、「はじめてできた時の書類が残っていると面白いのですがね」と語っていることから、現存する「上中啓三アドレナリン実験ノート」における七月二十日付けの最初の記述より前の実験結果は、この「ラボラトリー日記」に残されているのかもしれない[7]。

ＰＤ社から提供された副腎が、どの動物から摘出されていたかについては、上中の実験ノートに一回目の七月三十日に「牛の副腎」と明記されているほかは記録が見当たらない。このときの牛の副腎は二九個で計八キログラム、一個当たり平均二七五グラムである。十月十日の第五回は、一個当たり一二二グラムで一回目の半分くらいの重さしかないが、子牛から採取されたのではないかと考えられる。その後十一月十五日に、これと比較して格段に小さい副腎も提供されている。それは一個の平均重量が一〇・六グラムと記載されているので、おそらく羊の副腎かと推定される。上中の実験結果に基づいて高峰が申請した特許[10]には、副腎を摘出した動物としては、「牛、羊など」と記述されている。

◇　◇　◇

このわずか数か月で達成された半地下実験室での業績は、そこに至るまでの多くの先人の半世紀にわたる労作と、この瞬間から展開されて行く生理学・化学・医学の分野での赫々《かっかく》たる成果との、いわば結節点となった。

間（人間の髄質は、ほとんど常に変質していて、これが原因でしばしば研究が失敗する目にあうことを余儀なくされる）、犬、猫、モグラ、ラット、マウス、兎、モルモット、羊、子牛、牝牛、馬である。鳥類については、鶏と鴫で同じ反応を得ている。哺乳動物の腎上体を試験するときには、皮質が時として反応をマスクするので、反応が見分けにくくなるという観点から、髄質のみを採取するように注意しなければならない。

これらの反応は腎上体に特有である。塩化第二鉄をしみ込ませた試験紙を自作して、それを使って検査したところ、脾臓、甲状腺、脳質、半月状ガングリオン、神経、リンパ節、肝臓、膵臓、肺臓、腎臓、すべての粘膜、筋肉、着色脈絡膜、血液すべてにおいて、この反応は得られなかった。

このように、顕著な化学特性を付与された今日まで未知の特異な物質が腎上体の髄質にのみ存在し、従って当該臓器の特性を構成している物質が存在しているのである。

このように髄質に存在する物質は、その表面で分解してしまうように運命づけられているのであろうか、それとも循環系に引きずり込まれるために血液中に浸透して行くのであろうか？　私自身は、後者の仮説を強く支持する。羊では、一本の主静脈があり、髄質を長軸方向に走り腎上体の先端で開口している一種の静脈洞がある。私は常に静脈開口部から出ている血液の雫を観察しているが、それは塩化第二鉄と特性反応を示す。同一のケースで、腎上体静脈の脈口の傍にある静脈の凹部分に固まっている小凝結塊は、かなり弱いけれども上記反応剤と同一の反応を呈する。本物質には、静脈の内膜を通して通路が開かれている。そして、死後にこのようにコンスタントに起こっているこの現象は、同じ事が生存中にも起こっていなくてはならないと私は類推する。それは、これからの実験が決めるであろう。同様に、将来、腎上体は通常血液腺といわれる腺組織と同様と見なすという仮説が、言い換えればその腺は自身の分泌物質を直接血液中に注ぐのであるという仮説が、最初にして決定的に証明されるであろう。この分泌は、どれほど重要なのであろうか？　この物質の可能性のある用途について、これ以上いかなるアイディアも私は出さない事を告白する。従って、いかなる仮説も立てる冒険はしないであろう〔下線筆者〕。

コラム 2

アドレナリンに特有の呈色反応を初めて報じたヴュルピアンの論文

アドレナリンの単離競争に参戦していたすべての科学者が参照したと思われるヴュルピアンの論文[3]を抄訳しておく（呈色反応については口絵１も参照のこと）。

タイトル：「腎上体の成分に特有の数種の反応に関する報告」（フルーランス研究所で実施。論文審査委員：デュマ、ペルーズ、ベルナール）
要点抜粋：腎上体の成分は、常に同一の特異的反応を示す。羊の腎上体は、他の哺乳動物のそれと同様、二つの部分からなっている。一つは皮質部分で、切り口は繊維質で、腎臓の色と類似の色調を示し、もう一つの、より均質な髄質は、少し真珠色を帯びた灰色がかった色調を示す。なによりもこの後者の組織が、ほとんどそこに限っての呈色反応を起こす。腎上体をこの二つの部分に分割した後、髄質部の表面を解剖刀で削り取ると、一種の汁液が得られる。顕微鏡で検査すると、この汁液は大部分がしなやかな核から成っているように見え、核には数種の紡錘状の構成分子、分子状粒子、概してグリース状物質、神経繊維の切片、そして最後にこれらの断片が遊泳する液状物質からなるように見える。このような構成の汁液を、蒸留水で希釈する。この液は、次の各種反応を示す。

1．この液は、中性からわずかに酸性を示す。
2．塩化第二鉄あるいは酸化第二鉄を添加すると、やや黒っぽく、わずかに青色あるいは緑色を帯びた海緑色を呈する。
3．亜酸化鉄塩も同様の呈色反応を起こすが、非常にゆっくりで、おそらく鉄が酸化されてから起こると思わる。
4．ヨード液による染色は、非常に特異な、ばら色～紅色を呈する〔まだカラー写真のない時代で色調の表現に工夫をこらしている〕。

（中略）

その他の異なった特性については、あまり明確ではないので、ここでは取り上げないことにする。それについては、将来概要を示す予定である。

私〔ヴュルピアン〕は、この観点から検査したすべての哺乳動物の腎上体について、これらの反応のほとんどを起こさせた。それらの動物は、人

第2章

副腎の謎を追って

高峰と上中が副腎の水抽出液からアドレナリンの結晶を析出させる以前には、副腎の謎を巡る人間の探求心の長い歴史が横たわっている。十六世紀にイタリアで解剖図に正確に副腎が画かれた時をその科学史の原点とすれば、それはまず解剖学と病理学から始まった。

1　手さぐりの時代

アドレナリンについての文献や資料は多い。そのほとんどは、アジソン病の記述から始まる。アドレナリンの結晶化に成功した高峰譲吉も、同じ語り口であった。しかし、十九世紀半ばにこの病症を発見したアジソンは、医師として貧血症と副腎の病気の関連について鋭い観察をしたが、内分泌という生理学の見地から副腎を見ていたわけではなかった。

それを遡ること二〇〇年ほど前から、副腎は重要な働きをしている臓器ではないかと洞察されていた。副腎の髄質は、皮質に閉じ込められている。したがって、アドレ

（ヘブライ語）

המכסה את־הקרב ואת כל־החלב אשר על־הקרב׃ 4ואת שתי
ג חס בתור הכלית ואת־החלב אשר עלהן אשר על־הכסלים ואת־היתרת על־
ב חל בתור הכבד על־הכליות יסירנה׃ 5והקטירו אתו בני־אהרן המזבחה

（英語）

4 and the two kidneys with the fat that is on them, which is on the loins, and the lobe of the liver, which he shall remove with the kidneys.

図8　旧約聖書に見られる腎臓と副腎の記述

ナリンを分泌する髄質の研究史は、副腎のそれと共にあった。

副腎についての最初の記述は、旧約聖書レビ記第三章四節（Leviticus 3:4）に現れる［図8］。それはアレキサンドロス大王がその帝国を支配していた紀元前三三三年頃に書かれたという説と[1]、もっと古く紀元前一〇〇〇年頃に成立していたという説がある[2]。その酬恩祭《しゅうおんさい》の生贄《いけにえ》に関する文章には、こう書かれている（同じ文章が第三章には、牛、羊、山羊について各々一度、計三度、第四章には子牛について一度出現する）。「彼はまたその酬恩祭の犠牲のうちから火祭を主にささげねばならない。すなわち内臓をおおう脂肪と、内臓の上のすべての脂肪、二つの腎臓とその上の腰のあたりにある脂肪、ならびに腎臓と共にとられる肝臓の上の小葉である」[3]。この「腰のあたりにある脂肪」というのが副腎ではないかと考えられている[1]。

副腎について次に残されている記述は、西暦が始まって二百年後の頃のことである。ギリシャ・ローマ時代の医学・薬学の巨人ガレノス（Galenos（Claudius Galen））の七冊の解剖書の中にある。彼は動物の解剖を見せながらギリシャ語で口述し、それがパピルスに記録された。腎臓周辺の静脈の観察結果は、次のような内容である。「無視できない大きさの静脈から分枝した一本の血管が、ふあふあした肉塊（独訳では、lockeres Fleisch［Drüse, Nebenniere 腺、副腎］、英訳では spongy flesh［suprarenal gland 副腎］）に繋がり結合している。もう一本の分枝血管は直接腎臓に連結されている（英訳では腎静脈と注記）」。それに続く次の文章には、「右側の腎臓周辺の観察結果は、左側のそれと明らかに異なる」とある[4、5]。それは現代医学の認識と異なり異論も多かったが、ガレノスは哺乳動物の副腎を最初に描写した人として認められている[1]。

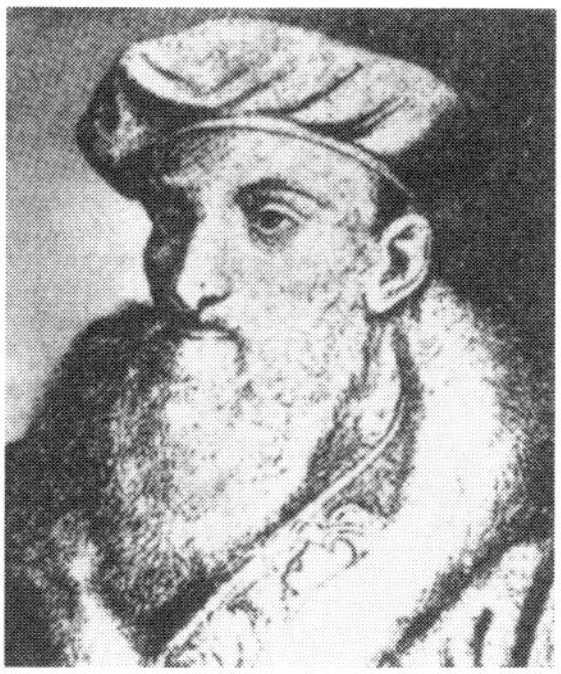

図9　副腎の正確な解剖図を最初に描いたローマのバルトロメオ・エウスタキオ

人間の副腎の正確な図解を残したのは、ローマのコレジオ・デラ・サピエンザ(Collegio della Sapienza、大学)の教授、謎の解剖学者エウスタキオ(ユースタキオ)[図9]が最初であった[6,7]。

一五五二年に彼が書き終えた人体解剖図の中の腎臓図には、ソラマメ形の腎臓の上に乗っている小さな腺組織に血管がつながっているのが鮮明に画かれている[図10]。彼はのち一五六三年に、腎臓についての記述に付随して、副腎は「腎臓に横たわる腺(Glandulae Renibus Incumbentes)」であると的確に命名しており、副腎は腎臓の付随器官とする見解を残した[①]。

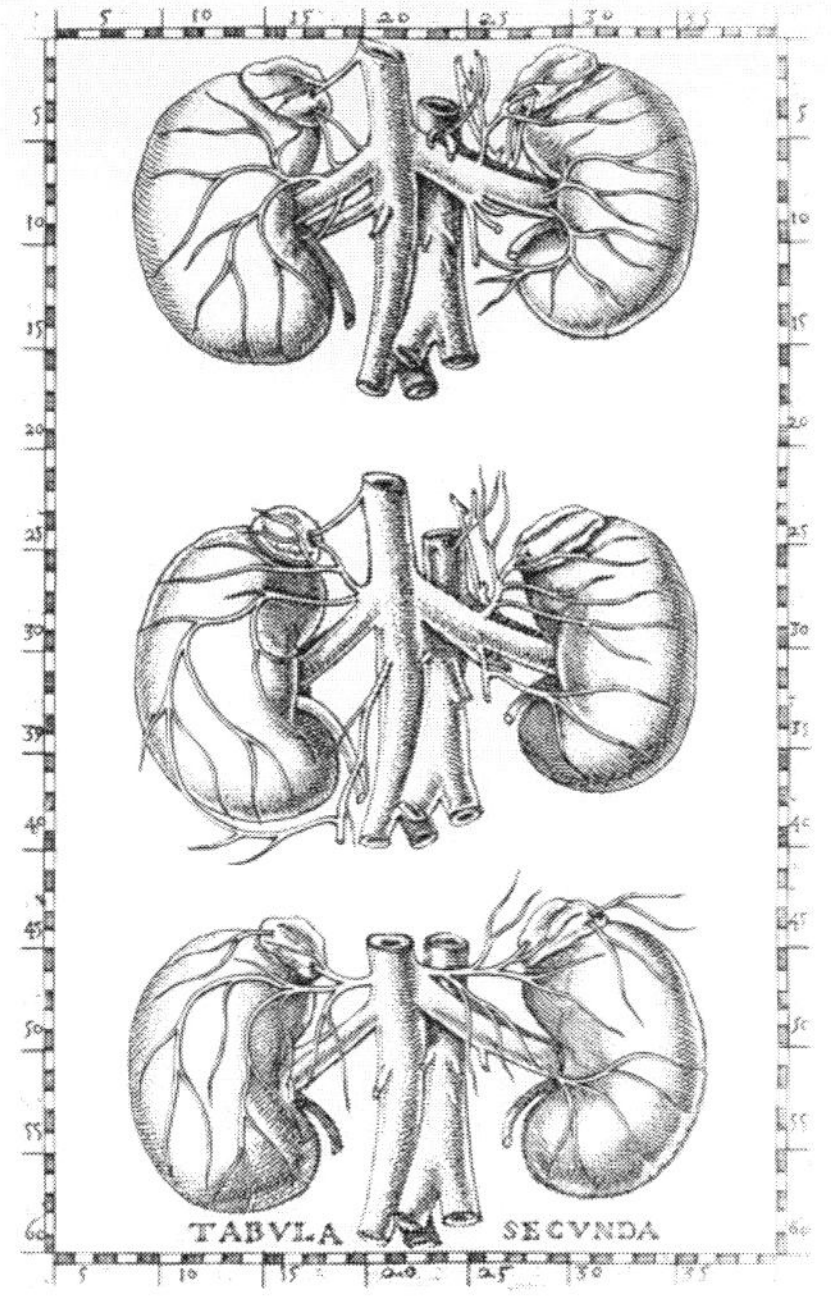

図10　エウスタキオの第2図、腎臓と副腎への血管のつながりを明解に描く

生涯の大部分を人体解剖図の銅版作成に費やしたエウスタキオは、一五五二年に親戚であり画家であったピエル・マテオ・ピーニイ(Pier Matteo Pini)を助手として四七枚のプレートを完成させ、そのうち八枚を生前に出版した。残り三九枚はローマ法王図書館に収蔵されていたが、一六〇年近くを経て一七一四年ランシージーによって、『エウスタキオの解剖学図譜』として出版された[8][注4]。

十七世紀に入ると科学の発展にともない、多くの高等動物に共通の臓器である腎臓と副腎がどういう機能を持っているのかということに強い興味が持たれるようになった。まず一六一一年に、副腎は空洞で、その中は黒い胆汁で満たされているという観察

注4　日本の解剖学は、一七五四年山脇東洋、小杉玄適らが京都で行った人体解剖から始まったとされている。花岡青洲が麻酔技術を開発して乳がん手術を成功させたのは、それから半世紀後の一八〇五年である。

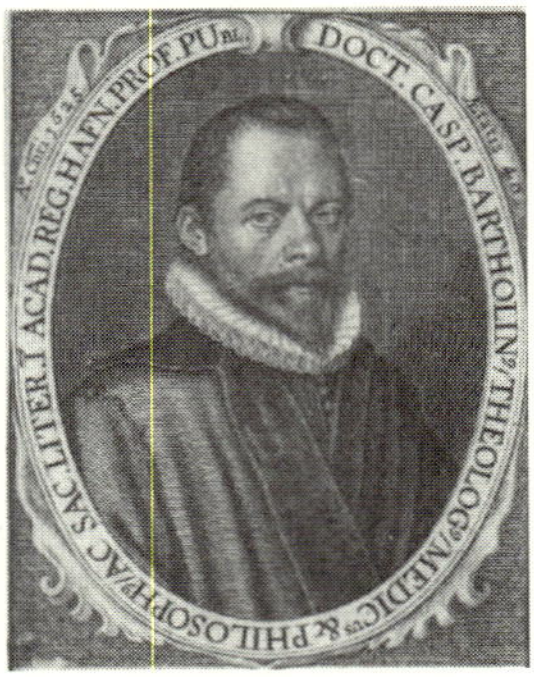

図11　『解体新書』に登場するデンマークの解剖学者キャスパー・バルトリン

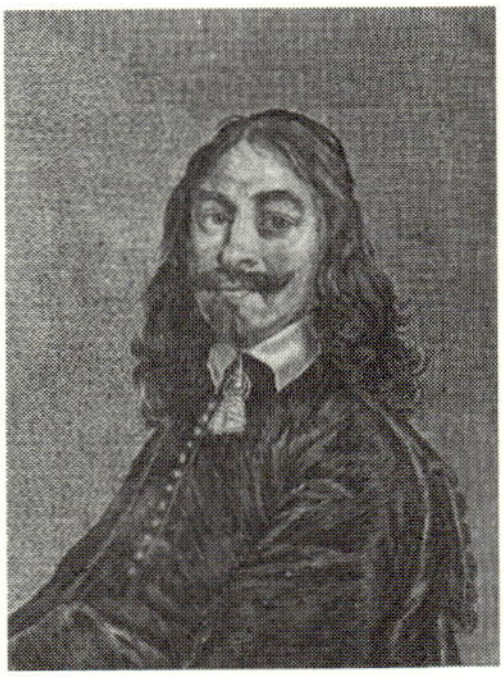
図12　キャスパーの息子の解剖学者トーマス・バルトリン

結果が、デンマークの解剖学者キャスパー・バルトリン［図11］によって発表され、彼はそれを黒色胆汁嚢（嚢《のう》は苞《ほう》、袋の意）と名付けた。彼の息子のトーマス・バルトリン［図12］は、循環系について大きな業績を残し、そのトーマスの長男キャスパー（祖父と同名の孫）は、女性器のバルトリン腺の発見で、今日に至るまで家名を残している。興味深いことに、このキャスパー（祖父）とトーマスの名は、前野良沢らの協力を得て編纂され杉田玄白の名で出版された有名な『解體新書』（一七七四年）の中に、それぞれ「加私巴児《カスパル》解體書」、「東米私《トンミュス》解體書」として残されている[9]［図13右下］。クルムス『解剖図表』のオランダ語訳『ターヘル・アナトミア』を底本に、カスパルやトンミュスの解體書も参考にして漢訳されたこの『解體新書』の中で、腎上体は次のように記述されている［図13右上、13左］。ここではその現代語訳を引用する[10]。

> ベイニーレン（ここでは小腎と翻訳する）。その色は黄色、その性状はキリイル〈腺〉が扁平になったもののようである。両側の腎の内側上部にある。その内部は空所で、そこには灰色の汁が入っている。その作用はまだはっきりわかっていない。小児のものは大人に比較すると、相対的に大きい。
>
> 翼〈玄白〉が調べたところでは、ヘスリンギウスは、旧説では小腎というものはその作用が不詳であると言っているが、彼の考えでは内部には灰色の汁が入っている。その味は苦味があって塩辛い。これは血中に混ざっているウエイ〈血漿〉を引き出してこれを腎に与え、腎の働きを助けるという働きをするという。〔〈　〉内は現代語訳者の注記〕［注5］

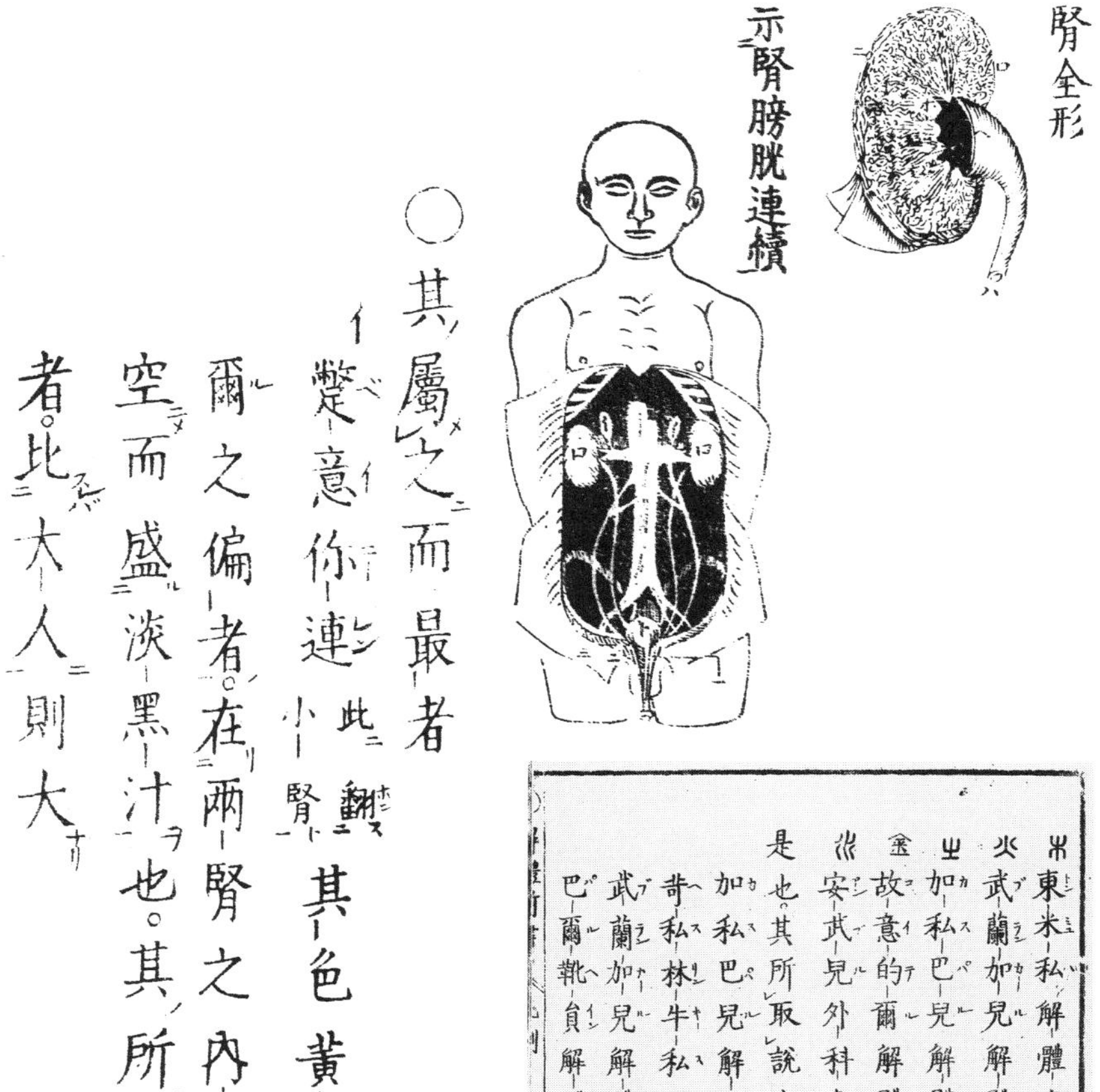

○其屬之而最者
蹩意你連此翻小腎其色黄。其狀如機里
爾之偏者。在兩腎之內側上。其內者
空而盛淡黑汁也。其所主未詳。小兒
者。比大人則大

東米私解體書 官醫桂川法眼所藏
武蘭加兒解體書 同
加私巴兒解體書 翼所藏
故意的爾解體書 同以羅句語記
安武兒外科書解體篇 中津侍醫前野良澤所藏
是也。其所取説之書目則
加私巴兒解體書 官醫桂川法眼所藏以羅甸語記
昔私林牛私解體書 官醫山脇法眼所藏
武蘭加兒解體書異本 中津侍醫前野良澤所藏
巴爾靴負解體書 我藩侍醫中川淳菴所藏

図13 『解体新書』（安永３年刊）より。右上は序図１巻の「腎膀胱篇図」より腎全形の図と腎・膀胱の連続を示す図、左は巻の四、「第二十五　腎、膀胱篇」の副腎についての説明。右下は、図や学説の引用文献として凡例に掲げられたオランダの書物。

原典の『ターヘル・アナトミア』から、「ベイニーレン」は「Bynieren」、「キリイルが扁平」は、「platten kilieren」の和訳であることがわかる。[11]

「その内部は空所で、そこには灰色の汁が入っている」は前述のキャスパーの空洞・胆汁説を彷彿とさせる。ところがこの説に反論する医学者が現れた。それはフランスのリオラン父子（同名）で、副腎は空洞ではない、それは腎臓の上の神経群を支えていると彼らは主張した。[1]

この時代で突出した大発見は、イギリスのハーヴェイによる「血液循環」であった。心臓がポンプの役割をして血液が身体中を駆け巡ると総括したのは、一六二八年のことである。

いよいよ英国の解剖学者ワートンが、一六五六年に極めて重要な発見を公表することになる［図14］。彼は副腎の機能と、近くに存在する神経叢（叢は、むらがりの意）とを最初に関連づけた。彼は、このような小さな器官にかくも太い神経叢が供給されていることに強い印象を受け、副腎はある物質を神経から受け取り、それを静脈に渡すのであると記述したが、それは神経内分泌の今日の概念に、遥かに先行するものであった。

この発見は、ワートンの弟子を含め多くの学者によって継続して研究され、議論され、そして後述のように副腎の最初にして完全な顕微鏡解剖結果を記述したフォン・ケリカーによって、約二百年後に確認されることになる。

ワートンの見解から約一三〇年後の一七八五年、ドイツのシュミットが、「副腎で内分泌物質が形成され、それは血中に注がれ、その結果心臓の働きを助ける」という

注5　『解體新書』には、解説は四冊の解體書の学説を引用するとあるが、この副腎の説明はそのうちのどれから採用されたか定かではない。一八二六年の重訂版の解説は、「翼が調べたところでは」以下の杉田玄白の見解は削除されているが、内容は「一名黒膽液胞」という熟語の挿入以外はほぼ同じである。ただし、この重訂版の和名変更によって、腎上体は「小腎」（初版）→「側腎」（重訂版）→「副腎」という名称変更の歴史を持つこととなった。玄白の著書『蘭学事始』には、『ターヘル・アナトミア』の他にもう一冊『カスパリュス・アナトミア』（キャスパー・バルトリンの『新解剖学』のこと）を若狭小浜藩の殿様に買ってもらったことが記述されている。バルトリンは日本にもなじみのあった三代にわたる医学一族であった。

注6　一七八九年に、カッサン（Cassan）という学者が、黒人の副腎がヨーロッパ人のそれより大きいのは、皮膚の着色と関係があるの

ではという説を出しているが、それは後述のアジソン病と関連していて興味ある観察であったという(1)。

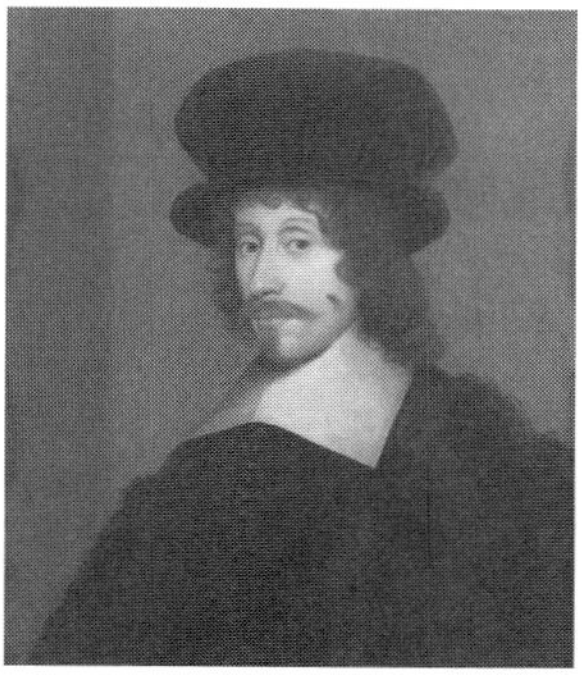

図14　副腎の機能と神経系を関連付けた英国の解剖学者トーマス・ワートン

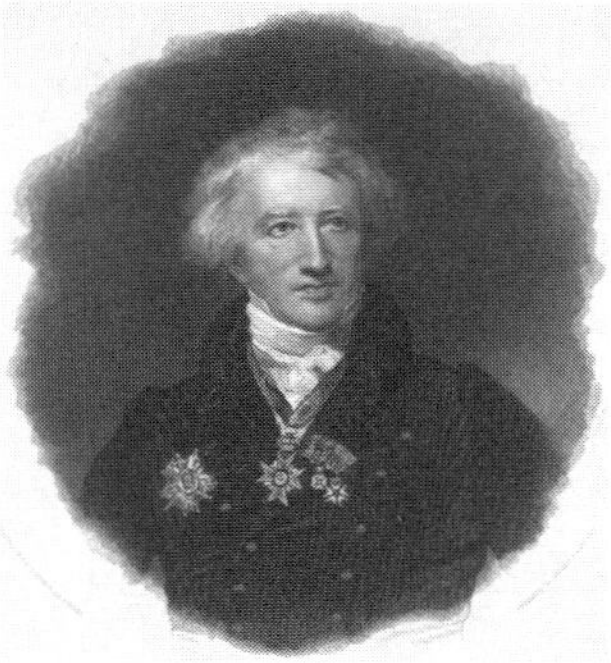

図15　比較解剖学を創始した仏国の博学者ジョルジュ・キュビエ

考えを記述した。もちろん、今日我々が納得するような実験をともなう時代ではなかったが、なんとも鋭い直感力と言わざるを得ないと評価されている［注6］。その発表から四年後に有名なフランス革命が起こり、共和制がスタートした。

2　解剖学と発生学による漸進

一八〇五年、副腎が内容の充満した組織であることを明示し、その中心部と外側が明らかに形態的に異なる二層構造をとっていることを発見した学者がいた。パリの国立自然史博物館の動物解剖学教授をしていたキュビエである［図15］［注7］。

キュビエは、髄質と皮質とを区別して命名するまでには至らなかったが、副腎の働きは、比較解剖研究によって解き明かされるであろうと主張していた［注8］。

博物学者であり比較解剖学と古生物学の創始者でもあったキュビエは、ナポレオン時代に政府の幾つかの要職についた人物でもあった。彼の弟子の一人フルーランスが指導した科学者ヴュルピアン、すなわちキュビエの孫弟子が、やがてアドレナリンの研究史で最初にして最も重要な発見をすることになる(12)。

キュビエの発見からしばらく時が経過し、ドイツ、ハイデルベルク大学の高名な解剖学教授フリードリッヒ・アーノルドが、副腎の発生学的研究を行い、それがヴォルフ体（Wolffian body, mesonephros, 中腎）に裂け目が生じることによって形成されることを、一八三一年に明らかにした(1)［注9］。

顕微解剖学的研究は、さらにレマーク、グレイと続いた後、遂に一八三六年、ドイツのナーゲルが副腎組織を明確に二つに区分し、それに対応する用語、「皮質」と

「髄質」を提唱し、それは現在に至るまで使用される学術用語となった［図16］。彼は総一九ページの論文を次のように書き出している。「人間の副腎は、よく知られているように、その比率1対2の関係で、一つの皮質［Rindensubstanz（独語）］と一つの髄質［Marksubstanz（独語）］から成っている」。この表現から考えて、この二つの区分は研究者間ではすでに周知であったのかもしれない(13)。

この二つの組織の機能について極めて重要な観察結果を発表したのは、先にワートンの鋭い観察報告を確認した解剖学者ケリカーであった［図17］。彼は副腎の顕微鏡による解剖図を一八五二年に発表し、その中に皮質と髄質の機能は明らかに異なると記述した。すなわち、髄質は極端に豊富な神経叢との結びつきから、神経系統に関係する器官であることを確認したのである。ケリカーの非常に重要なこの指摘については、次の項で紹介される著名な同時代人アジソンは気づいていなかったようである(1)。スイス・チュー

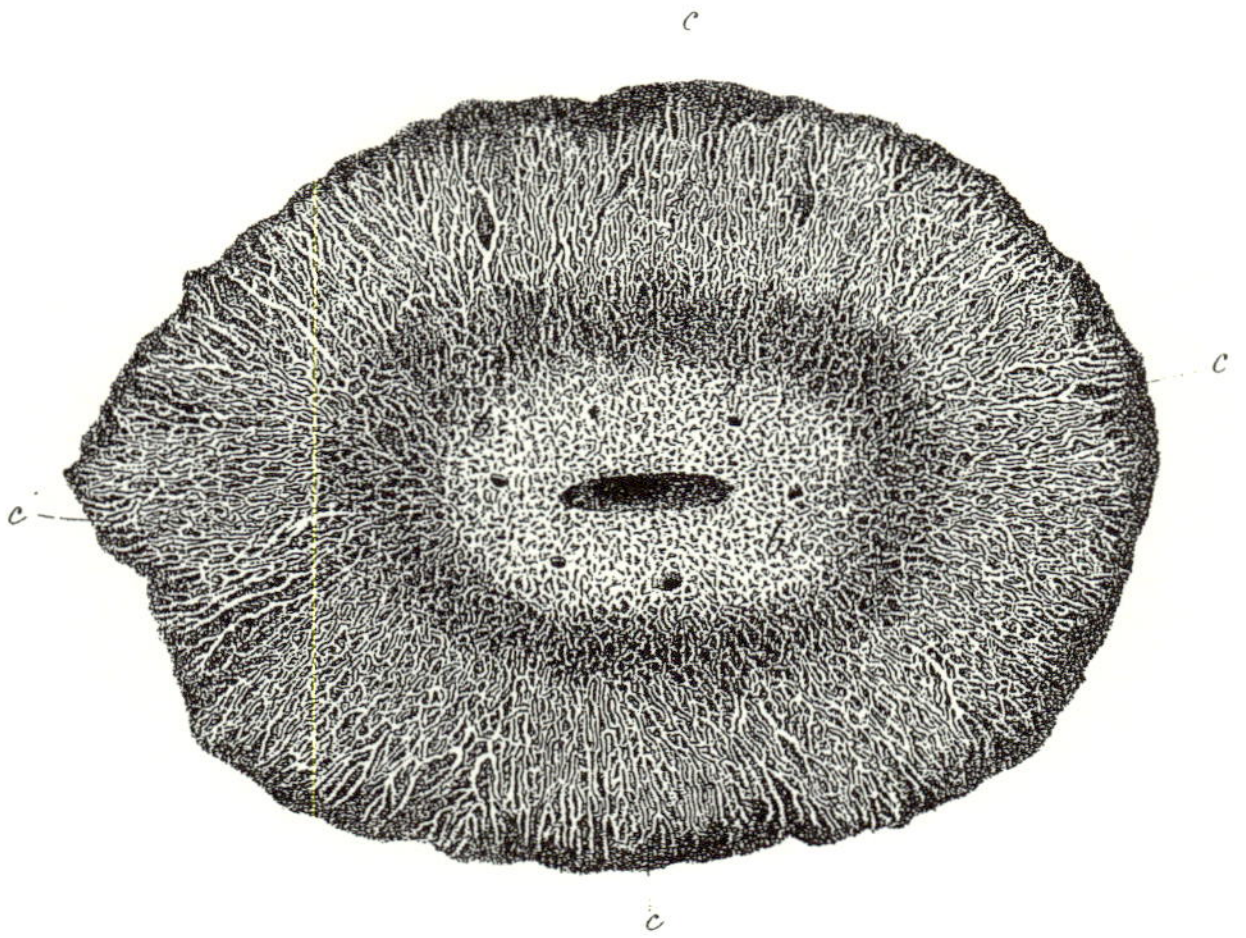

図16　ナーゲルの副腎解剖断面図（羊の副腎の6.6倍拡大図）

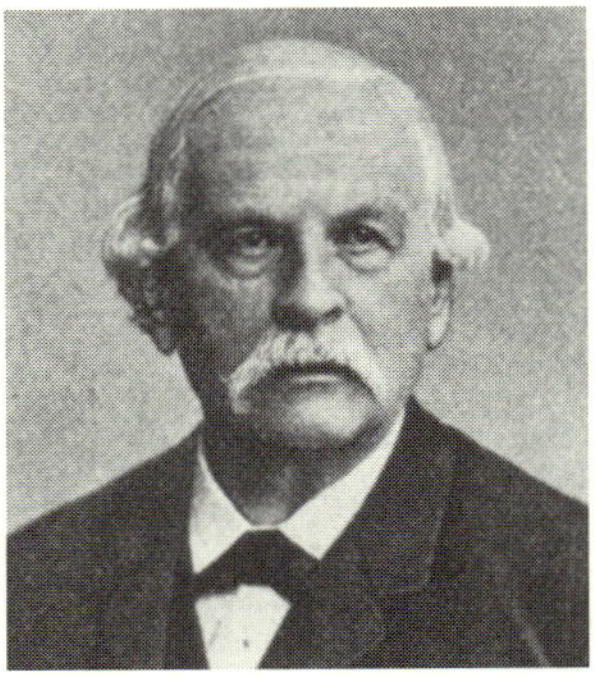

図17　副腎の髄質と皮質の機能の差異を指摘した独国のルドルフ・フォン・ケリカー

注7　キュビエが雌の蛇の副腎を観察していたと、約三〇年後にナーゲルが記録を残している(13)。

注8　キュビエの考えを受けて、魚類、両棲類、爬虫類の副腎の解剖学的研究で四編の論文を出していたロンドン大学のヴィンセント（Swale Vincent）が、後に鮫のような軟骨魚や硬鱗魚の副腎についても報告を出している(14)。

一口メモ１　ノーベル賞より歴史の長い科学賞

コプリ・メダル（Copley medal）

G・コプリ卿の拠出によって1731年に創設されたロンドン王立協会の勲章。科学研究で抜きんでた業績を上げた人に授与される。

本書関連受章者ほか

- 1731年　スティーヴン・グレイ（英、電気伝導）
- 1753年　ベンジャミン・フランクリン（米、避雷針）
- 1843年　ジャン・B・デュマ（仏、化学）
- 1864年　チャールス・ダーウィン（英、進化論）
- 1874年　ルイ・パストゥール（仏、微生物学、化学）
- 1875年　アウグスト・W・ホフマン（独、有機化学）
- 1876年　クロード・ベルナール（仏、実験生理学）
- 1892年　ルドルフ・ウィルヒョウ（独、医学）
- 1897年　アドルフ・フォン・ケリカー（独、医学）
- 1902年　J・リスター（英、消毒で安全な手術）
- 1919年　ウイリアムス・ベイリス（英、生理学）
- 1924年　エドワード・S・シェーファー（英、生理学）
- 1927年　チャールス・シェリントン（英、生理学）
- 1937年　ヘンリー・デール（英、生理学）

（日本人の受章者はまだない）

リッヒに生まれ、ドイツで学んだケリカーは、後に解剖学分野での貢献が高く評価され、英国の「コプリ・メダル」（一口メモ1参照）を受章している。この勲章は「ノーベル賞」以前から、大きな貢献をした自然科学者に与えられている名誉あるものである［注10］。

3　アジソン病

副腎の病理学的研究は、一八四九年からはじまる。当時ロンドンで聖ジョージ病院と並んで著名な「ガイ病院」(Guy's Hospital, 一七一二年サー・トーマス・ガイが設立)に勤務していた医師アジソン［図18］が、南ロンドン医学会で、「貧血――腎上体の病症」と題する学会発表を会長の要請を受けて行った[16]。

アジソンは、無気力症状が次第にひどくなる三つの症例をあげた。ただ皮膚への色素の沈着および低血圧といった特異な症状については報告していなかったし、また彼は血圧を測定する手法を知らなかった。しかし、肺結核による死後の解剖で、腎臓の真上に位置する腎上体に病気が発生していることに彼は注目していた。ただ、貧血症と腎上体の異常とを結びつけた発表はしなかった。

この報告は、同年のロンドン医学会誌に掲載された。肺結核が、不治の病と恐れられていた時代のことである。一五五二年、エウスタキオによって最初に解剖図に明瞭に示された腎上体が、三百年後、生命の維持にとって重要な器官であることを初めて示したものであり、この学会開催日、一八四九年三月十五日は、内分泌学にとって歴史的な瞬間の一つになったと考えられている。

アジソンの一～二世代前は、数奇な生涯をおくった解剖医ハンターたちが著名な病院の墓地から患者の死体を盗み出すことまでして解剖学の基礎を作っていた時代[17]、そのハンターの直弟子のジェンナーが牛痘で天然痘を予防することを発見し免疫療法を創始していた時代で、イギリスは近代医学をリードしていた[18]。

この貧血の特異な症候群についてアジソンが完全に確信を持ったのは、最初の発表から六年後であった。彼は仲間にはげまされて、一八五五年にまとまった学術報告を提出した。それは、「腎上嚢《のう》疾病が組織および局部に与える影響について」と題する総説で、その中には一一の詳細な症例が記述されており、そのうち六例は結核罹病者のものであった[19]。

注9　フリードリッヒ・アーノルドの息子のユリウス・アーノルドは、父の後を継いでハイデルベルク大学の教授や病理研究所長として活躍し、アドレナリンの化学にも挑戦している。ユリウス・アーノルドは、水頭症の原因の一つである「アーノルド＝キアリ奇形」の共同発見者である。

注10　ケリカーは、ヴュルツブルク大学の組織学教授時代、一八八九年のベルリンの解剖学会で小脳の解剖所見を発表したラモン・イ・カハールが展示した見事な標本を見て感激し、カハールをホテルまで連れて行き、「君はニューロン結合を、私は君を発見した」と言ったという。またケリカーは、ゴルジ染色法で有名なゴルジの人柄を尊敬していた[15]。カハールとゴルジは、一九〇六年「神経組織の構造研究」でノーベル賞を共同受賞している。

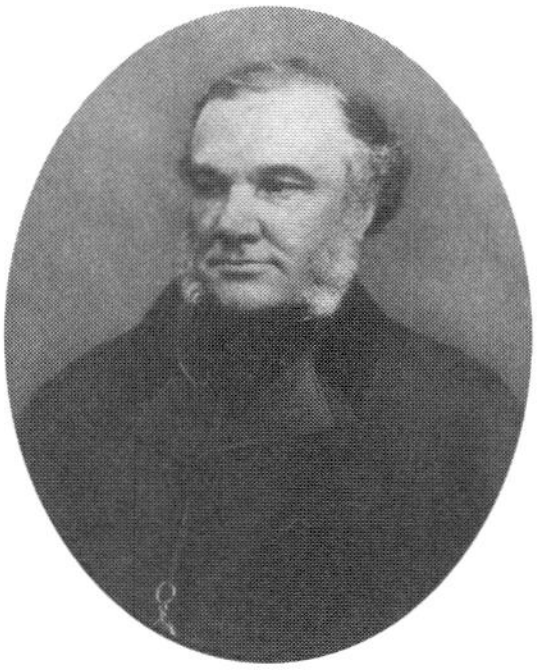

図18　副腎の疾病アジソン病を発見した英国人医師トーマス・アジソン

注11　二人の著名人がアジソン病に罹病したという報告があり[21]一人は英国の閨秀作家で、夏目漱石に大きな影響を与えたジェーン・オースティン[22]、もう一人は、一九六三年に暗殺された米国大統領ジョン・F・ケネディであるという。

『高慢と偏見（*Pride and Prejudice*）』などで有名なオースティンは、アジソンがロンドンで医師としてスタートしたばかりの一八一七年に四十歳で没したが、その時の病症からの推定である。しかし、それに対しては異論もあり、死因は定かではない。

アジソンのこの重要な報告は、イングランドおよびスコットランドで大いに議論を巻き起こしたが、その評価は大変低かった。英国エディンバラのベネットは、その症候群を病気と認定することに反対した。しかし、パリの病院オテル・デューの高名な臨床医ツルッソウは、アジソンの専門書の記述が完璧なものであることを認め、この症候群を「アジソン病（Maladie d'Addison, Morbus Addisonii, Addison's disease）」と命名した[20]。

この学術報告のあった一八五五年、日本においては、高峰譲吉が母親に連れられ、生誕の地・越中高岡から、藩医であった父の任地・加賀金沢に一歳で移っている。パリではシャンゼリゼで第二回万国博覧会が開催され、入場者が五一六万を数えるという近代文明・文化勃興の年であった。

ただ、アジソン病は病理学史上大変重要な発見であったが、本書の主題であるアドレナリンを分泌する副腎の内側組織「髄質」とは無関係で、全く機能の異なる外側の「皮質」の異常に起因する病気であった［注11］。

4　副腎を摘出したら？

アジソンの発見に続いて、直接的とも言うべき研究結果が、すなわち一八五六年、一八五七年各二報、一八五八年一報そして一八九二年、一八九三年各一報、計七報が、フランスのブラウン-セクワールによって提出された［図19］。彼は、動物からの副腎摘出がもたらす結果を解明し、この臓器が生命維持に重要な働きを持つことを端的に示した[23、24、25、26、27、28、29]。

ケネディは、一九六〇年の米国大統領選挙の最中、ひた隠しにしていたアジソン病を、ニューヨーク・タイムズにすっぱ抜かれている。ケネディの病因は自己免疫反応であった。

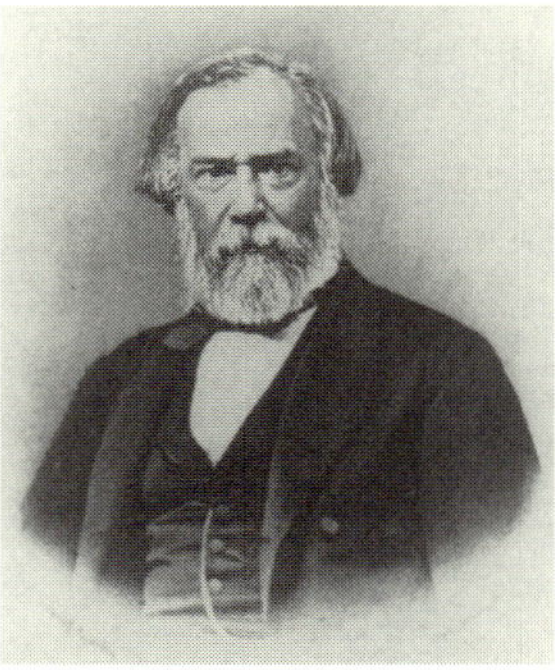

図19　副腎摘出の影響を精査した仏国の医科学者シャルル・ブラウン‐セクワール。自分を実験動物にして性ホルモンの効果を実証した。

その中での直接関連部分を総合すると、試験に供した動物は、犬、猫、ウサギ、マウス、モルモットで、摘出は左右どちらか一個あるいは両側二個、手術による間接的な致死でないことを確認するために六六羽のウサギを試験に供するなど、これほどまでにと思うほど詳細かつ膨大な実験がなされた。腎臓との対比では、副腎を二個切除する方が、腎臓を摘出するより死に至る時間が早いという結果を得ている。これは彼が医師・医学者レイエの下に身を寄せていた頃の仕事であったが、その内容は猛烈に精力的なもので、次に短く紹介する経歴や逸話がそれをよく物語っている。

職を求めて仏米間を往復し、ブラウン‐セクワールが悪戦苦闘していた頃のことである。生まれ故郷モーリシャス島ポート・ルイスに戻った一八五四年五月、八千人もの犠牲者を出したコレラの大発生に出くわした彼は、すばやく病院の対策組織を支援した。そのとき、彼は患者の嘔吐物を自ら摂取し、コレラにアヘン（阿片）が有効かどうか試してみた。そのとき飲んだアヘンチンキの量は、致死量に近かったという[30]。

ブラウン‐セクワールは、一八一七年四月八日インド洋の島国モーリシャスに生まれた。父ブラウンはアイルランド系アメリカ海軍士官でフィラデルフィア出身、母シャルロッテ・セクワールは陽気なフランス人であったが、父は不幸にして結婚後間もなく船の沈没で亡くなってしまった。ブラウン‐セクワールはフランスの大生理学者クロード・ベルナール同様、最初脚本家を目指したが、才能を発揮できないと悟って医学者を目指し、当時最も優れた二人の臨床医ツルッソウとロジェールのもとで一八四二年まで働いた。その後はベルナール同様、再び臨床の修行を続けることなく、生理学研究の道に進んだ[31]。

現在もブラウン-セクヮールの名は、「ブラウン-セクヮール症候群」（脊髄の片側の障害により、障害レベル以下の病側の運動麻痺と深部感覚障害、反対側の温痛覚障害をきたす病気）として医学の歴史に残されている。

このいささか奇異でかつ真摯な性格の彼は、三三年後この物語の重要な場面において、パリに再登場することになる。

このブラウン-セクヮールの研究にやや遅れて、イタリアのボローニャ大学一般病理学教授ティッツオーニ（Guido Tizzoni）が「兎の副腎切除がもたらす結果」というタイトルで、ドイツの病理解剖学会誌に一〇〇ページ、臓器切片の顕微鏡図六八面という詳細にして膨大な研究論文を発表した。(32) その論文には、同国のフィリポー（Philippeaux）、フォア（FoÀ）、ペリカーニ（Pellicani）、マリノ-ズッコ（Marino-Zuco）など同じ分野の科学者の業績が記述されている。

副腎が生命維持に必要というブラウン-セクヮールの結論が最終的に証明されるまでには長い道のりがあった。動物種、年齢と摘出時期、左右のいずれかあるいは両方を切除するかなど、バラエティーに富んだ実験条件での結果の解釈を巡って、彼以後一四名の先端の生理学者の仕事と論争があった。その一つに、兎の左側の副腎を下部で縛る（結紮《けっさく》する）と、補償作用が働いてその兎の体重が場合によっては二倍近くに達する肥満がおこる実験例の報告がある。(33) 最後の決め手となったのは、一一四頭の動物を用いたシュトレールとヴァイス（Strehl, Weiss）の一九〇一年の学術報告であった。それはブラウン-セクヮールの最初の論文発表から、実に四五年後である。(34)

◇　◇　◇

紀元前から気になる存在であった腎臓の上の小さな臓器、それが病気と関連がありそうだと気づくや、それを摘出すると、はるかに大型の腎臓よりも致命的であることが判明し、副腎の機能を真剣に探ろうとしてきた医学者、生理学者の探求心を、いよいよかきたててゆくことになる。

第3章

生理機能を探る

腎臓の上に密着しているが、どうやら腎臓とは関係の無い臓器で、その機能が直接強く生命活動に関係していることに気づいたのは、今から三百年ほど前のことである。その不思議の解明は、当時、生理学の俊秀が集まっていたフランスを中心に急速に発展し、イギリスの医学と共鳴して、大きな発見が次々と報告される。

1　モンテスキューの懸賞論文募集

二〇〇五年十一月ロンドンの王立医科大学（Royal College of Physicians）で、ホルモンの主要な業績の展示会があり、研究史年表が出されている。[1] その最初は、第2章で登場したワートンによる人体の腺組織についての最初の総括的記述（一六五六年）である。彼は甲状腺についても記述し、それに名称「サイロイド（thyroid）」を与えている。

このワートンの業績から六〇年後の一七一六年、大変興味のある学会活動があった。すなわち、赤ワインで世界に知られるフランス・ボルドー市の科学アカデミーによる

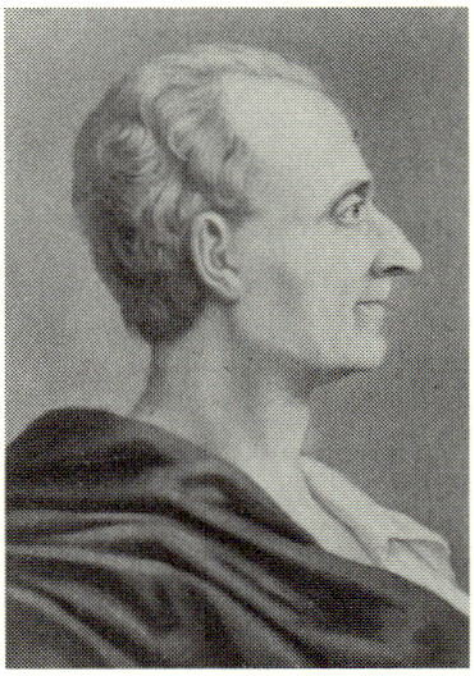

図20　副腎機能について懸賞論文を企画した仏国の法学者モンテスキュー

注12　モンテスキュー三十二歳の作品『ペルシャ人の手紙（*Lettres persanes*)』は、欧州、とりわけパリを旅行する二人のペルシャ人が出状する一六一通の手紙の形式で、社会、法律、文明・文化さらには性にまで及ぶ幅広いジャンルをカバーするエッセイ集である。それを読むと、彼が実験的天才哲学者と評価されることに充分納得がゆく作品であること、そして、この懸賞論文の企画が彼の発案であったという推測をも支持しているように思える。

「腎上体は何の役に立っているのか？“Quel est l'usage des glandes surrenales?”」という課題での懸賞論文の募集である。多くの応募論文が、モンテスキュー（本名シャルル＝ルイ・ドゥ・スコンダ、図20）に提出された。ボルドー大学法学部を卒業したモンテスキューは、ボルドーの高等法院判事として二年前から活動していた。彼はまだ二十七歳の若さであった。

この懸賞論文のことをロンドン大学のシェーファー教授がある講演会で紹介したときの記録によれば、この企画は、おそらくモンテスキューによるものとされている(2)。彼は、フランスを代表する哲学者・政治思想家・文学者として世界に知られているが、三十二歳のときに書いた有名な『ペルシャ人の手紙（Lettres persanes)』の前後に、物理学、動植物学の報告を数編ボルドー・アカデミーに提出している。法服を着ない時は立派な自然科学者であり、教養高い貴族であった。その著作の名前だけを列記すると次のようである。『重力論』、『満潮、干潮、音響、硝石』、『物体の透明性について』、『博物学的観察』、『発条について』、『宇宙には絶対運動があるか、それともすべて相対的であるか』。最後の論文名はあたかもアインシュタインの特殊相対性理論を想起するかのような響きがある(3)［注12］。

提出された論文を慎重に検討したモンテスキューは、そのうちの幾つかについて評価を残している。副腎を黒色胆汁嚢と名付け、その中は黒い胆汁で満たされているとデンマークの解剖学者キャスパー・バルトリンが発表していたことは第2章で紹介したが、ボルドーの医師や医学者が古代医学者ガレノスの分類した四つの気質の中の一つ、胆汁質といわれる気質、気分と副腎とに強いつながりがあるのではないかと判断していたらしい様子が、モンテスキューの報告から読み取れる(2)。
残念ながら結果は賞に値するもの無しという彼の判定で、この興味あるアカデミーの事業は終わってしまったが、それは副腎の解剖学的研究から生理学的思考への移行が、相当早く始まっていたことを示していると言えよう(2、4)。

モンテスキューは、『法の精神（*De l'esprit des lois*）』という不朽の名著で世界に知られているが、この著作は明治維新の頃に、何礼之《がれいし》の和訳により我が国に紹介された。何礼之は一八六五年のころ長崎で英語の私塾を開いていたが、高峰譲吉がそこに学んでいる［注13］。

さて、この懸賞論文募集からさらに半世紀後の一七七五年、フランスの医科学者ドゥ・ボルデューが、内分泌という概念を提示した。それはすべての器官、組織および細胞は、体内の他の部分に影響を与える物質を血液中に放出しているという概念である［注14］。彼の業績は、やがて二世代後輩の奇才ビシャに引き継がれて行く(1)。

科学の進歩には、必ずこのような天才的な直感をともなうものであるが、一七八五年ドイツのシュミットが、証拠は提示しなかったけれども、副腎の中では分泌物が形成され、それは血中に注がれ、循環して心臓の働きを助けるという仮説を提出したことはすでに第2章で紹介した。この直感は、アドレナリンの心臓筋肉への能動的な筋組織収縮効果（inotropic effect）を予感させるものであったと言われている(4)（傍線筆者）。

注13　一七二八年三十九歳で、四〇名限定のアカデミー・フランセーズ会員に選ばれたモンテスキューは、二〇年かけて『法の精神』という不朽の著作を完成したが、それは一八七五年に、何礼之による和訳本『万法精理』（トーマス・ナジェントによる英訳版からの重訳）として登場し、我が国の当時の自由民権思想の育成に貢献したという(5)。
この何礼之が長崎の私塾で英語教師をしていた時に、高峰譲吉がそこに学んだ。医師を目指し青雲の志を抱いて金沢からの危険な船旅を経験して長崎にやって来た高峰は、もう蘭学の時代ではない現実に直面して、英語の習得を何礼之の私塾で開始した。残念ながら何先生が多忙で充分な指導が得られないうちに、高峰は佐賀藩が設けた藩校致遠館でフルベッキに師事し、本格的な英語を習得することになる。何礼之が英語を教えた生徒には、郵便制度の創設者である前島密、内務・司法・文部などの実力者芳川顕正、外交に辣腕をふるった陸奥宗光もいる(6、7)。

2　生理学の黎明期

ここから少し紙幅を使って、十九世紀の医学・生理学分野での先端的研究の状況を、アドレナリン発見者ヴュルピアン登場の背景として紹介しておきたい。

フィリップ・ピネルを祖とする十九世紀の医学パリ学派からは、多くの偉人が輩出しているが生理学の分野では、若くして亡くなった奇才ビシャがいた。彼は「形と働き」について深い考察を続けた結果、基本単位としての「膜（membranes 仏語）」から始まって「組織（tissu 仏語）」という概念を創出し、その意味を説き、生物学史、医学史における記念碑的な業績を残した。

こういう基礎科学の沃野から最初に大きな収穫をもたらした一人は、マジャンディである。彼は、フランスの実験生理学の父、実験薬理学の開拓者と言われる。当時、一八〇五年のモルヒネに端を発して二〇年余りの間に、キニーネ、チンコニン、ストリキニン、ブルシン、カフェイン、コデイン、アトロピンという重要な天然生理活性物質が次々と発見され、これらを薬として適切に使用する方法を集大成したマジャンディの *Formulaire pour la préparation et l'emploi de plusieurs nouveaux médicaments, etc.*（多くの新薬の調製と用法の便覧）という教科書は、画期的なものであった[9]［注15］。

その頃、フランス・ローヌ県のぶどう栽培農家に生まれ、リヨン市の薬局で働いていた一人の青年が、劇作家として身を立てようと思い立ち、一八三四年パリに出た。二十一歳のこの若者は、『ブルターニュのアルテュール』という歴史悲劇の原稿と、

注14　ドゥ・ボルデューは医家の一族に生まれ、ベルサイユの王立病院で、脈拍、粘膜組織、慢性病、医学史などを研究し、腺組織についての解剖所見と機能に関する研究報告を出している[8]。彼は、この重要な概念を提示した翌一七七六年の十一月にこの世を去った。

注15　マジャンディは、コレージュ・ド・フランスの医学部長を二五年間務めた。この大学は、フランス王フランシス一世によって、ソルボンヌ大学を補足するべく、ヘブライ語、古代ギリシャ語および数学を主部門として一五三〇年に創立された。マジャンディは悪名高き生体解剖学者であったが、近代生理学、薬理学への道を切り拓いた功績は高く評価されている。

図21　近代生理学の創始者、仏国のクロード・ベルナール

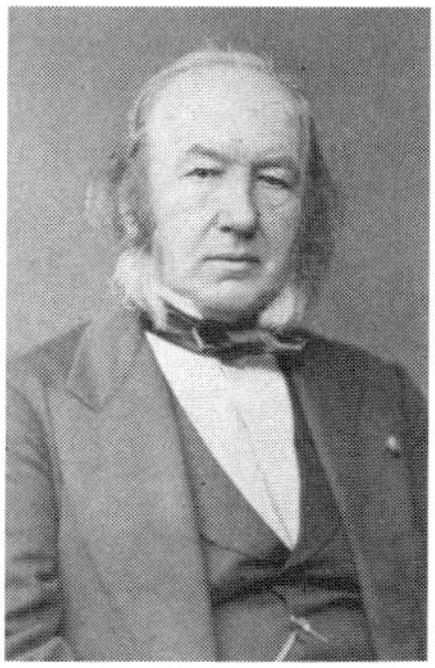

注16　文学に憧れたフランスの青年が立派な科学者になった例には、四歳後輩のブラウン-セクワールが第2章に登場しているが、彼らの先輩には、燃焼が酸素との結合反応で起こることを綿密な重量（増加）測定によって発見した偉大なフランス人ラヴォワジェ（一七四三～一七九四）がいた。戯曲を作る才能に恵まれていたラヴォワジェは、法科大学を出て弁護士として活動してからのち、英国のプリーストリーの酸素の研究に刺激を受けてこの燃焼実験をしたのである。当時、目の前で物が燃えて無くなってしまうのに、まさか重量が増える化学反応が起こっていると考えるような人はいなかった。

高名な文芸評論家サン・マルク・ジラルダンへの紹介状とを持っていた。彼の作品を読んだその評論家は、「何か文学以外の職業を身につけた方が良い」と忠告した。薬の知識を身につけていたこの青年は、そこでパリ大学の医学部に入った。彼の名はクロード・ベルナール［図21］、フランスがルイ・パストゥールなどと並んで永遠に誇る科学の偉人となる人であった［注16］。

　ベルナールは大学卒業後、マジャンディに弟子入りした。マジャンディは、コレージュ・ド・フランス（大学）の教授として、またオテル・デュー（病院）の医師として盛名があり、「真理の屑拾い」と自称する傑出した実験生理学の創始者であった。ベルナールはそこで数々の画期的な業績を発表し、一八四五年には助教授に任命され、生理学の実験的研究に専念する。ベルナールの業績の中でも特筆すべきは、生体では複雑な化学物質の分解と合成が共に可能であることを示し、内分泌という用語（sécrétion intérieure）を提唱したことで（この概念は今日のそれとは異なるが）、後に提唱した生体の恒常性（homéostasie）の概念と共に、生体を化学的に捉える実験生理学、生化学を大きく進展させた。

　一八六五年に出版されたベルナールの畢生《ひっせい》の名著『実験医学研究序説』〔直訳名〕は、科学者、研究者の必読の書となった。我々のよく知る二人の近代日本の知識人、丸山真男と加藤周一の対談の中で、加藤が「十九世紀の生物学の事件は、一つはもちろんダーウィンだけれども、もう一つはクロード・ベルナールの『実験医学序説』〔邦訳書名〕[10]だと思うのです」と語っている。東洋の陰陽五行というような概念で理解しようというのではなく、実験あるいは試験で論理・法則を確かめて行くことの新鮮さが、

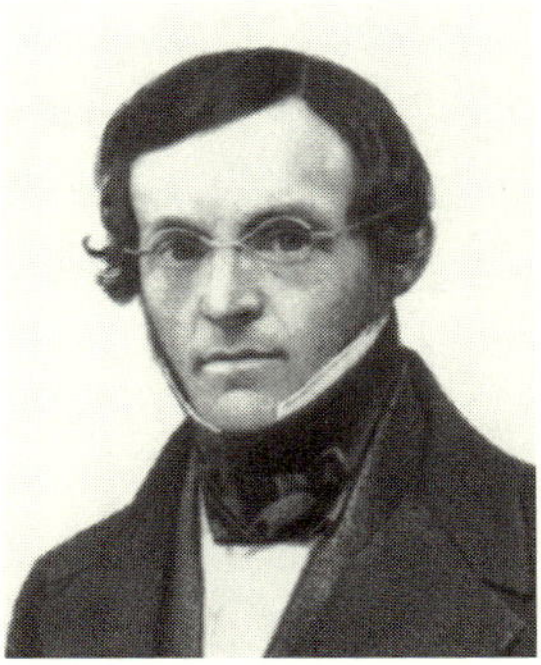
図22　性ホルモンの存在を動物実験で最初に証明した、独国のアーノルド・ベルトホールド

福澤諭吉などに決定的な影響を与え、明治の驚異的な発展をもたらしたというのである。(11)

ほぼ同じころ、ホルモン作用を最初に発見した科学者がドイツに現れた。一八四九年、ドイツ・ゲッチンゲン大学生理学教授のベルトホールド［図22］が、雄鶏を使った鮮やかな実験結果を報告した。

若鳥の時期に去勢した雄鶏では、鶏冠と首の下の赤い垂れ下がりの性徴が後退することはよく知られていた。ベルトホールドは去勢した雄鶏の睾丸以外の部分、例えば背部や腹部に、他の鶏から取り出した生殖腺を繰り返し埋め込んだ。生殖腺を摘出された鶏は、声がしゃがれ、闘争しなくなったが、生殖腺を埋め込まれた鶏は正常な行動をし、第二次性徴を示した。

彼は顕微鏡観察で、生殖腺が神経にまとわりついていることはないが、数多くの生きた精子細胞が存在することを明らかにした。これは生殖腺が神経とは無関係に第二次性徴の発展に効果を発揮していることを証明するものであった。ベルトホールドは、変化を惹起するのは、化学物質であると推察した。これはホルモンの存在の最初の実証であった。(12、13)

3　鋭い洞察

そしていよいよアドレナリンの発見者、フランス人科学者ヴュルピアンの登場である。(14) 同時代人のドイツ・イエナ大学のクルッケンベルクは、ヴュルピアンが副腎中の

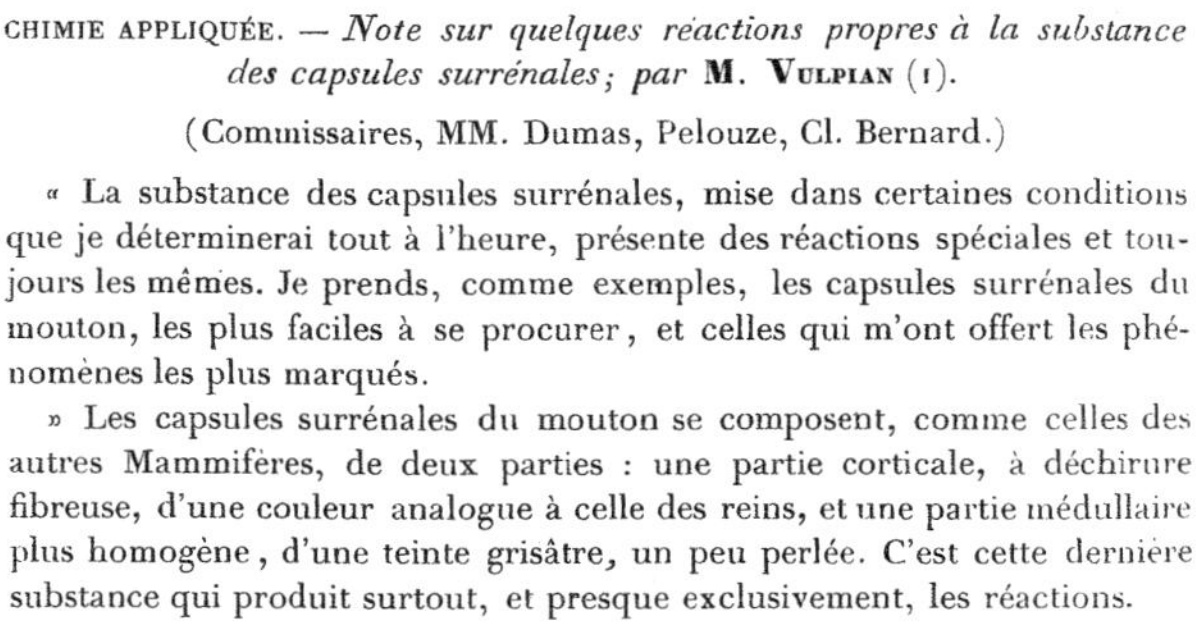
CHIMIE APPLIQUÉE. — *Note sur quelques réactions propres à la substance des capsules surrénales; par* **M. Vulpian** (1).

(Commissaires, MM. Dumas, Pelouze, Cl. Bernard.)

« La substance des capsules surrénales, mise dans certaines conditions que je déterminerai tout à l'heure, présente des réactions spéciales et toujours les mêmes. Je prends, comme exemples, les capsules surrénales du mouton, les plus faciles à se procurer, et celles qui m'ont offert les phénomènes les plus marqués.

» Les capsules surrénales du mouton se composent, comme celles des autres Mammifères, de deux parties : une partie corticale, à déchirure fibreuse, d'une couleur analogue à celle des reins, et une partie médullaire plus homogène, d'une teinte grisâtre, un peu perlée. C'est cette dernière substance qui produit surtout, et presque exclusivement, les réactions.

図23　アドレナリンを呈色反応で発見した仏国の生理化学者ヴュルピアンの論文の最初の部分

発色性物質発見者であり、それに最も精通している人であると評価している。(15)

ドーバー海峡をへだてた隣国イギリスから伝わってきたインパクトのある「アジソン病」発見の情報に触発されて、ヴュルピアンが正面からまず取り組んだのは、アジソン病で変色した人間の皮膚において、色素にどういう変化が起きているかを探ることであった。彼は一八五六年に、フランス生物学会誌にアジソン病に関連した研究報告を二つ出している。

その一つは病理解剖学部門で、「ブロンズ病（アジソン病）に罹って死亡した患者の皮膚の顕微鏡検査」と題するもので、皮膚のマルピギー層が褐色や錆色に変色する顕微鏡観察結果から記述が始まり、アフリカの太陽に照らされたヨーロッパ人の日焼けのような着色と肺結核患者に見られる皮膚の変色に言及した。(16)

この報告のすぐ次に掲載された病理学部門での研究報告で彼は、結核で死亡した四十五歳くらいの男性についての病理解剖観察を詳しく記述し、腎臓の細管についても触れた。(17)

この二つの仕事と同時並行して彼が行ったもう一つの研究が、彼の名を不朽のものにすることになった。腎上体の生理活性成分に関して、最も早く最も重要な実験結果の報告を提出したのである。それは前二報と同じ権威あるフランス学術誌の一八五六年の週報に掲載された［図23］。

この年は、初代駐日米国総領事タウンゼント・ハリスが伊豆下田の玉泉寺に拠点を構えた年で、高峰譲吉は遊びに夢中な三歳の幼児期を金沢で迎えていたころであった。上中啓三はまだ生まれていない。

その歴史的な報告[14]の要点（筆者抄訳）はコラム2に記載されているが、ヴュルピアンの研究が大変充実したものであったことを示している。その鍵の部分のみを次に記しておきたい。

①より均質な髄質は、少し真珠色を帯びた灰色がかった色調を示す。なによりもこの後者の組織が、ほとんどそこに限っての呈色反応を起こす。
②髄質の汁液に塩化第二鉄あるいは酸化第二鉄を添加すると、やや黒っぽく、わずかに青色あるいは緑色を帯びた海緑色を呈する。
③ヨード液による染色は、非常に特異的なばら色～紅色を呈する。
④人間を含め一四種の動物の髄質汁液で、同じ呈色反応を確認した。
⑤腎上体以外の一四の体内組織について検査したが、この呈色反応を示すものは無かった。
⑥髄質に存在するこの物質は、その表面で分解してしまうように運命づけられているのであろうか、それとも循環系に引きずり込まれるために血液中に浸透して行くのであろうか？　私自身は、後者の仮説を強く支持する。
⑦死後にこのようにコンスタントに起こっているこの現象は、同じ事が生存中にも起こっていなくてはならないと私は類推する。それは、これからの実験が決めるであろう。同様に、将来、腎上体は通常血液腺といわれる腺組織と同様と見なすという仮説が、言い換えればその腺は自身の分泌物質を直接血液中に注ぐのであるという仮説が、最初にして決定的に証明されるであろう。

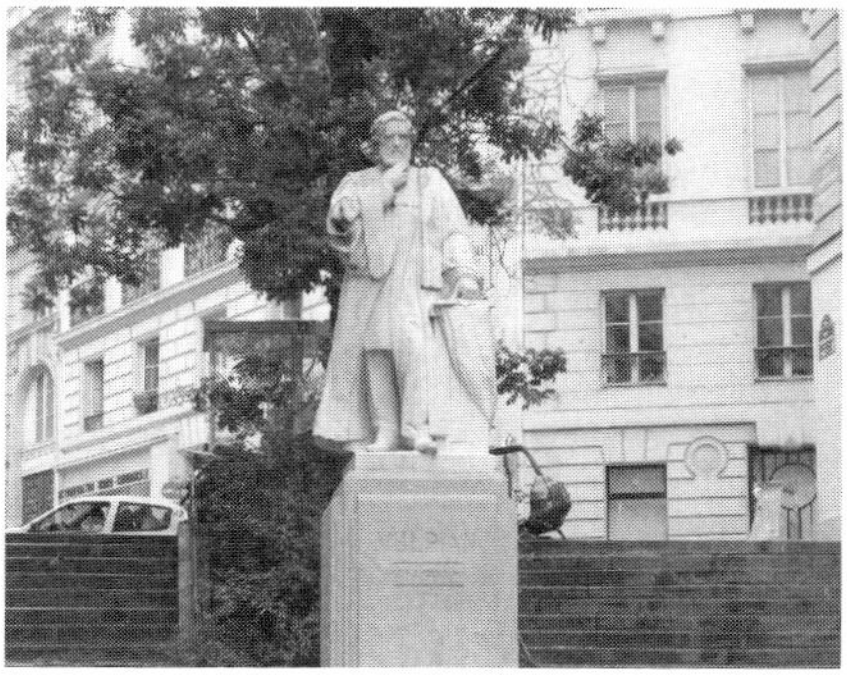

図24　パリの医学校通りにあるヴュルピアンの立像

この実験報告は、ヴュルピアンが非常に緻密な研究者であったことを明確に示す内容である。彼はまず羊の副腎の皮質を丁寧に取り除いてから髄質の搾汁を採取し、濾過液に各種の試験薬品を添加して変化を観察して、ある特異な微量物質の存在を実証する。そしてこの呈色反応を利用するため、この薬品を滲み込ませて乾燥させておいた濾紙の細片試験紙（酸性、アルカリ性を判定するｐＨ試験紙のようなもの）を自分で準備する。顕微鏡の下に置いた各種の臓器のサンプル、とりわけ副腎のいろいろな解剖切片のいろいろな部位に、ピンセットでつまんだ試験紙をそっと触れさせて、色が変わるかな、と息をつめて顕微鏡の視野を見つめる好奇心の塊のようなヴュルピアンの姿を眼に浮かべてみると、胸が高鳴るような感動を覚える。

アドレナリンを最初に結晶化した上中啓三は、晩年ある対談でこう語っている。「白いクリスタルを発見された時は、実際どんなお気持ちでしたか」という質問に、「あんなものをどうして見逃していたのか不思議なくらいです。（笑）」と答え、続けて「さき程もお話したようにワ《ママ》ルピアンがちゃんとかいていて、もうわかり切っていた。（笑）ですからワルピアン試験法をやれば、アドレナリンは私より前にできていなければならなかったはずです」と[18]。上中は、ほぼ半世紀後にニューヨークの半地下実験室で、ヴュルピアンと同じ感動を享受し、大きくうなずいたに違いない。

一八七五年にはパリ大学医学部長となったヴュルピアン［図24］は、翌年フランス科学アカデミー会員に推挙された。この科学アカデミーの終身専務理事（secrétaire perpetuelle）であった彼は、紛れもなくフランス医学に偉大な影響を及ぼした一人であり、フランス最高の名誉であるレジオン・ドヌール勲章（シュバリエ級）を受賞し

注17　ヘンレは、病原微生物学における有名な「ヘンレの三原則」を提唱したこと、それを引き継いだ弟子のローベルト・コッホが、この原則を用いて炭疽菌、結核菌などを発見して発展させ、病原細菌学を切り拓いたことで、医学史に欠かせない人物である。

ている。彼は二二五報にものぼる論文を残した(17、19)。

4　そのころ他の国では

ヴュルピアンがこの歴史的発見を報告した一八五六年は、副腎髄質に組織化学が嵐のように適用された年となった。まずフランスのコランが、副腎髄質の表面を硫酸鉄で処理すると青色に変わることを発見している。

科学の勃興期のドイツからは、次々と研究報告が出される。副腎髄質に関する最も有名な組織化学反応であるクロマフィン（chromaffin）反応は、クロム酸との比較的特異な反応に由来して命名されたのだが、それは明らかにウエルナー（Bertholdus Werner）によってクロム酸あるいは重クロム酸の塩で固定すると現れる褐色の沈着物として、一八五七年に最初に発見された。同じような観察は、ヨェステン（Gregor Joesten）によっても一八六四年になされている(4)。

続いて翌一八六五年、医学の大御所ヘンレ［注17］がクロム酸の苛性カリ溶液を用いてのクロマフィン反応を活用して詳細な最初の組織学的研究を行い、その結果を「副腎と脳下垂体の組織について」というタイトルで発表した(20)。

同じ年、多くの組織細胞のオスミウム染色の研究を行っていたルドネフ博士（M. Rudneff）と協力者シュルツェ（M. Schultze）は、副腎の皮質と髄質が異なった色に染まることを報告している(21)。

クロマフィン反応あるいは細胞という命名は、次の世紀まで持ち越され、アドレナリンの結晶化よりも後、一九〇二年にドイツのコーンによってなされた。コーンはユダヤ人で、第二次大戦でナチのテレジエンシュタット強制収容所（現在チェコ共和国内）に収容されたが、なんとか生き延びたという厳しい人生を経験している。[4] このクロマフィン細胞（クロム親和細胞）なるものは、今日消化にとって大変重要な働きを持っていることが解明されている。

呈色反応の報告を出したとき、ヴュルピアンは三十歳であった。同じ年ロンドンで、有機化学史上不滅の研究成果が公表された。ウイリアム・パーキンによる藤色の化合物モーヴ（mauve, mauveine, aniline blue）の発明で、最初の人工染料（色素）であった。そのときパーキンは十八歳になったばかりの学生で、自宅の粗末な実験室での週末の大発見であったが、それはやがてライン河沿いのドイツ巨大化学工業地帯開発の起爆剤となる。そのころ東洋の小さな島国日本は、幕末から明治への開化期を迎えようとし、優れた若者はそれぞれに進路を模索していた［注18］。

5　なぜヴュルピアンがこの研究を？

貴族の家に生まれたヴュルピアンは幼くして、弁護士であり劇作家であった父親を天然痘で失くした。貧窮の中に育つ彼は、エリートコースである師範学校（Ecole normale）の入学に失敗し、生活のためにパリの国立自然史博物館の助手として自立を始めた。やがて同館の研究室において、高名な生理学者フルーランス［図25］の指導と庇護を受ける幸運に恵まれ、才能を全開させた。フルーランスは、延髄の呼吸中枢の発見など脳の生理学の大家であり、フランス科学アカデミー会員、レジオン・ド

注18　その頃の日本はどんな時代だったのだろうか。一八五七（安政四）年には、福澤諭吉が大阪の緒方洪庵の適塾の塾頭になっている。彼は前年、兄に勧められて大阪の中津藩蔵屋敷に居候しながら適塾で学び始めたが、腸チフスを患い一時中津へ帰国し、再び大阪へ出て来て、「藩閥政治は親の仇でござる」と心に決めて猛烈に勉強を始めたばかりであった。

福澤と同じ年（一八三五年）に生まれた土佐藩の下級武士坂本竜馬はそのころ、理不尽な身分制度という現実と、「いまいちど日本を洗濯したい」という自分の夢との間でもがいていた。

一八五七年、江戸幕府が海軍創設のためオランダに発注していた三本マストの機帆両用船ヤッパン号が回航されてきて、咸臨《かんりん》丸と命名された。全長五〇メートル足らずのこの船は、三年後の一八六〇（安政七）年一月、日米通商条約批准書交換使節を乗せ、幕府の開明的豪傑小栗上野介が便乗している米国軍艦ポーハタン号に先

導されて、サンフランシスコに向かった。これが日本の船が太平洋を渡った最初である。咸臨丸は、勝海舟が実質的に船長となって活躍し、一緒に乗っていた福澤諭吉と共に、新しい日本建国の基礎となる視野と知識を得たことはよく知られている。

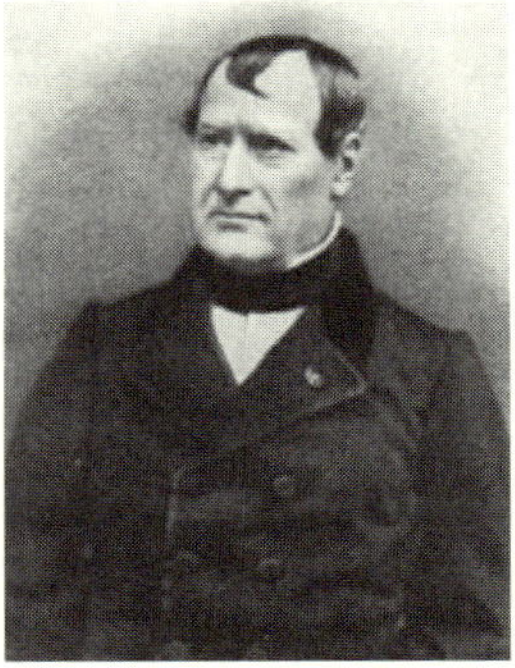

図25　ヴュルピアンを育てた仏国の脳生理学者マリー・フルーランス

ヌール勲章受章、貴族という経歴の持ち主であった。[22] 彼は腎上体の生理機能研究の重要性をいち早く指摘していたキュビエ（前出）の弟子で、生理学者として、おそらく腎上体活性物質探究に、欧州の他の多くの最先端研究者と同じように強い興味を抱いていたであろうし、困難だが挑戦に値するこの研究テーマを、若く秀でたヴュルピアンに与えたのではないかと推測される。

ここで、ヴュルピアンを育んでいた当時のフランスの科学界の様子を理解していただくために、彼のこの歴史的な呈色反応の論文[14]（コラム2参照）の冒頭に記載されている三名の論文審査委員について、少し述べておきたい。

まず化学者デュマである。デュマは、デュマ法という窒素の定量法、有機化合物の水素のハロゲン置換、多くの原子量の測定などで有名である。パストゥールは、高等師範学校受験準備のとき二十一歳で、当時ソルボンヌ大学教授であった四十二歳のデュマの講義に感動して化学を志したという。[23]

二人目の審査員、生理学の創始者ベルナールについてはすでに紹介したようにヴュルピアンの専門に最も近い分野でそのころ世界をリードしていた。

最後のペルーズは、エコール・ポリテクニークおよびコレージュ・ド・フランスの教授を務め、研究分野は多岐にわたり、その弟子の一人にはニトログリセリン（ダイナマイトの主成分）の発見者ソブレロがいたという大御所であった。ヴュルピアンの論文は、これらの三人の世界的な権威者によって掲載を承認されていた。

この呈色反応の報告およびその続報（爬虫類に関しての同様な実験[24]）の両方において、ヴュルピアンはアジソン病について記述していないが、いち早くこの病気の重要性を

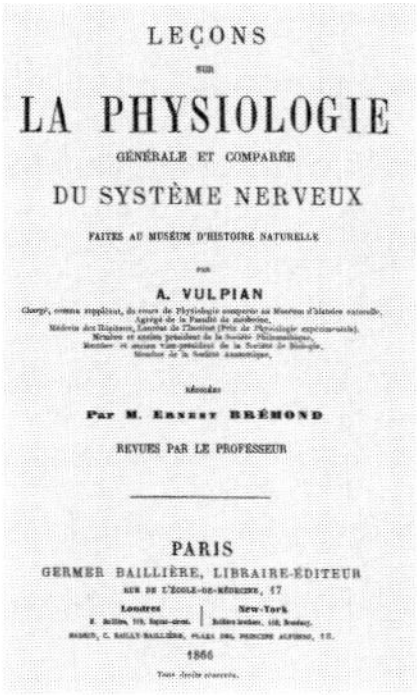
LEÇONS

LA PHYSIOLOGIE

GÉNÉRALE ET COMPARÉE

DU SYSTÈME NERVEUX

FAITES AU MUSÉUM D'HISTOIRE NATURELLE

A. VULPIAN

Par M. Ernest BRÉMOND

REVUES PAR LE PROFESSEUR

PARIS

GERMER BAILLIÈRE, LIBRAIRE-ÉDITEUR

Londres | New-York

1866

図26　ヴュルピアンの神経生理学教科書

認めたのはフランスであり、ツルッソウによってアジソン病と命名されていることから考えて、ヴュルピアンも病理学的にも生理学的にも腎上体に大きな関心を持っていただろう。すでに時系列的に腎上体の研究業績を考察してきたように、解剖学的研究から発生学的研究に移行し、続いて機能、特に神経系に対する作用活性に対する興味をかきたてられてきたヨーロッパの学界では、是非とも挑戦したい大きなテーマであったに違いない。

　ヴュルピアンは四十歳の頃、ベルナールが先鞭をつけていた植物毒クラーレ(curare, アメリカ原住民が狩猟につかう矢に塗布する毒素)の作用機構研究について、化学物質による神経から筋肉への伝達が作用点であるという新説を発表している[25]。図26のような大著もあり、またその後も、例えばフランス生物学会の一八七三年一月四日の例会の記録を読むと、知覚神経生理に関する討論において、ヴュルピアンの研究報告に対して、ベルナールは大変興味があると褒めている。そのときすでに六十歳の巨頭ベルナールと脂の乗り切った四十七歳のヴュルピアンとの間には、密度の高い交友が続いていたことが読みとれる[26]。

　キュビエからフルーランスへと受け継がれてきた神経生理学研究の流れと、マジャンディからベルナールへと伝わった実験生理学の流れ、その二つの大河の合流点に働き場所を得たヴュルピアンが、最初のホルモンを発見するという栄誉を担ったのは、歴史の必然であったのかもしれない。

　このように、ヴュルピアンは当時のフランスの医学、とりわけ生理・生化学の正統を引き継いでおり、生体内現象を化学的に探ろうとする動機は十二分にあったと考えられるのである。

6　豊かな交友

ヴュルピアンの伝記では通常、神経科学者と記載されているが、彼は非常に幅広い分野で先導的な業績を残している。例えば、炭疽病の病原菌を山羊の血液中や人間の炭疽膿中に発見したフランスの医科学者ダヴェーヌが、学会の例会（一八七三年一月四日）において敗血症（septicémie）の話題を提供したとき、ヴュルピアンはダヴェーヌの敗血症は、菌血症（bactériémie）と呼んだ方が良く、感染性の生物によって起こる病気であるとの考えを表明し、議論している(26、27)。

その一か月前には、同じ例会でのバクテリア感染血液についての活発な討議において、シャルコーとの議論に参加している(28)。この二人は共同してパーキンソン（James Parkinson）が臨床記録を残した症候群に一八六一年から六二年にかけて症状記録を多く追加し、それに「パーキンソン病」という名称を提案した。シャルコー［図27］は、催眠とヒステリーに関する大きな業績を残している(29)［注19］。

ヴュルピアンは、同じフランス科学アカデミー会員で先輩である四歳年上のパストゥール［図28］とも親しかった。パストゥールが狂犬病の血清治療で、医療の新時代を築いたときに、この二人は感動的な出会いをした。

一八八五年七月六日のことである。狂犬病にかかった九歳の息子ジョセフを連れた母親がパストゥールのもとに飛び込んできた。この親子は町医者に、「もう救う手は

注19　一八六二年ヴュルピアンは、親友のパリ大学教授で神経科学者のシャルコーと共同で、サルペートリエールの名称（元そこにあった硝石製造所から付けられた）で知られた慢性病患者用福祉施設を、無秩序な状態で引き受けた。一八七二年には、実験比較解剖学主任に転任になったが、パリ慈善院の職も兼任した。一八六七年からは三年間、医学アカデミー会員を務めた(19)。

ヴュルピアンはシャルコーよりよく勉強したが、遠慮深く、シャルコーに比べて目立たなかった。半視管と小脳の機能に関する師フルーランスの観察結果を再確認したヴュルピアンは、神経の再生及び血管運動神経の機能の原理を確立した。彼は、クロム塩を用いて腎上体の組織染色法を発見し、またクラーレ（植物毒）が神経と筋肉の接点に働いて痙攣を起こすことを証明した。朝四時からスタートする猛烈な働き者のヴュルピアンに対する先生方と学生双方からの尊敬は、抜きんでていた。前例のない良識で、最後に結果が確

ない。残された唯一の道は、パストゥール先生が研究中の治療血清を注射していただくことだ」と告げられていた。ジョセフにとって幸運だったのは、その当日フランス科学アカデミーの例会があったことである。その会場で、パストゥールは早速ジョセフのことをヴュルピアンに相談した。ヴュルピアンは、ただちにグランシェ医学部教授に往診を依頼した。少なくとも一四か所以上にのぼる咬傷の悪化状況を観察したグランシェ教授は、もう助からないとの診断をパストゥールに伝えた。パストゥールは、狂犬病治療血清の最新の研究結果をヴュルピアンとグランシェに詳しく説明した。二人は、パストゥールの実験結果が全く疑問の余地の無いものであると確信した。医師免許を持たないパストゥールはこの二人の同僚に励まされ、大きな不安を抱きながらも、自らの実験結果を信じて、その日の夜八時から二人に立ち会ってもらって、実験

認できるまで、彼は繰り返し実験を重ね、結果を検証し、それを管理した。彼の弟子に与えた良い影響は、計り知れないものがあったという。

　ヴュルピアンは、シャルコーと共に *Archives de Physiologie Normale et Pathologique*（正常及び病的生理学研究誌）を創刊している。東京帝国大学医学部の創設に重要な役割を果たした青山胤道《たねみち》は、ヨーロッパ留学中ウィルヒョウに師事したが、シャルコーの下でも学んでいる。

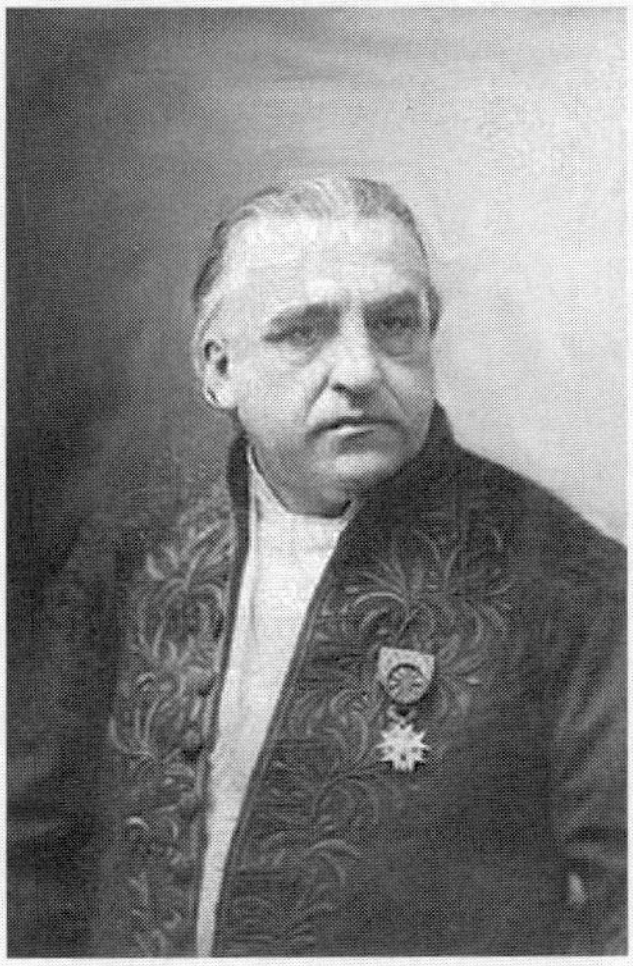

図27　副腎髄質の活性成分の呈色反応を発見したヴュルピアンの盟友で、神経生理学者のジャン・マルタン・シャルコー。東京帝国大学医科大学長も務めた青山胤道の師。

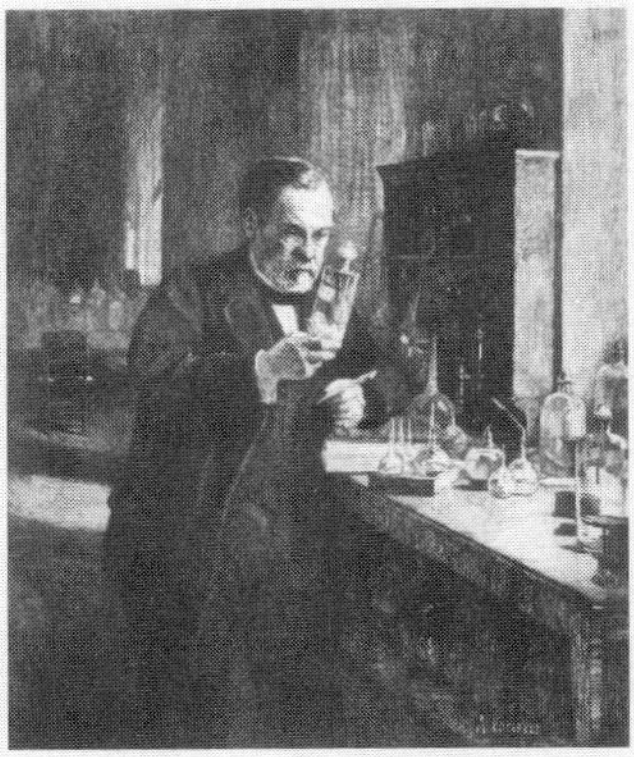

図28　フランスが誇る生化学者・細菌学者ルイ・パストゥール

室で次々調製中の脊髄液をジョセフに惜しげもなく、一〇日間に一三回注射していった。

　三か月と三週間後、快癒したジョセフ少年はアルザスの母のもとへと帰って行った。

　フランス政府は、パストゥールの医師法違反をとがめることはしなかった[30][注20]。

7　勇気ある人体実験

(1)　自分を実験動物にした老科学者

いよいよ「ホルモン」を実感する発見が登場する。それは一八八九年六月一日、パリのフランス生物学会の場であった。奇妙な研究結果の報告が始まると、真面目な科学者で埋められた学会場は、どっとざわめいた[31]。壇上には七十二歳の老学者が立つ。当時の平均年齢から考えて最長老であったに違いない。この人ブラウン-セクワールは、第2章で記したように三三年前、腎上体の切除は文字通り致命的であることを発表し、この器官の生命維持における重要性を指摘した当時気鋭の学者であった。

　非常に高い尊敬を受けていた彼が、モルモットと犬の睾丸の水抽出液を自分自身に皮下注射したところ、若返ったと報告したのである。学会員は大変なショックを受けた。この講演内容は、二週間後の学会週報に掲載された。そのタイトルは、「モルモットおよび犬の新鮮な睾丸の抽出液の人間への皮下注射の影響」であった[32]。一二〇年前にこういうことをやった学者がいたのかと思って読みだすと、感動なくしては読み終われない内容である。

　その概要を最小限にまとめると、次のようになる。

「幼児あるいは若年期における人間の去勢は、個体の生理および精神の面で深い変

　後年、フランス科学アカデミーの重鎮となったヴュルピアンは、フランスでは、研究者が顕微鏡を充分に活用していないと警告を発している。当時ドイツが次々と顕微鏡による世界的な発見を公表することに危機を感じた発言と考えられるが、彼は何でも、まず詳細に観察することを信条としていたのであろう。

注20　一八八五年十月二十六日ヴュルピアンは、フランス科学アカデミーの例会において講演し、ジョセフの命を救ったパストゥールの与えた感動を医師たち全員が分かち合いたい、そして、狂犬病にかかった人がすべて、この偉大な発見の恩恵に浴するようにしなければならないと訴えた。
　それから三年後、パストゥール研究所の開設記念式典で演説したパストゥールは、「ここにデュマも、ブレーもポール・ベールも、そして、我が親愛なるグランシェ君、君とともに研究の初期の助言者であり我々の方法を誰よりも信念をもって力強

く擁護した者であったあのヴュルピアンもいない！」と、切々と往時を回顧した。この演説でパストゥールは感動を制することができず、息子に草稿を読ませなければならなかったと伝えられている（傍線筆者）[33]。

ジョセフ少年が奇跡の生還をして五五年後の事である。第二次世界大戦でパリはナチス・ドイツ軍によって占領された。ある日ドイツの軍医が、パストゥールの葬られている墓地にやってきて、墓守の老人に墓所を尋ねたのだが、老人はそれを拒み、自殺してしまった。墓守の名はジョセフ・メステル、パストゥール研究所の荷運び人となってパストゥールの恩に報いようという一念で人生を貫いてきた、あのジョセフ少年の老いた姿であった[34]。

化を継続して起こすことは、知られているところである。とくにこの点について宦官《かんがん》〔中国の宮廷の去勢された官僚〕が顕著に弱く、彼らが肉体的にも精神的にも欠陥を持つことは知られている。我々は過度の性行為や自慰行為をなす者に類似の結果をもたらすことも知っている。これは、神経や筋肉の系にエネルギーを与える成分が、精液から血液中に分泌されていることを明示している。私は常に老人が弱いのは、ある部分は睾丸機能の低下によるものと信じている」。

このあと彼はフランスおよび米国ボストン近郊での研究所における多くのネガティブな実験結果をも含むモルモット、犬そして兎を用いての研究について報告し、最後にこう述べた。「自分自身を実験動物にする決心をした。これは私の義務であり、いかなる点においても動物実験よりはるかに決定的であると考えた」。

続いて詳細な実験方法について述べるのだが、いよいよ固唾をのんで聞き漏らすまいと構えている学会員に向かって、効果を次のように述べた。「私は先月8日で72歳となった。私の精力は11〜12年前から次第に衰えていて、長時間立ったままでの実験に耐えられず、30分ほどで座りたくなる」、以下睡眠についてなど、いろいろ老化現象を語り、「今日は最初の注射から3日目であるが、このような老化現象は改善され、少なくとも何年も前の力を取り戻した。実験室での仕事の疲れは、今はほとんど無くなり、長時間私が座ろうとしないのを見て、助手たちが驚いている。20年ほど前からの習慣である物書きの仕事も、夕食後にやれるようになった。こういう様子を友人も認めている。60歳まで平気だった階段を駆け上がることも可能になった。力量計の数値も上がり、前腕力は注射前より平均して6〜7kg上昇した」。

さらに彼は、排尿力、腸の収縮、便通、知的仕事力の回復などを述べて、次のように講演を締めくくった。「私は他の生理学者が、この先この実験を繰り返して、私が私自身において得た効果を、私の特異体質によるものかどうか検証されんことを希望する。これはあなたの一種の自己暗示の結果ではないかという私への質問に対しては、私はそれを今実証することは出来ない」。

聴き終わったほとんどの科学者は、強い印象と同時にある意味で期待していた「性」に関する効果について全く言及がなかった物足りなさを感じつつ、会場を後にしたことだろう。

ブラウン-セクヮールのこの試みは、四〇年前のベルトホールドの雄鶏への生殖腺埋め込み実験（40ページ）の延長線上であったかもしれないが、実験動物が人間であるという点でインパクトは全く違った。この情報をキャッチしたマスコミは、派手に報道した。この結果は別途検証されなければならないという講演の終わりのブラウン-セクヮールの注意深いコメントが、無視されてしまったばかりか、逆にこれを検証しようとした科学者は脅され追放された。やくざな連中はこの発表を自分達の都合のいい方に利用して、回春という注射療法を提供し始めた。にせ医者は、奇跡的な回春療法を求める性的不能の金持ちから、巨額の金をまきあげた。

しかし時代が進んで、男性ホルモンがはるかに純粋に得られるようになった一九三〇年代には、ブラウン-セクヮールが自らを実験動物として示したこの研究結果の正しいことが証明されることになった[31]。男性ホルモンの約九五%が睾丸（精巣）の中で、残る五%が副腎で合成されて分泌されると言われている。

(2) 患者で実証

ブラウン-セクヮールのセンセイショナルな学会発表から二年後、一歩前進したホルモン療法が発見された。先生の指示通りに治療しなかった科学者が、一つの療法を開発したのである。それは、英国のニューキャッスル・アポン・タインという街で起こった。サーの称号を持つロンドン大学（University College London、略称UCL）の病理学教授ホースレイが、若い共同研究者マレー博士に、甲状腺機能低下症（粘液水腫）の患者に、羊の甲状腺を移植するよう指示したが、マレーはそれとは違うアプローチで、患者を治療した。聞き間違えたわけではなく、彼にはかねて試してみたい治療法が胸のうちにあったのである。

彼はまず新鮮な羊の甲状腺を取り出し、すべて加熱あるいはフェノールで滅菌したガラス器具を用いてグリセリン抽出液を調製し、沸騰水で滅菌したハンカチーフに包んで絞り出し、少し濁った桃色の薬液を作成した。

彼の患者はS夫人、四十六歳。六年前に流産し、月経も止まったままで、手足が大きく変形し、汗をかかなくなってしまうという典型的な粘液水腫の症状を示していた。数年前から話し方や挙動がスローになり、家事がおっくうになってきたことに本人も友人も気づき始めた。

マレーはその女性患者の同意を得て、一八九一年四月十三日から、次第にその薬液の量を増しながら皮下注射で連続投与したところ、症状が徐々に消え去った。七月十三日には、六週間前から月経が規則的に始まり、歩くと汗をかき、寒さにも敏感でなくなったという彼女の悦びを聴き取っている。その次の年、他の医師が経口投与でも

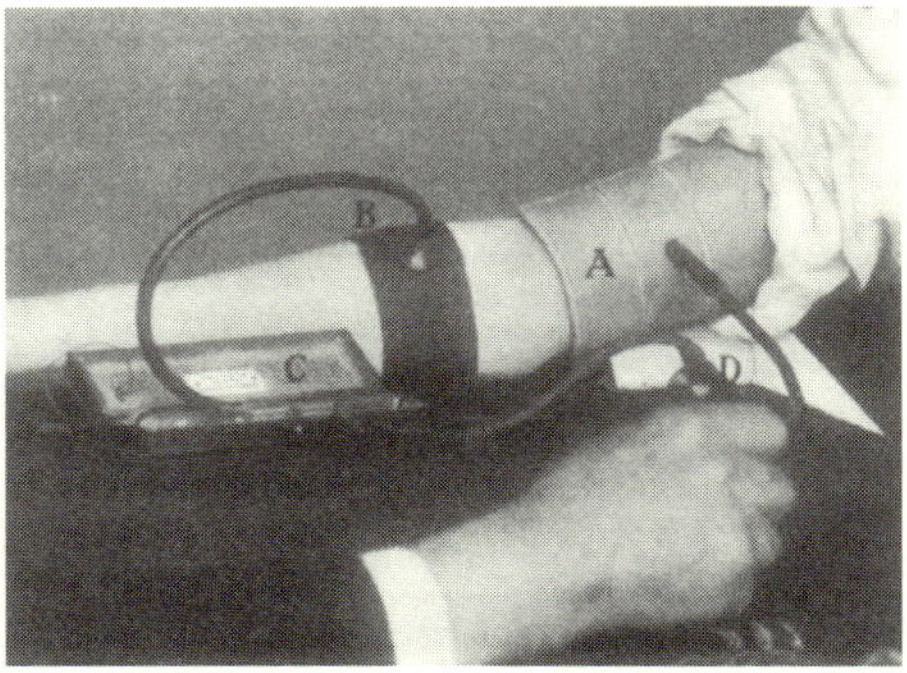

図29　オリヴァーの開発した血圧測定器（Dから空気を送り込み、Bで締め付け、Aにつながるマノメーター C で血圧測定）

有効であることを発見したので、マレーが以後彼女に経口治療を続けた結果、彼女はその後二八年間の長きにわたって健康を維持した。[35、36]

この甲状腺抽出液投与は、一九五〇年代に合成チロキシンの大量入手が可能になるまで、甲状腺機能低下症に対する標準的治療法となった。[31]

マレーの師ホースレイは、後出のロンドン大学生理学教授シェーファーと親しい間柄であった。彼らは共同で、霊長類の大脳皮質の特定領域を刺激あるいは摘出したとき生ずる影響を研究している。[37] 一方マレーは医師、教育者として多くの功績を残し、英国王立医学会内分泌分科会初代会長も務めた。[38、39]

（3）　息子を実験動物に

このような何かが起こりそうな背景の前面に、決定的な大発見が登場する。最初の主役は、一人の器械好きの町医者であった。イングランド北部温泉保養地ハロゲートの近くにジョージ・オリヴァーという各科一般の診療をする医師がいた。彼は、夏の期間はそこへやってくる金持ちの湯治客の面倒を見るために多忙であったが、寒くなり自由な時間ができると、自分でデザインした器具を使って生理学実験を楽しむ科学者でもあった。図29のような血圧計を開発するだけでなく、一八九三年の秋、彼は手首に装着して橈骨《とうこつ》動脈径の微小な変化を検出できる器具を考案した。彼がそれを使って、子牛の腎上体のグリセリン抽出液を皮下注射した二十歳の息子の動脈直径を測定した結果、明らかにその部位の動脈が収縮するデータが得られた。

オリヴァーは早速その腎上体抽出液を携えて、ロンドンにある母校ロンドン大学に

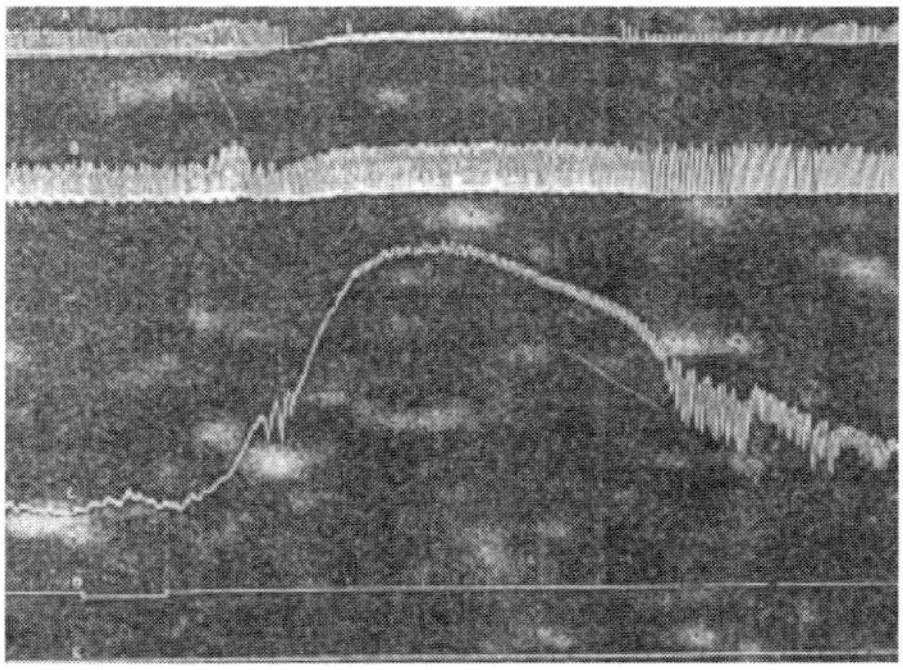
図30　オリヴァーとシェーファーの犬の血圧上昇実験

生理学のシェーファー教授を訪ね、実験講義が終わるまで辛抱強く待ち、講義終了後未だ実験台上に残されていた犬に注射するよう要請した。

8　度肝を抜かれたシェーファー教授

シェーファー教授は、まやかしの話がよく持ち込まれる時代、この申し出も全く期待できそうにないし面倒なことだと思いながらも、共通の恩師を持つ同窓の友の頼みを断れず、しぶしぶ注射した。予想はものの見事にはずれ、犬に繋がれた血圧計の水銀柱が急上昇、スケールをオーバーした［図30］。眼を疑ったシェーファー教授は、呆然と立ち尽くした。

このあと二人は猛烈な勢いで共同研究を行い、腎上体髄質中に血圧上昇活性成分があるという結果をまとめた。それは翌春発表され、生理学会にセンセイションを巻き起こした。実に劇的な情景を含むこの逸話は、その実験を目撃したロンドン大学のデール教授（第7章に登場）によるものであった。後にこの分野でノーベル賞に輝いたデールは、そのときまだ十八歳の学生であった。デールはこの感動の瞬間を、後年（一九三八、一九四八年）になっても講演で回想している[40、41]。

ところが、この話はもう少し屈折しているようで、それを詳細に検証したロンドンのセント・トーマス病院・シェリントン生理学研究所のバークロフト（H. Barcroft）とタルボット（J. F. Talbot）が一九六八年に発表した論文[42]は、興味の尽きない内容である。しかし、少し長くなるので本章末尾のコラム3に譲りたい。

そして間もなく、生理学の新時代を画する日がやってくる。一八九四年三月十日ロンドン大学で開催された生理学会の例会で、オリヴァーとシェーファーは、「腎上体抽出液の生理作用」という講演を行い、その内容は有名な英国生理学会誌に予報として掲載された(43)[注21]。

土曜日に開催されたこの講演会は生理学会の会員の集まりであったので、実験も披露された。このときの感動を、シェリントンは見事な文章に残している。彼はシェーファーの七歳年下で、当時三十七歳の新進気鋭の生理学者であった。目の前にする腎上体血圧上昇活性物質の劇的な効果に息をのむ強烈な印象は、次の彼の短い言葉に凝縮されている。

「ロマンスの王子・モーパッサンは、こう言っている。『自分は小説を、実生活より不思議なものにしたことはない』と」。

平凡な筆者の表現で恐縮だけれど、水銀柱の急上昇を見て、シェリントンは「事実は小説より奇なり」という衝撃を、目に焼き付けたのである(44)。それから三十八年後、七十五歳になったシェリントンは、「神経細胞の機能に関する諸発見」という業績によって、ノーベル賞を同じ英国のエードリアン（E. D. Adrian）と共同で受賞している。

翌年オリヴァーとシェーファーはこの予報の続報を出したが、人間の正常な腎上体にも同じ活性物質が含まれている一方、アジソン病で死亡した患者からの腎上体には活性が見られなかったと、それに書いている(45)。さらに彼らは、すべてを四七ページにおよぶ論文にまとめて、一八九五年「腎上体抽出物の生理学的効果」というタイトルで同じ会誌に提出した(46)。この年オリヴァーは、英国医学会年次総会の薬理・治療部会

注21　その英国生理学会誌の予報(43)の内容を簡潔に要約すると以下の通りである。

①子牛、羊および犬の腎上体を用い、水、アルコールあるいはグリセリンで抽出し乾燥した品が、犬、猫、兎あるいは蛙に及ぼす作用を研究した。

②周辺起動性の動脈の極端な収縮作用を観察した。

③動脈の血圧の顕著にして急速な上昇。それは強力な心臓抑圧にもかかわらず発生し、迷走神経切断にともない更に増強される。

④迷走神経中枢の刺激。それは余りにも強く、心耳が一時完全静止状態となる。しかし、心室は独立した遅いリズムを伴って収縮を続ける。

⑤迷走神経の切断後、心耳および心室の収縮は大変促進され増幅される。特に心耳での増幅が顕著である。

⑥呼吸はわずかに影響を受けるだけで、それは浅くなる。

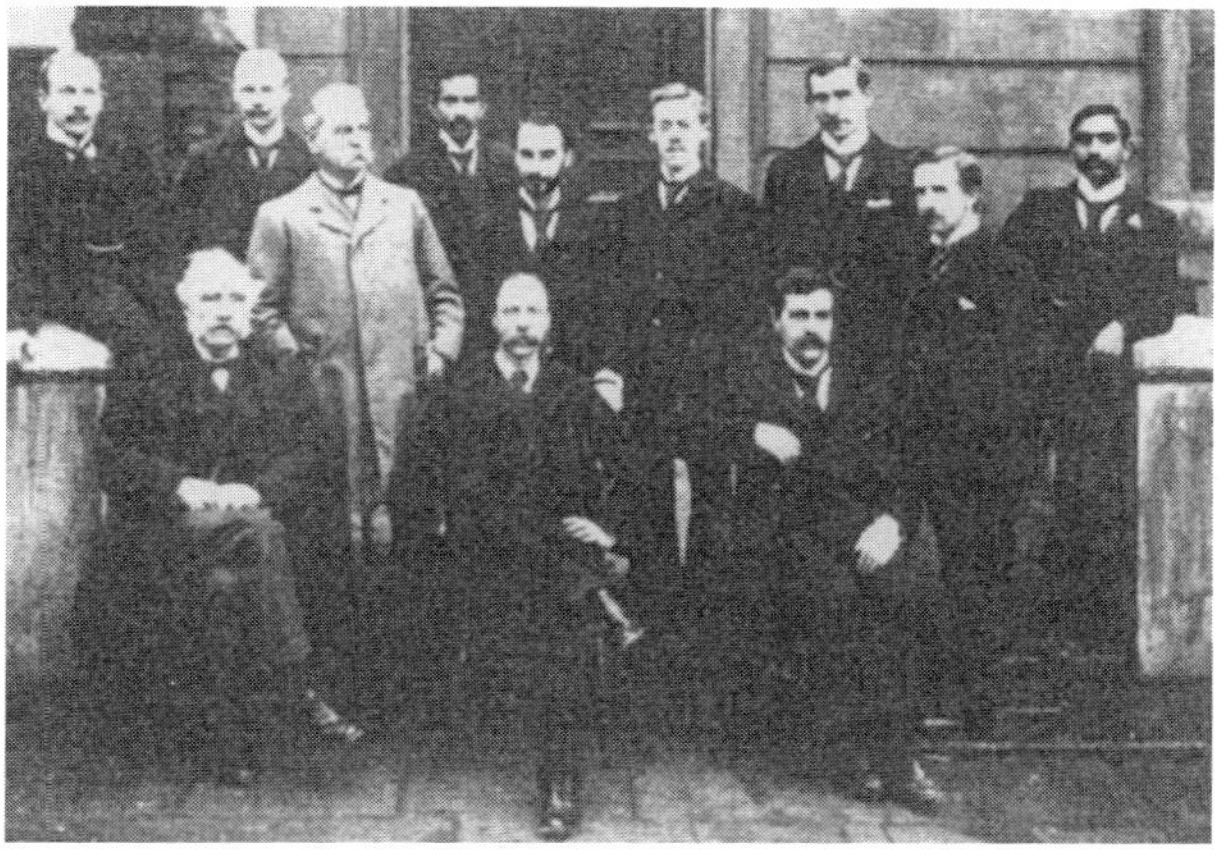

図31　世界をリードしていたロンドン大学生理学研究室：座っている列の中央がエドワード・シェーファー教授、向かってその右隣が活性成分単離に挑戦したベンジャミン・ムーア、白いコートを着て立っているのがジョージ・オリヴァー。

において、腎上体抽出物の臨床試験結果について詳細を報告しているが、その中で彼は腎上体をいろいろな方法で処理した製剤の投与例について詳しく述べている(47)［注22］。

図31は、当時のロンドン大学の生理学科のメンバーの写真である。シェーファーは、栄転してエディンバラ大学生理学教授になったあと、懐かしいロンドンの王立医科大学から招待を受け、一九〇八年四月の七日と九日にオリヴァー・シャーペイ記念レクチャーで、「腎上体の機能に関する現時点での我々の知識」と題する名誉ある講演を行った。その記録を読むと、さすがに超一流の生理学者、とうならせる内容で、事実と逸話を巧みに組み合わせて、膨大な数の学者、研究者の足跡を綴っている。今お読みのこの物語で、筆者は何人かの歴史的な科学者が若いころ文学を目指していたことを紹介したが、あたかも名作『シャーロック・ホームズ』を残したコナン・ドイルが医者であり探偵作家であったのと同様、シェーファーにも聴衆を引き込む才能があったように思える(2、49)。

この講演でシェーファーは、次のような将来展望を語った。「おそらく数年以内にはこのレクチャーの私の後継者が、現在我々が持っている髄質に関する知識と同程度に詳しい皮質に関する多くの情報を、皆さんの前に提示することでしょう。髄質に関しても一五年ほど前には現在我々が持っている皮質に関する曖昧な情報程度の知識しか持っていなかったのですから。さてこの皮質に関する曖昧さが、ス

注22　歴史を振り返ることはいつでも重要であることを示す興味ある見解が最近出されている。それはアメリカのメイヨ・クリニックの解剖学者カーマイケル氏（S. W. Carmichael）の考察である(4)。それによると、一八九二年シュトラースブルクの薬

理学研究所助手のヤコビ（C. Jacobi）から、「副腎の関与に特に注目した腸運動に関する生理学的、薬理学的知見について」というタイトルの注目すべき報告が出された(48)。それは、モルヒネの作用との関連研究において、摘出効果も含めて副腎の腸管収縮機能を追究しているのだが、これはオリヴァーとシェーファーの歴史的発見に先立つこと二年前であった。カーマイケル氏は、この発見は当時注目されなかったが、洗練された副腎機能のデモンストレーションであったことが、後知恵だが解ると述べている。

ピーディに取り除かれることを念願しつつ、私の講話を終わりにしたいと思います」。

皮質からステロイドホルモン・コーチゾンが分泌されていることが明確に示されるのには、シェーファーの期待の数年では足りず、一九三五年にケンダル（Edward C. Kendall）によってそれがCompound Eとして採り出されるまで二七年を必要とした。

髄質ホルモンの研究は、一九〇一年にノーベル賞が制定される以前の業績であったが、皮質ホルモンの研究業績に対しては、このケンダルおよびヘンチ（Philip Showater Hench）、ライヒシュタイン（Tadeus Reichstein）の三人に、一九五〇年度の生理学・医学賞が授与されている。

いきなり人間に薬物を投与して効果を試そうとした人では、オリヴァーより約一世紀前の種痘のジェンナーがよく知られている。彼は、恩師であり数奇な生涯を送った解剖医ジョン・ハンターに、「考えてばかりいるな。やってみよ」という血液循環の発見者ハーヴェイ（William Harvey）の格言を叩き込まれていた。当時は天然痘が猛威を振るっていた時代。医師として長年その治療に当たっていたジェンナーは、ある予防法を思いつき、一七九六年五月十四日、雇いの庭師の息子八歳のジェームス・ヒィップスに牛痘を接種し、回復後に人間の天然痘を接種した。ジェームスには何もおこらなかった。予防接種の大発見であった。

オリヴァーがもし本当に腎上体抽出物を息子に投与したのであれば、イギリスに時として現れる畸人の伝統を脈々と受け継いだと言えるのかもしれない。

話がいささか横にそれるが、ジェンナーもオリヴァーも共に、さらに言えば病原細菌学の父コッホも、日本住血吸虫を発見した吉田竜蔵と三神三朗の二人の医師も、またインスリンを発見したカナダ・ロンドン市のバンティング（Frederick G. Banting）も、みんな小さな町のいわゆる「町医者」であったことは記憶されるべきであろう。コッホの才能は、当時ドイツ領のブレスラウ大学の植物病理学教授コーン博士（Ferdinand J. Cohn）によって見出され、それがベルリンで大輪の花を咲かせるきっかけとなり、吉田、三神の両医師はそれぞれ京都大学藤浪鑑《あきら》教授、岡山医学専門学校桂田富士郎教授の協力をえて医学史に名を残し、バンティングはトロント大学のマクロウド教授（John J. R. Macleod）の研究室で挙げた成果でノーベル賞の栄誉に輝いた。大きな発見をするのは、大学や研究所の先生ばかりでないが、また一人ではできないものでもある［注23］。

9　言語小国の悲哀

いつの時代でもあることだが、同じような発想でオリヴァーとシェーファーと同じ研究がそう遠くないところで進んでいた。それはポーランドであった。

地動説のコペルニクス（一四七三〜一五四三）、作曲家ショパン（一八一〇〜一八四九）、そして二度ノーベル賞を受賞したマリー・キューリー夫人（一八六七〜一九三四）といった天才を生んだポーランドは、高度な文化、文明を持つ国である。

その文化の中心クラークフ市（Krakow, Cracow）の大学のシブルスキーとシモノヴィッチ［図32］の二人が、オリヴァーのようにいきなりの人体実験という手段ではなく、実験科学者らしく最初から実験動物を用いて、オリヴァーとシェーファーにわず

注23　生理学の歴史に永遠に記載される大発見をしたとされるオリヴァーとシェーファーの関係は、前者が言わば臨床的に効果を認め、後者が実験動物を使って確認したのであるが、そのいずれが「発見者」として認知されるべきかという議論は現在でも続いているようで、ブランドン・レインズ氏（Brandon Reines）の「医学上の発見の過程」と題するエッセイもその一つである(50)。

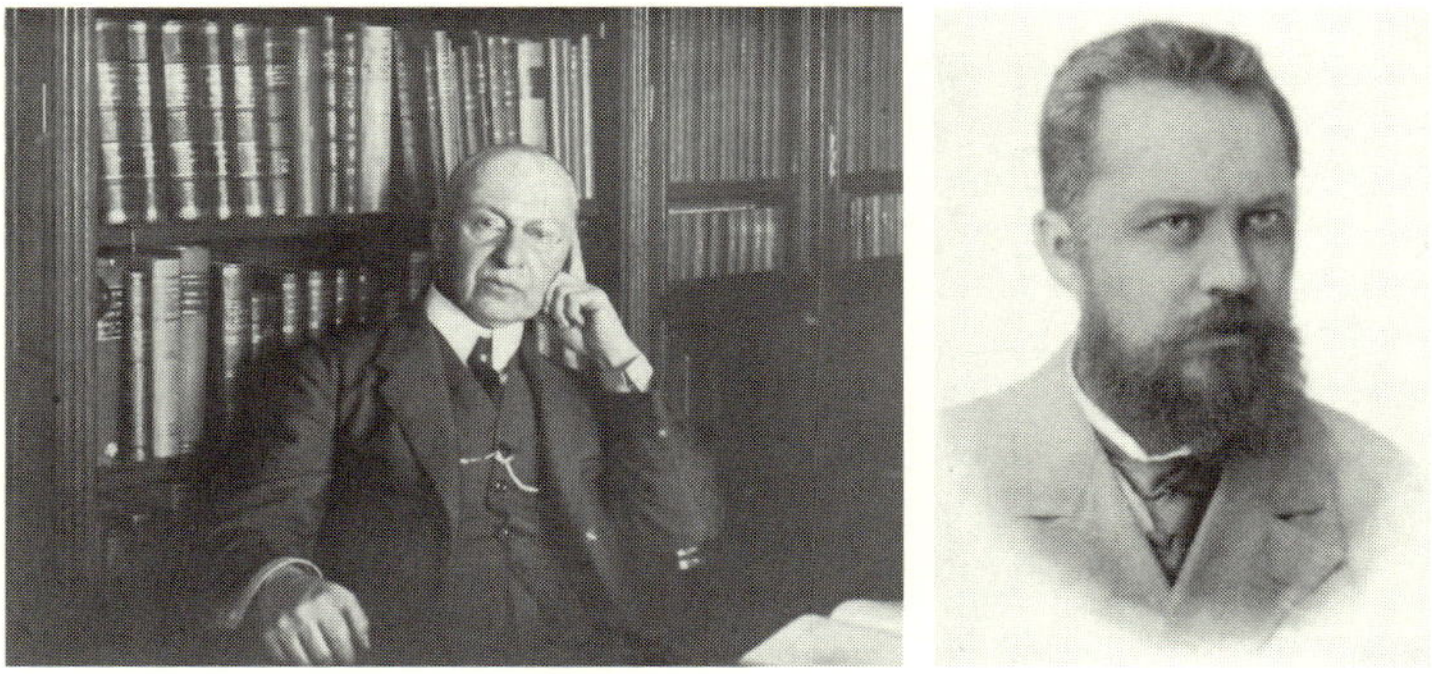

図32　独自の綿密な動物実験手法によって、副腎中の血圧上昇活性成分の存在を証明したポーランドのナポレオン・シブルスキー（右）とラディスラウス・シモノヴィッチ（左）

かに遅れて、しかし独立して全く同じ結果を出していた。その論文には、一八九四年五月十日から「実験1」が開始され翌九五年九月二十日の「実験14」まで実施されているが、すべてに対して血圧と心拍数のデータが、実験によってはそれに呼吸数の記録も付加して明示されている(51、52)［図33］。

特筆すべきは、シブルスキーが弟子シモノヴィッチの休暇中に実施した活性物質の探索研究の結果である。すなわち、血圧上昇作用物質が髄質からのみ血中に分泌され、その活性物質は、①水、グリセリン、アルコールに溶ける、②エーテル、クロロフォルム、アミルアルコールに溶けない、③アルカリ抽出液は中和後も活性を示さない、④しかし中和後塩酸あるいは硫酸で処理すると水抽出液と同じ活性を示す、⑤水抽出液に胃酸を混ぜ、そのあと中和した液はほとんど活性が落ちていない、⑥活性物質は透析可能である、⑦抽出液は煮沸しても活性は失わない、⑧110℃で乾燥した副腎からのアルコール抽出液は活性が無く、水抽出液の活性は非常に弱いと記述している(53)。

(Aus Prof. Dr. N. Cybulski's physiologisch-histologischer Anstalt der k. k. Jagiellonischen Universität Krakau.)

Die Function der Nebenniere[1]).

Von

Dr. **Ladislaus Szymonowicz,**
Privatdocent an der Universität Krakau.

Hierzu Tafel I und II.

Wenn wir die ganze Reihe der auf die Function der Nebennieren sich beziehenden und zum Schlusse in alphabetischer Ordnung angeführten Arbeiten überblicken und mit ihrem Inhalte uns vertraut machen, so kommen wir zu der Ueberzeugung, dass die Ansichten verschiedener Forscher über die Function der Nebennieren sich wesentlich von einander unterscheiden und manchmal sogar ganz widersprechend sind. Dieser Umstand liess eine erneute Prüfung der ganzen Frage an der Hand einwandsfreier Experimente im hohen Grade wünschenswerth erscheinen.

Um die Function der Nebenniere experimentell aufzuklären,

図33　副腎髄質成分の血圧上昇作用をシブルスキー研究室で発見したシモノヴィッチの副腎成分に関する論文(52)

この発見は一八五六年ヴュルピアンが髄質から発色物質が分泌されていることを発見して以来、その血圧上昇作用を初めて確かめた研究業績であると、エイベルはじめ数人の研究者によって認められている[54]。

しかし、彼らにとって残念なことに、母国語・ポーランド語での発表であったため、広く知られるのがかなり遅れた。教授シブルスキーの論文は、雑誌の名称がフランス語で、内容はドイツ語（タイトルはポーランド語とドイツ語併記[53]）、弟子のシモノヴィッチとの共著はドイツ語という複雑さである。

シモノヴィッチが翌年同じ結果を発表した学会誌を読むと、彼が書いた大学教授資格取得の論文はポーランド語であったので、それでは広い伝達性（サーキュレーション）がなく、ドイツ語でもう一度同じ内容を報告（六七ページにおよぶ大著）すると最初のページの脚注に書いている[52]。明治期の日本の科学者と同じ言語小国の悲哀を抱いていたことであろう。この二人の学者・研究者は、後世高く評価される多くの業績を残している［注24］。

このころ、副腎に対する関心は、全ヨーロッパの学界に広がっていたようである［注25］。

余談ではあるが、次の世紀に異なる分野で非常によく似たことが起こっている。ミハウ・カレツキという、ポーランド生まれの経済学者の悲哀である。ケインズの経済学古典「一般理論」にある原理を、カレツキは先に発見し、一九三三年にそれを母国のポーランド語で発表した。その論文が注目を引かないので、二年後得意のフランス

注24　ポーランドの高名な生理学者シブルスキーは、一八八五年から一九一九年まで三五年間クラークフ市のヤギエウオ大学の生理学部長を務めた。彼は、血管中の血液流動を測定する機器（photohemtachometer）や筋肉収縮で発生するカロリーの測定器を発明して挙げた研究成果、さらには脳の知覚神経の電気生理の分野でその名を残している[55]。

シモノヴィッチが立派な学者であったことは、彼の著書『*Lehrbuch der Histology und der mikroskopischen Anatomie...*』（組織学および顕微解剖学、初版一九〇一、改定版一九〇九、一九二四）というドイツ語の、あるいは二〇〇七年刊行の『*A Textbook of Histology and Microscopic Anatomy of the Human Body: Including Microscopic Technique*』（John Bruce MacCallum 訳）という英訳の分厚い教科書が、現在も市販されていることをインターネットで検索できることからもわかる。

語に訳して出版した。まことに不幸にも、その翌年ケインズが「一般理論」を英語で出版し、近代経済学のヒーローとなった。先行権を、これまたポーランド語で主張したカレツキは、結局英語の持つ力の犠牲となり、その存在は「縁の下の力持ち（unsung hero）」で終わってしまったという。[58]

ちなみに一九二九年度ノーベル生理学・医学賞受賞のオランダのエイクマン（Christiaan Eijkman）は、脚気《かっけ》と米ぬかの関係についての知見を一八九五年にオランダ語で報告したが、大した反響が得られず、二年後一八九七年にそれをドイツ語で発表したところ広く知られるようになり、それがビタミンでのノーベル賞受賞につながったという。アドレナリンの生理活性発見とほとんど同じ頃の話である。

10　副腎機能研究を振り返って

ここまでの研究報告を、シモノヴィッチの論文[52]に引用されている文献から時系列的に振り返ってみたい。この論文では、一八四〇年から一八九五年までの五六年間の文献一一一報が引用されている。

それらの文献をまず、研究テーマ別に集計すると表1の(1)のように、ほとんどが副腎そのものを対象とする研究である。次に引用論文の使用言語について調査すると表1の(2)の通りで、半分以上がフランス語による報告で、ドイツ語、イタリア語によるものを加えると九五％に達しており、この三つの国で、副腎は何をする臓器かを活発に追究していたことがわかる。そして、最も活発なフランス語圏で、いつ頃研究が行われたかを示すのが表1の(3)である。最後に全体の研究の年代別密度を調べてみると、

注25　このポーランドのグループに僅かに遅れて、シュトラースブルクとクラークフのちょうど中間に位置するチェコのプラハの実験生理学研究所のスピナ（A. Spina）とヴェリッヒ（A. Velich）が副腎抽出液を用いて、ピペリジン投与した犬に対する腎上体活性物質投与の影響といったやや複雑な研究を開始している[56, 57]。

表1　シモノヴィッチの論文の引用文献（1840～95年発表の111報）の内訳

(1) 研究対象

副腎を対象とする文献	101
副腎に関連する文献	6
アジソン病に関する文献	4
計	111

(2) 研究論文の言語

言語	論文数	%	年代別発行状況
仏語	57	51.4	第3表参照
独語	30	27	1880～1899：23報
伊語	18	16.2	1880～1899：14報
英語	5	4.5	1858年1報、1894年1報 1895年3報
ポーランド語	1	0.9	1895年に1報
計	111	100	

(3) 仏語文献の年代別発表数

年	報告数	年代区分
1856	8	3年間に15
1857	5	
1858	2	
1884	1	5年間に5
1886	1	
1888	3	
1890	4	6年間に37
1891	6	
1892	14	
1893	7	
1894	3	
1895	3	

(4) 論文発行年にみる研究密度

年号	論文数	10年間隔で集計
1840	1	—
1856	8	1850年代、3年間に19報告（17.1%）6.3報／年
1857	6	
1858	5	
1863	2	—
1873	1	1870年代、7年間に4報告0.6報／年
1879	3	
1883	2	1880年代、7年間に25報告（22.5%）3.6報／年
1884	4	
1885	2	
1886	5	
1888	9	
1889	4	
1890	5	1890年代、6年間に58報告（52.%）9.7報／年
1891	10	
1892	17	
1893	7	
1894	7	
1895	12	
計	111	

（いずれもシモノヴィッチが1896年に発表した「副腎の機能」という論文(52)の引用文献リストより作成）

表1の(4)の通り密度の高い三つの時期があることが明らかになる。

一八五六年からの三年間は、アジソンによるアジソン病の発見と、それとは独立したヴュルピアンの腎上体髄質内特異物質の発見とが重なって非常に高い密度を示している。その後暗中模索の一八七〇年代を経て、オリヴァーとシェーファー、およびシブルスキーとシモノヴィッチの二つの独立した共同研究によって、血圧上昇物質の存在が証明された最終段階に至るのである。

このような科学者の足跡を少しでも詳しくかつ正確に辿ろうと、筆者は可能な限り原典を手に入れて読み進めていったが、最後には常にいささか空しい読後感を味あわざるを得なかった。というのは、当時の研究者が「副腎抽出物」あるいは「副腎成分」と記述している研究用サンプルは、すべて正体が不確かなのである。言い換えると、分離して定量することが不可能な時代の研究用材料を用いた実験で、グラフや数値で示される血圧のデータを、どう評価すべきか判断が出来ないからである。

さらに薬理作用に関する種々の研究においては、アドレナリンとノルアドレナリンの詳細な作用機構が明らかになっている現在から考察するには、まずもって「腎上体抽出液」というサンプルに、この二つの活性成分がそれぞれどういう純度で含まれていたか全く内容がわからないというのは致命的で、したがってそれらを評価することができないのは残念である。

ともあれ、十九世紀が終わろうとする頃には、腎上体成分の研究はますます進展した［注26］。

11　止血効果、そして花粉症と喘息の治療

オリヴァーの発見とほぼ同じ頃、アメリカで三つの極めて重要な発見があった。一八九六年四月二十日、ニューヨーク医学会眼科分科会（Section in Ophthalmology of

注26　一八九九年のウイーンの臨床医学週報には、脳脊髄液形成に関する実験研究において腎上体抽出液の影響が詳しく論じられた報告が見られ[59]、ゲッチンゲン大学生理学研究所ボルッタウ博士（H. Boruttau）からは「副腎に関する見聞」というタイトルで、二七枚のチャート付きの三二ページの総説が出されるという広がりを見せている[60]。この中でボルッタウは、腸管筋に対する腎上体抽出液の効果について報告し、ヤコビの七年前の報告[48]についても触れた。

さらに同じ年、ベルリン大学生理学研究所のレワンドウスキー（M. Lewandowsky）が観察に容易な猫を実験動物に選んで、腎上体抽出液の静脈注射による瞳孔の拡大、縮小をはじめ平滑筋に対する影響を調べている[61]。彼はさらに翌年、猫と兎の皮膚の平滑筋に対する影響も調べ、実質的に作用の無いことを発表した[62]。

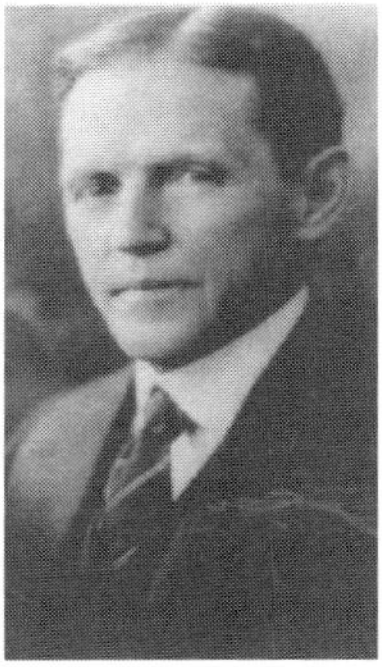

図34　副腎髄質成分の止血作用を発見した米国の眼科医師ウイリアム・ベイツ

New York Academy of Medicine）において、眼科医師ベイツ［図34］が、眼の治療における腎上体成分の止血効果について非常に明快かつ詳細に講演した。羊の腎上体を乾燥して粉末とし、その水抽出液を眼に滴下すると、眼球の結膜と瞼は数分のうちに白化し、その効果は決定的であること、それに対して当時常用されていたコカインを含有する薬剤は、いずれもこのような収斂性を示さないことを報告した。さらにいろいろな症例を挙げて腎上体の抽出液が効果を示さないケースが全く無かったと述べた。具体的には六つの治療試験例を、手術を含めて症状別にまとめて有効性を極めて詳細に提示している。

この講演は約四五〇〇語におよぶ報告にまとめられて学会誌に掲載されたが、今まで困難だった眼の手術が簡単にできると、またこの分野においてこれに勝る薬剤がないと明解に言い切っている。さらに抽出液の作成法やその化学的性質についての詳細な記述がある[4]。

ベイツは、一八六〇年ニュージャージー州ニューアークに生まれ、ニューヨークで開業していた。彼は、年齢に関係なく遠視、近視、乱視を眼鏡無しで改善できるという通称「ベイツ・メソッド」という方法を創始したことで知られている[63]（次ページの一口メモ2「ベイツ法」参照）。このメソッドを提唱したベイツは、当時の眼科学会や眼鏡業界から疎外されたが、彼が真摯な科学者であり医師であったことは、文献から容易に読み取れる[65]［注27］。

一八九八年、同じ米国のフィラデルフィアの医師でありジェファーソン医科大学教

注27　臨床医ベイツのこの止血効果の発見に対し、二年後に、それは新発見とは認められないとする論文がドイツのある臨床週報に掲載されている。ベルリン大学薬理学研究所のラディイェフスキー（M. Radziejewski）によるその時点までの副腎生理活性に関する研究史の講演記録であるが、根拠は述べられてはいるものの、なぜ同じ眼科医がこういう異議を講演の最後に付け加えたのか、理解が難しい内容である[66]。

一口メモ2　眼鏡なしで近視を治すベイツ法

視力障害（近視、遠視）の自然矯正法としてよく知られた方法で、ベイツ博士（William Horatio Bates：1860〜1931）によって考案された。ベイツは眼科の医師として腎上体抽出液の強い止血効果を発見し、眼の手術に革命的な改良を成し遂げた後、かねがね疑問をもっていた視力障害の原因追究と治療法の開発のため、その研究に打ち込んだ。

彼は視力矯正を眼鏡で行うと、視力は次第に悪くなり、それに対応してさらに強い眼鏡を処方するようになる。通常、病気で医薬を処方すると病状が回復し、投薬量は減少するのに、眼鏡による矯正は逆に強くなるのはおかしいではないか、別の治療法があるはずだと考えた。

彼は、視力障害の原因は次の三つであるとした。①ストレスあるいは精神的緊張、②視力悪化をまねく習慣、および③眼鏡をかけること。そして、彼の提示した矯正法は、「終日リラックスして過ごし目の筋肉の緊張をとく」ことであった。

この方法は、忙しい現代社会では誰でも可能とは考えられないが、継承されて実施されている[64]。

授であったソリス–コーエンが、内科の分野で腎上体成分が hay fever（ぶたくさ花粉症、rag weed coryza）に効くことを報告した。彼はその論文を「腎上体成分のいろいろな血管運動失調症や腫物《しゅもつ》に対する治療研究の経験から、神経血管失調症の治療効果の研究に進んだ時、まず一番安価な実験動物、すなわち自分自身を使用した」と、ユーモアのある文章で書き出している。彼は、二〇年以上前から（当時彼は四十一歳）毎年六、七月のほとんどは、都会に住んでいた時も含めて、眼が猛烈に痒く、鼻はグジュグジュになり耐えがたく、海岸あるいは高地に逃げ出していた。そのあと医師らしく診断を受け、アメリカ東部で居住地を変えて結果を考察し、これは「ぶたくさ花粉症」であると自己診断した。

その後いろいろな医師とも相談しながら、各種の薬物を自分自身に投与して効果を判定し、最後に腎上体成分が大変有効であることを確認する。薬品としてはロンドンのバロウズ・ウエルカム社の腎上体錠剤（Supra-renal Tabloid）を使用しているが、その中には変質しているものもあったけれども、幸い心臓に対する副作用はなかったと結びに記している。(67)

ソリス-コーエンはさらに、喘息に対しても腎上体活性成分が治療効果を示すことを報告した。彼は、一八九七年六月に呼吸困難で入院してきた二十二歳で未婚の女性を丁寧に診断した後、知恵を絞っていろいろな薬を投与して治療を試みたが思わしい結果が得られなかったので、ぶたくさ花粉症のときと同じ腎上体錠剤を、徐々に薬量を増やしながら投与し、劇的な回復に成功、患者は十月には外出可能となった。この結果はその後の他の患者の治療結果と一緒にまとめて、一九〇〇年学会誌に詳しく報告された。(68)

◇　◇　◇

イギリスとポーランドからの画期的な生理活性発見の報告、そしてアメリカからの三つの臨床分野での研究報告は、前者は医学、生理学の分野で、後者は医療と薬学の分野で大変な注目を浴び、何としてもその活性本体を捕まえようという、熾烈な研究競争が開始される。

腺組織の抽出物の経口投与による結果について討議したいとの申し出があった。オリヴァーは、血圧の変化を測定する血圧測定器（haemo-dynamometer）と血管など管状器官内の管腔（lumen of the radial or any other superficial artery）を正確に測定する動脈計（arteriometer）を発明し、その二つを使って、臓器抽出物が人間の血管に与える作用を観察していた。

オリヴァーは、ある種の組織のグリセリン抽出物は、動脈の直径を縮小し、脈圧を増加し、他の組織抽出物では逆効果を示すことを確認、あるいは確認したと信じていた。これらの結果は大変興味深いが、といってこの生理作用について安易な解釈も危険なことなので、正しい知識を得るためには、現在用いられる最新の手法を用いて研究すべきと言ったところ、オリヴァーは同意した。

そしてその冬期間全部を使って、これらの抽出物の生理作用について完全な実験をする用意をした。この共同研究の努力はたちまち報われ、オリヴァーが臨床でテストした多くの抽出物は、不活性か、あるいはあったとしても作用特異性が見られなかったが、腎上体と甲状腺（わずかだが）からは、グリセリン、水、生理食塩水に活性成分が抽出され、それが心臓および動脈の正常状態に異常な効果を与え、その程度は既存の薬剤の効果を超越した強さであった」

シェーファーは、この追憶を15年後にロンドンでの招待講演でも語っているが、彼はオリヴァーが抽出物を息子チャールズに経口投与（by the mouth）したと自分に告げたと話している(2)。

バークロフトとタルボットの検証結果で、もう二つ付け加えておきたいことがある。それは納得がいかないと二人が思って書いている文章である。一つは、腎上体成分を投与された息子チャールズの子供やその従兄たちが、チャールズが父親の実験動物にされたと聞いたことがなかったということ、もう一つは、アドレナリンは口から投与するとあまり効果が無いのに、どうしてあんな大発見が生まれたのだろうかという疑問であった。

コラム 3

息子を実験動物にしたオリヴァー、その真相はいかに

バークロフトとタルボットの検証論文の概要は次の通りである。

「1893年の秋オリヴァーが、手首に装着して橈骨《とうこつ》動脈径の微小な変化を検出できる器具を考案し、腎上体の抽出液を息子に注射し、動脈直径の変化を見つけ出して、ロンドンのシェーファー教授を訪れ、犬の静脈にその抽出液を注射してもらったところ、血圧計の水銀柱が飛び上がりスケールオーバーしたというエピソードが定説になっていたのだが、このエピソードは、ロンドン大学の生理学科にデール教授が1902年から1904年まで在籍していた間に生き続けた強い伝説に基づいている。

ケンブリッジ大学生理学研究所のエリオットによれば、オリヴァーは人間の末梢動脈（peripheral arteries）の直径を計測する器具を開発した。そして腎上体のグリセリン抽出液を彼の息子に経口投与したところ、この投与で息子は気分が悪くなり、橈骨動脈（radial artery）の収縮を起こした。普通の人なら抽出液に毒性があると簡単に考えただろうが、オリヴァーは違った。

彼は、中途半端な思考は何も考えないより悪いと考え、実験をしようとロンドン大学のシェーファーのところへ行った。それは1893年、まだホルモンや腺組織のことが、生理学分野で未知の時代であった。シェーファーはオリヴァーの申し出を受け入れ、ちょうど別の血圧の実験で使用したばかりの猫に彼が持参した抽出液を注射した。血圧計は飛び上がり、シェーファーの目の前に新しい生理学すなわち内分泌腺研究の新分野が拓けた」

これがバークロフトとタルボットの検証結果である(42)。科学としてはこの場合、犬でも猫でも同じ結論かもしれないが、「大発見物語」としては、筆者は犬か猫か、そのどちらだったのか知りたいところではある（以上、下線筆者）。

検証は続く。オリヴァーに研究所に乗り込んでこられたシェーファーの追憶は、次の通りである。「1893年の秋、面識はなかったが当時特定の医療領域でのスペシャリストとして、また臨床での生理学の応用においてすでに高名であったオリヴァーの来訪を受けた。彼とは、共にシャーペイ博士（William Sharpey）の弟子であった。オリヴァーから、ある種の動物の

第4章

活性成分を追い求めて

医学、化学分野の多くの科学者にとって、とうてい無関心ではいられない研究テーマ「腎上体髄質からの高活性成分の単離」、これに対して約半世紀にわたって挑戦し続けた、とびきり優秀な研究者は二〇人を超えた。この血圧上昇作用を発見したイギリス、当時有機化学のトップランナーであったドイツ、そして新興国アメリカが、しのぎを削って先陣争いを展開する。やがてアメリカに渡った二人の日本人もこの競争に参加する。

1　生理学的興味から

多種類の動物の腎上体髄質から、極めて興味ある特異成分が血液中に分泌されているという大きな発見をしたヴュルピアンは、クレーツ（S. Cloez）と共同で、それを取り出そうと試みた。複雑な生物系組織から微量の有用物質を純粋に取り出すこと、すなわち「単離（isolation）」に挑戦したのは当然であった。

彼らはまず腎上体を覆っている油性の膜を丹念に取り除き、長軸方向に薄く裁断し

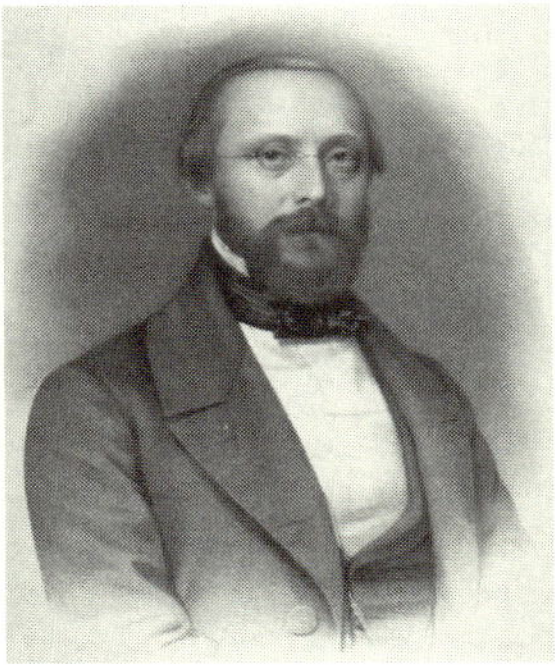

図35　ドイツ医学界の巨頭ルドルフ・ウィルヒョウ

て85%エタノール水溶液に浸漬し、濾過液を得た。材料は一回の実験で少なくとも一キログラムを使用し、それは羊三〇〇～四〇〇頭分に相当する大変な作業であったが、本格的に取り組もうとした姿勢が見える。

この濾過液をガラス皿に入れて自然蒸発させ、顕微鏡で観察すると、いろいろな形の結晶が見られた。このあと試行錯誤を繰り返したが、当時花形研究であった尿中や胆汁中の成分の化学の方に関心が向かってしまって、現実には二つの酸（hippuric acid と taurocholic acid）しか採れなかった。しかし操作に関しては、空気酸化と光による悪い影響を避けなければならないと記述しているので、最初の抽出液と濃縮法をもう少し工夫していたら、ひょっとしたらアドレナリンを手にしていたかもしれないと思うほど、俗に言う「いい線を行っていた」論文内容である。[1] 彼らに少しでも天然物有機化学研究の経験があったら、そういう研究者が近くにいたら、歴史は全く違ったものになっていたかもしれない。

ヴュルピアンの最初の報告を読んだドイツのウィルヒョウ［図35］が、その翌一八五七年に「副腎の化学について」と題する短い研究報告を出している。その内容は、主として副腎の圧搾汁水溶液の呈色反応に関するもので、活性成分の抽出精製については全く述べられていない。しかし、当時ドイツ医学の旗頭であったこの三十六歳のベルリン大学教授は、副腎が神経に関連する性質を持ち、その中に交感神経節の存在が観察されることから、この活性成分は通常細胞に存在する成分とは全く違った物質であると考えられると記述している。[2] ただこの報文で、ウィルヒョウはアジソン病の研究（第2章）には全く触れていない［注28］。

ウィルヒョウの学会誌報告から三年後の一八六〇年、ドイツのゼーリッヒゾーン（Seligsohn）が、アジソン病に起因する皮膚の着色と副腎の化学に関する学位論文（あるいは教授就任論文）から抜粋した「副腎の化学」と題する二ページの小論文を発表した。それはしかしながら、ヴュルピアンとクレーッの成果をなぞっているような内容で、馬尿酸とタウリン両方の結晶を採取するにとどまっていて、見るべきものはなかった(4)。

活性成分探索の報告はこのあと少し途絶えていたが、一八六六年ドイツのユリウス・アーノルドが、「副腎の化学と微細構造に関する論考」と題する四四ページの大論文を出した。その内容は研究史としては優れているが、やはりこの論文も成分単離に関しては、ヴュルピアンとクレーッ共著の内容から一歩踏み出すようなことはなかった。彼はこの論文を投稿した年、三十一歳でドイツ・ハイデルベルク大学病理解剖学教授兼病理研究所長に就任したばかりで、この論文は文献中心の内容である(5)。

この翌年ドイツのホルム（F. Holm）が単離に挑戦したが、成果はなかった。彼は牛の副腎を皮質、髄質に分別せずに使い、アルコール抽出、酢酸鉛、酢酸銅による沈澱後の濾液の中の成分を探っているが、この手法では成功は難しかったと考えられる(6)。

この後しばらく成分単離の競争は中休み状態になり、一八年間これという成果の報告がなかったが、一八八五年に至って、ドイツの有名なイエナ大学のクルッケンベルクが三〇ページの大論文を発表した。彼は副腎抽出物と植物体の構成成分として広く

注28　ポーランドのシビドビン（Swidwin）に生まれたウィルヒョウは、ベルリンの軍医学校で学び、一八五六年にベルリン大学教授となった病理医学者で、一八四七年には、医学者ラインハルト（Benno Reinhardt）と共同で、病理解剖学および生理学の雑誌（*Archiv für pathologische Anatomie und Physiologie, und für klinische Medicin.* 一九〇二年以降、*Virchow Archiv*〔ウィルヒョウの宝函〕と改名）を創刊。同時に「国民の健康」「開かれた健康養育」を主張した政治家でもある大物であった。一九一五年の夏、世界最初の人工発癌に成功した東大教授山極勝三郎は、一八九一年からのドイツ留学三年間のすべてを、当時もベルリン大学教授であったウィルヒョウの指導を受けて過ごしている(3)。

さらにウィルヒョウが多才であったことを示す業績として、「トロヤの遺跡」などギリシャ古代都市の発掘で有名なハインリッヒ・シュリーマンを、友人として大きくサポートしたことを付け加えておきたい。

注29　クルッケンベルクはハイデルベルク大学の生理学研究所時代、一八八一年 *Vergleichende-physiologische Studien*（比較生理学論）と題する著作を二十九歳で残しているが、その存在は今でもパソコンで簡単に検索できる。

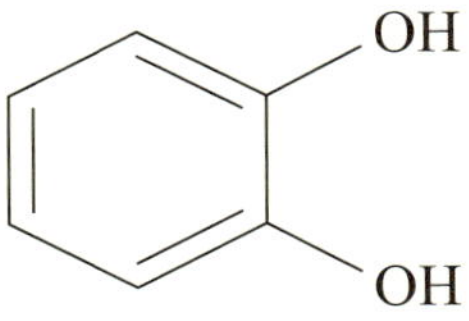

図36　ピロカテコール（pyrocatechol）

分布するピロカテコール（pyrocatechol）の呈色反応が似ていることを発見したが、アーノルドの方法に従って活性成分の抽出に挑んだ結果は、残念ながら分子式の提示にはつながらなかった[7][注29]。この呈色反応の類似性は、七年後の一八九二年に、ローザンヌ大学のブルンナー（Heinrich Brunner）によって確認されている[8]。それから数年後、活性成分の分子中にピロカテコール部分[図36]が存在するというこの推定が、活性成分抽出の先端を切って華々しく登場するアメリカのエイベル教授に「ベンゾイル化」という抽出精製手法のアイディアを抱かせることになり、皮肉にもその結果エイベルは迷路に入り込んで抜け出せなくなってしまうのである[9]。

こうして下火になった単離競争に再びぱっと火を付けたのが、一八九四年のオリヴァーとシェーファーによる腎上体から分泌される血圧上昇物質の発見という劇的な報告であった。それまでは、いろいろな分野の研究者が、アジソンとヴュルピアンの研究成果を原点にするいささか頼りない動機から、それぞれの思惑で何か見つからないかと思ってトライしていたのが、とんでもなく大きな魅力のある確実な標的が出現したので、事態は急転する。

ここで少々回り道になるが、現時点思考（presentism）ということを考えてみたい。これは昔のことを現時点の知識で評価、判断することを言い、歴史を記述するとき、特に留意しなければならない概念である。

当時の実験室を出来る限り正確に頭に描いて評価してみると、ここまで紹介してきた人たち、さらにこれから登場する科学者がいかに有能な研究者であったか、そのた

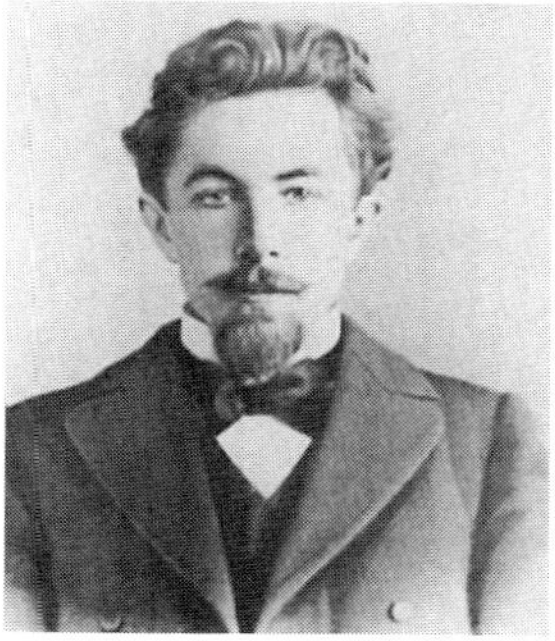

図37　クロマトグラフィーを発明した帝政ロシアのミハイル・ツウェット

びに感動を覚える。たった一つであるが、その例を示してみたい。
「クロマトグラフィーが無い実験室で、あなたはアドレナリンを副腎から純粋に取り出せるでしょうか？」という簡単な設問を化学系の読者にしてみたい。その化学実験室に放り込まれた現代の研究者は、どろっとして脂ぎった臓器を前にして、おそらく途方に暮れるに違いない。

クロマトグラフィーを発明したのは、帝政ロシアの科学者ツウェット［図37］である。彼はこの分離技術を一九〇〇年に発明した（一口メモ3参照）。植物体中のいろいろな色素を分離しようと、ガラスの円筒（カラム）に炭酸カルシウムの粉を充填し、その上に植物体の溶剤抽出液を注ぎ入れ、上から溶剤を流し入れると、色素と炭酸カルシウムの親和力の差で色の付いたバンド（帯、層）に分離してくる、それを取り出すという手法である。彼はこの結果を、翌一九〇一年末にサンクトペテルブルクで開催された学会で発表した。一九〇〇年は奇しくも上中がアドレナリンの結晶を取り出した年、一九〇一年はその成果を高峰が学会発表した年であった。

ツウェットが印刷物に発表したのは一九〇三年、クロマトグラフィーという熟語を最初に使用したのは一九〇六年、ドイツの学会誌上であった。

この発明からほぼ半世紀後、英国の二人の生化学者（ノーベル賞受賞）によってペーパークロマトグラフィー（分配クロマト）が発明され、それはツウェットの分離技術を誰にでも使えるように、飛躍的に発展させた。その前後では、精密化学の様相は全く異なるものとなる。

一口メモ3　クロマトグラフィーの歴史

1900年　ツウェット（露）が植物葉中の色素の分離の方法としてクロマトグラフィーを発明。彼の姓ツウェットはロシア語で「色」を意味するので、この発明は彼の天命であったかもしれない。

1944年　マーチンとシンジ（共に英）が、ペーパークロマトグラフィーを発明。分離技術の革命。

1956年　シュタール（独）が、量の多いサンプルを簡便に処理できる薄層クロマトグラフィー（TLC）を発明。分離技術がさらに大きく進展。

それ以後　次々に分離技術開発が進み、原理的には①分配、②吸着、③分子排斥、④イオン交換のクロマトグラフィーが、技術的には①ガスクロマトグラフィー（GLC）、②高性能液体クロマトグラフィー（HPLC）などが追加発明されている。

2　化学者の苦しい模索

話を本筋に戻すと、副腎の血圧上昇活性成分単離の激烈な競争は、「クロマトグラフィー」という分離技術が実用になる何年も前に展開されており、現在では考えられないような長期間の悪戦苦闘と混乱をもたらすことになる。

医師オリヴァーとシェーファー教授の発見を目の前で見ていたシェーファー研究室生化学部門のムーア（57ページの図31参照）は、ナバッロ（Nabarro）の協力を得て、すぐに腎上体の化学に挑戦した[10]。結論から言うと、ムーアは一八九四年から一九〇〇年にかけて、この仕事で合計六件の研究報告[11,12,13,14,15,16]を出したが、遂に活性物質を取り出すことが出来なかった。シェーファー研究室としては、痛恨の極みであったに違いない。

「腎上体に存在する生理活性物質の化学的性質について」と題するムーアの最初の四ページの論文[11]で、彼はまずシェーファー教授の指示で研究を開始したと述べた後、主として推定活性成分の化学的性質を追究しているが、いろいろな段階で活性検定も実施しており、正攻法と言える研究であった［注30］。

第二報[12]では、塩化第二鉄で緑色を呈する還元性物質と生理活性物質とは同一物であるという重要な結論を得ている。さらにその報告でムーアは、フレンケル（後出）が活性成分は無水アルコールに溶解し、ピロカテコール誘導体であるとした考察は間違っていると主張した。その反面ムーアは、活性物質が生理活性のあるニコチンのようなピリジン（pyridine）誘導体であると主張したが、確証を示していなかったので、後に批判を受けることになる。[17]

ムーアは、最初の三報はロンドン大学からイギリスの生理学会誌に、次の二報はアメリカの生理学会誌に出しているが、一九〇〇年の最後の六報目はアメリカのイエール医科大学生理学研究室教授として、ドイツの雑誌にドイツ語で投稿している。アドレナリンの議論の場は、アメリカのエイベルにならって、ドイツの雑誌であると判断したようである。

一八九四年当時ドイツ領にあった有名なシュトラースブルク大学病理研究所助手のマナッセは、動物組織学的研究の途上、副腎静脈が一つの物質を含有しており、その物質は重クロム酸カリで褐色を呈することを観察したが、彼の仕事は副腎内分泌組織に関する情報のみの報告に終わっていて、物質についての新知見はなかった。[18] この報告で前出のアーノルドの他に先行研究者としてエベルト（Eberth）とブルン（Brunn）の二人の名前が挙げられていることから推測して、想像以上に多くの研究者が手探りでこのテーマに挑戦していた様子がうかがえる。病理学者マナッセは、耳の病気に関する教科書を一九一七年に出版している。

注30　少し専門的になるが、このテーマでの最初の報告であるので、その要約を紹介したい。

①活性成分は水に易溶。希薄なエタノールに可溶だが、アルコール濃度が上がると不溶になる。無水アルコールには不溶。エーテル、クロロフォルム、アミルアルコール、二硫化炭素、ベンゼン、リグロインには不溶である。

②酸、短時間の煮沸では分解されないが、アルカリ、酸化剤および連続煮沸では分解される。

③過剰のアルコール、飽和硫酸アンモニウム、塩化水銀、ヨードカリ水銀およびタンニン酸の添加では沈澱しない。

④単独あるいは鉱酸との煮沸ではフェーリング液を還元しない。フェニールヒドラジンとの反応では結晶を作らない。

⑤そのままあるいは水と一緒でも揮発しない。羊皮紙で透析可能で、得られた高活性の透析液は、タンパク質を全く含まない。

少し間をおいて一八九六年、ウイーン大学医化学研究所のフレンケルは、副腎からシロップ状の成分を取り出し、それが純粋であると信じてスフィグモゲニン（Sphygmogenin）と命名したが、純度が一定せず化学実験式を明示出来なかった。ギリシャ語で「Sphygmo」が「脈拍」を表す連結形であり、採取した成分が脈拍に影響を与えることからこの名前を付けたのであろう。彼は、化学的には活性成分は含窒素ピロカテコールであるという説を支持した。[19] 彼がこれを発表した論文のサブタイトルは、「アーノルドとクルッケンベルクの研究結果に対する批判」とあり、当時の激しい単離競争が目に浮かぶようである。

同じ年、ベルリン大学病理学研究所・化学研究室のミュールマン（M. Mühlmann）が、文献を網羅した学会誌報告で、活性成分はピロカテコールの性質を持つ物質で、それは髄質において形成されると太字で記述している。しかし、すべてが化学的な手法で、活性検定が一切なく活性物質を純粋にすることは出来なかった。[20]

当時「化学」の水準で抜きん出ていたドイツが活性成分単離研究に乗り出してきた脅威に対し、血圧上昇効果を発見したロンドンのシェーファー教授一派は、面目にかけても活性物質を最初に手にして完勝で終わりたいと、精いっぱいの努力をし、激しい論戦を展開した様子が英独の文献から読み取れる。英国が化学の分野で相当遅れを取っていたことは、二十七歳新進気鋭のドイツのホフマンを招聘し、一八六五年まで二〇年間王立化学大学で教鞭を取ってもらっていた例がそれを示している。ベルリンに帰国したホフマンに長く師事した長井長義が、東大教授として上中啓三を親しく指導したことは、第5章で詳述することになる。

単離競争に打ち込まれた最後のむちは、第3章（65ページ）で紹介したアメリカの医師ベイツによるアドレナリンの驚異的な止血効果についての発表であった。それまでの生理学分野での強いアカデミックな興味に加えて、大きな医薬市場のチャンピオンになるという実利の可能性が、一八九六年四月二十日のニューヨーク眼科学会で劇的に呈示されたのである。[21] かてて加えて、医学者・医師ソリス－コーエンの花粉症と喘息に対する治療剤としての可能性の報告は、薬業界の触角を強くゆすった。[22、23] 末梢血管の止血剤は、外科手術をはじめ多くの分野の医師が、そして的確な喘息治療剤と花粉症の特効薬は呼吸器科の医師がずっと渇望していた「新薬」であった。

3　単離競争はクライマックスへ

そしていよいよ、一八九七年に二人の重要な研究者が、満を持して登場する。

舞台はまずアメリカ合衆国に移り、ジョンズ・ホプキンス大学のエイベル教授が花道に現れる。創立時点から著名な医学部門を持つこの大学に、一八九三年に新設された薬学部の主任として着任したエイベルは、以来四〇年間アメリカの薬学をリードした碩学《せきがく》であった。彼は八年間、精密科学先進のヨーロッパ各国へ留学し、生理学、医学、化学そして実験薬理学を修めて、帰国後ミシガン大学で教鞭をとっていたが、新設のジョンズ・ホプキンス大学薬学部に招聘されたのである。

エイベルは一八九七年五月六日、最初の研究成果をアメリカ医学会において口頭発表し、その詳細をジョンズ・ホプキンス大学の紀要に、生物検定担当のクロフォード（Albert C. Crawford）との共著で投稿した。[17] この文献の最初に書かれた既報文献のレビューには、オリヴァーとシェーファーの血圧上昇作用と、ベイツの止血剤としての卓効の二つの大発見が引用されているので、それを念頭に研究を開始したことは明らかである［注31］。

翌年、エイベルは第二報を出し、その中で初めて $C_{17}H_{15}NO_4$ という分子式を提示した(24)。この論文の中で彼は、活性成分は腎上体の水抽出液を塩化ベンゾイルと水酸化ナトリウムで処理して沈殿させられること、そうしてこのベンゾイル誘導体は加温した希硫酸で加水分解できること、さらにこの「通称活性成分」はタール状の粘っこい硫酸塩の形で得られ、それは生理活性を持ち、腎上体抽出液に特有の呈色および他の反応を示すと記述している。

そして全体は次のように要約されている。「腎上体の活性成分は、淡灰色から褐色の粉末の形で単離された。その元素組成は $C_{17}H_{15}NO_4$ で表現できる。粉末をアルカリで処理すると、ある一級アミンとメチルインドールが生成する。その元素組成から判断して、この物質は分子中に置換基の付いたベンゼン環一個とスカトールに誘導可能な含窒素複素環を保有する新規な塩基と考えられる」。続く文章で、彼らがこれはまだ本体だと言いきれない幾つかの懸念を記している。この報告の最後には、化学分析専門助手ジョーンズ（Walter Jones）に対する謝辞が記されている(24)。

エイベルには、この二人の助手の他に、一八九三年から頼りにしていた助手オードリッチがいたのだが、一八九八年にパーク・デイヴィス社にスカウトされて去って行った(25、26)。この片腕とたのんでいた助手に、最終場面で決定的な成果を出される結果になるとは、エイベルは二人の助手と共に夢にも思っていなかったであろう。

注31　エイベルの第一報(17)の概要は次の通りである。

①腎上体水抽出液を塩化ベンゾイルと水酸化ナトリウムで処理すると（ショッテン・バウマン法）、血圧上昇作用活性成分は完全に沈殿させ得る。

②得られたベンゾイル体を分解すると残留物は高い活性を持つ。ヴュルピアン反応を示し、硝酸銀を還元し、さらに腎上体抽出液の特性を保持する。

③この分解物は、アルカリの作用で、洋紅～赤の色を与える。この物質は、腺抽出液を酸化剤あるいはアルカリで処理した時に、バラ色～洋紅色を与えるヴュルピアンの呈色物質の一つと考えられる。

④粗製のベンゾイル体には、コニイン（coniine）様の臭気を持つ塩基性の揮発物質が混在する。これらの物質を除去すると、高度活性の硫酸塩あるいは塩酸塩が残る。だからこの物質は塩基性物質である。その塩は塩化鉄と呈色反応を起こす。硝酸銀も還元する。しか

し、フェーリング液は還元しない。⑤この活性単離物からピロカテキンを切り出すことは不可能である。⑥乾留するとアミン類とピロールを大量に出すという事実は、この成分が酸を摂取する能力、還元力、酢酸銅および塩化ヨウ素によって沈殿する性質を持つことを示し、その生理活性もあわせて考察すると、我々が得た活性成分は、ピリジン塩基あるいはアルカロイドに分類されるという結論になる。

Ueber den blutdruckerregenden Bestandtheil der Nebenniere, das Epinephrin.

Von

John J. Abel.

(Aus dem pharmakologischen Institut der Johns Hopkins University, Baltimore.)
(Der Redaction zugegangen am 24. Juli 1899.)

Es ist etwa ein halbes Jahrhundert her, dass die grosse Wichtigkeit der Nebenniere erkannt wurde, und seither hat dieses Organ in hervorragendem Grade die Aufmerksamkeit der medicinischen Welt auf sich gezogen.

中略

Zusammenfassung.

1. Der blutdrucksteigernde Bestandtheil der Nebenniere ist eine besondere unbeständige basische Substanz, deren procentische Zusammensetzung durch die Formel $C_{17}H_{15}NO_4$ ausgedrückt wird und welche ich Epinephrin nenne.

2. Diese Substanz wurde aus den wässerigen Extracten jener Drüse als Benzoylverbindung isolirt und aus dieser wurden verschiedene physiologisch wirksame Salze genommen.

3. Die freie Base kann nicht ohne bedeutende Veränderung (Umlagerung zu einer wirkungslosen Substanz) und Verlust der physiologisch wirksamen Eigenschaften dargestellt werden.

図38　エイベルにとって大切な総括論文

さらに一年後の一八九九年、エイベルは彼にとって最も大切な総括的研究報告（総45ページ）を、当時生理化学分野において世界で最も広い伝達性を誇っていたドイツの学会誌に発表し、その中で腎上体活性成分の命名を、「Ich nenne Epinephrin〔私はエピネフリンと命名する〕」というドイツ語の文章で明記した(27)。

しかし、はからずもこの論文で彼が残した記述が、今日にまで及ぶ名称の混乱を招くことになった。すなわちエイベルは、本文中（論文320頁）で活性成分をエピネフリンと命名すると記述すると同時に、最終節の要約（同360頁）の中で、彼が分子式$C_{17}H_{15}NO_4$を与えた物質に対してもエピネフリンと命名すると書いた［図38の後半参照］。ところが間もなく、この「エイベルの活性成分$C_{17}H_{15}NO_4$」には、全く活性の無いことが判明したので、エピネフリンと名付けられた「物質」の存在は世界の悩みの種になってしまった。活性が全く無い化合物に、活性を明確に示すような名前が付けられてしまったのである。すなわちギリシャ語で「epiは上」、「nephrは腎臓」を示し、そして「inは天然活性物質」を示すことは、専門家には推定が難しくないのである（名前としては良い名前であったのだが）［注32］。

ほとんど同時期、ドイツのヴュルツブルク大学のメッツガー（Ludwig Metzger）がギュルバー（A. Gürber）の指導の下、学位論文のために行った研究で活性成分単離を試みた。しかし、これだという化学式を示すには至らなかった。サンプルが微量で、分析出来なかったのであろう［注33］。

さてもう一人、エイベルに対抗する重要人物がヨーロッパの舞台に登場した。シュトラースブルク大学生理化学研究所のフュルトである［図39］。彼は

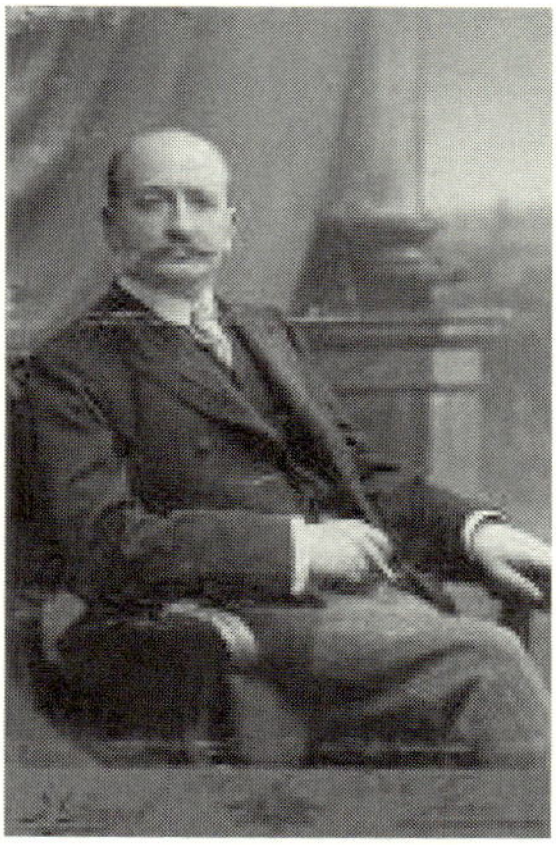

図39　副腎髄質成分としてズプラレニンを採取したオーストリアの生理化学者オットー・フォン・フュルト

一八六七年にボヘミアのシュトラコニッツ (Strakonitz) に生まれ、シュトラースブルクに学び、ウイーンで活躍し、そこで生涯を終えている。夏目漱石と同い年である。

彼の最初の研究成果は、一八九七年ドイツの有名な生理学会誌に発表された。そのタイトルは「副腎中のピロカテコール様物質に関する知見」で、ヴュルピアン呈色反応は、ピロカテコール類似の反応であるとする化学の知識からの発想の強い論文であった(30)。その翌年には、同じタイトルでの第二報が提出された(31)。

彼は豚の新鮮な副腎を細切し、アルコールで抽出、濾過後、中性の酢酸鉛液を添加し、沈殿物を除去して窒素含量の高い物質を取り出したが、その収量が兎の副腎二〇〇〇個からわずかに〇・四グラムと極めて低く、その化学組成の検索は、まさに隔靴掻痒の感で終わっている［注34］。

当時のドイツの充実した科学分野のネットワークを示すものとして、フュルトは化学の面でシュトラースブルク大学の蛋白化学の教授ホフマイスター (Franz Hofmeister) に、生理活性検定ではハイデルベルク大学教授ゴットリープ (Rudolf Gottlieb) に得難い協力を仰いだことを、ほとんどの論文に明記している。

この雑誌には二年後、先に紹介した米国のエイベル肝いりのエピネフリンの論文が

注32　エイベル研究室の準教授ハント (R. Hunt) は、エピネフリンを取り去った残りの血圧上昇力の無くなった水溶液の中に、血圧を下げる成分が存在することを確認する実験を行い、生体成分との関係を論じているが、これという成果にはつながらなかった(28)。

注33　メッツガーは、兎の副腎を希薄な酒石酸水溶液で抽出し、軽石上で乾燥し、残渣をエーテルで抽出した。エーテルに溶解している物質は、ヴュルピアン反応を示さなかったが、エーテル液の容器壁に付着した白色塊は、水および温アルコールに可溶で、ヴュルピアン反応を呈し、かつ高い生理活性を示した。そのあと、この物質について化学性をいろいろ探っている。

この成果は、一八九七年六月のヴュルツブルクの物理および医科学会において指導者のギュルバーが口頭発表し、学会誌にも発表したが、生理活性をどう測定したか、その数値はどうであったかについての記載

一口メモ4　独仏の争いに翻弄された文化都市
ストラスブール（フランス）

フランスとドイツの国境にある通称「アルザス・ロレーン地方」に、4世紀から開けたこの文化都市は、近代戦争に翻弄され、名前もストラスブール（仏語）とシュトラースブルク（独語）を行ったり来たりする運命にあった。この地では、活版印刷術の発明者グーテンベルク、神学者カルヴァンや、ゲーテ、モーツァルトなども人生の一時期を過ごしている。

ここには、歴史もレベルもヨーロッパ屈指のストラスブール大学（1631年創立）がある。地政学的に苦難を強いられた都市ではあったが、仏独両国が国威をかけて入れ替わり送り込んだ飛びきり優秀な学者、研究者が、大学を超一流レベルに維持した。教鞭をとった有名な学者には、微生物学・化学者ルイ・パストゥール、有機化学者アドルフ・フォン・バイヤーなどがいた。

ここに学んだ著名人には、古くはウイーン会議を主宰したオーストリアの宰相メッテルニッヒ、細胞染色・免疫・医薬品の創始者パウル・エールリッヒなど枚挙にいとまがない。日本人留学生では薬学者下山順一郎、医学・薬学者高橋順太郎、そして、ちょっと意外なフジモリ氏（元ペルー大統領。ここで物理学を学ぶ）がいる。

ドイツ語で掲載されるので、この二人はやがて同じ学会誌上で同じドイツ語で論戦することになる。

フュルトにとって最も重要な研究報告は、前二報に引き続き同じ雑誌に一八九九年十二月に投稿された。彼はこの中で、自分が活性成分と推定する物質を便宜上ズプラレニン（Suprarenin）と命名すると記載した。これはラテン語で「上」を意味する「supra」と、腎臓「ren」を連結して造語したものであった。彼の場合はエイベルと違って、化学組成をこれだと明示した化学物質に付けた名前ではなかったので、彼が単離した鉄塩のようなものには「ズプラレニン鉄誘導体」という表現が無難に使用できた。

この報告の中でフュルトは、自分が単離した成分とエイベルのエピネフリンとを化学的、生理作用的に比較試験をし、その結果を詳しく論じ、そして最後に「以上挙げた事実から、エピネフリンには全く血圧上昇作用が無いと断言できる」と言い切っている。それに続くズプラレニンの化学および生理作用についての動物実験結果の記述は極めて綿密である[32]。

一方エイベルは、先述の総括的研究報告に続く研究結果を、一八九九年中に三報連続で同一の米国生理学会誌に発表した[33、34、35]。長文のその論文を筆者は注意深く全部読んでみたが、活性本体でない「彼のエピネフリン」、それはアドレナリンにベンゾイル基が付いていて活性が失われているばかりでなく、付いたベンゾイル基がどうにもこうにも離れてくれないので、それと懸命に格闘している姿が浮かんできて、読後は同情を禁じ得なかった［注35］。しかし、残念ながら科学的には評価に値しない内容であった。ヨーロッパ人の感覚で言えば、あたかも地中海のクレタ島にラビュリントスの迷宮を建てた建築家ダイダロスと、そこに自ら入って出られなくなったミノタウロスの二役をエイベル一人で演じているようであった。彼自身も、三〇年近くあとに、この自分の研究を自嘲ぎみに、「ある先駆者のへまな仕事（the blunders of a pioneer）」と表現している[36]。

4　米・英・独研究者の論争

我こそは一番乗りとばかりに成分単離に入れ込んでいたロンドンのムーア、シュトラースブルクのフュルト、そしてアメリカ・ボルテイモアのエイベルの三人は、競争相手の仕事の進捗状況を絶えず気にかけ、その論文を詳細に検討し、相当強烈な表現

は、化学式の提示と共に残念ながら無かった[29]。

注34　当時〇・四グラムでは到底満足のゆく化学分析は出来なかった[30]。しかし、この一〇回の実験のうち七回は、取り出した成分の元素分析値が示されている。最終的にフュルトは、アセチル化物（純粋ではなかったが）の分析結果から、目的の成分はテトラヒドロ・ジオキシ・ピリジン $C_5H_9O_2N$、あるいはジヒドロキシ・ピリジン $C_5H_7O_2N$ であると推定した[31]。フュルトは、この推定を後に否定する。

注35　アドレナリンの分子の窒素原子に付いている水素と、それに一番近い（炭素原子についている）水素原子のどちらかがベンゾイル基に置き換わることによって、ベンゾイル・アドレナリンとなる。このベンゾイル・アドレナリンからベンゾイル基を取り外してアドレナリンを遊離させて結晶に取ろうとエイベルは考えたのだが、二つの水素の位置が、

で批評（判）しあっている。それをいちいち紹介する紙幅は無いが、熱のこもった当時の状況を少しだけ感じていただこう。

まずムーアがドイツのフレンケルに対して、フレンケルが一八九六年に発表した論文(19)には化学組成が全く示されていないうえ、無水アルコールに溶けると書いてあるが、それは疑わしいと指摘した。そういうムーアも、これという成果を提出していたわけではないが、先陣争いというところかもしれない。

そのムーアはエイベルから、「ピリジン誘導体というムーアの判断は、ピリジンの臭気にだけ頼っていて、証拠になっていない」と痛烈に批判された(17)。ムーア派とエイベル派は仲間を巻き込んでの論争にまで広がっている［注36］。

一八九九年エイベルは、アセチル化誘導体の分析値についての議論のあと、「フュルトが分析した物質は、エピネフリンに他の物質が混入した物質であるという疑問がある。多数の形成塩や誘導体を調製して単離することによってのみ、純度の確定が出来るのであり、信用出来る分子式に導くことが可能なのである」と断定的に記述した(38)。これに気づいたフュルトは、「俺が分析した物質を、奴は不純なエピネフリンだと主張したな」とばかり同一誌上で、「エピネフリンには全く血圧上昇作用が無いと断言できる」と記述し、エイベルの攻撃に真っ向から反撃している(32)。エイベルの論文は一八九九年七月二十四日に、フュルトの論文は同じ年の十二月二十三日に編集局に入稿という、まことに際どいやり取りである。

一九〇三年、すでに高峰・上中の結晶化で勝負がついた後でも、フュルトは「エピ

運悪くベンゾイルに分子内転位を起こさせる位置にあったので、ある条件で炭素の方に付いているベンゾイルを除去しようとすると、その条件が窒素に付くのに好都合となり、条件を変えると炭素に付くのに都合よくなるという繰り返しとなって、どうしても単離可能にさせないこの迷路から、エイベルは抜け出せなくなったのである。

注36　一八九九年の学会誌に、ムーアはピュリントン（C. Purinton）と共著で「動脈血圧に対する腎上体抽出物の微量静脈注射の影響について」というタイトルの論文(14)を出していたのに対して、二年後の一九〇一年、エイベル派のレイド・ハント（Reid Hunt）は、このタイトルの「腎上体抽出物」という英語の二語のみを、「エピネフリン硫酸塩」と置き換えただけの、そっくりのタイトルで、我々の硫酸塩の方がはるかに高い活性を示すと主張する報告を、同じアメリカの学会誌に出している。定量的な研究でない時代

とはいえ、余りにも露骨なエイベル擁護論文としか考えられない内容である[37]。

ネフリンは、天然物でないことは明らかで、この用語を使うことは誤解を招くので、私はこれを使うことは避ける」と言明し、エイベルの助手（Samuel Amberg）を含め彼ら一派の非を指摘している[39]。

よほど腹の虫が承知しなかったのであろう、フュルトは成分単離の最後の論文に、「エピネフリンは、活性成分と何ら関係なく、むしろ真の血圧上昇成分がわずかに混入した全く違う物質である」と駄目を押した。このやりとりを知った上中は、晩年そのときの感想を次のように語っている。「フュルトもエイベルも本体をつかまえずに論争していたのです[40]」。

5　遂に結晶化に成功

さて、ここで一九〇〇年の真夏、ニューヨーク市内、高峰研究所の冷房の無い暑い半地下実験室の情景を思い出していただきたい（第1章）。本章でここまで延々と記してきた最先端科学者の悪戦苦闘が嘘のように、高峰讓吉が雇用したばかりの二十四歳の青年科学者・上中啓三［図40］が、単離に成功した。と言うより、一八五七年のヴュルピアンによる初挑戦以来、四四年間にわたって文献に残っているだけでも二〇人を超える研究者がなし遂げられなかったことを、やってのけたのである。それも極めて短い期間に、しかも鮮やかに結晶化したのである。

この年は、黄金の一八八〇年代（Eighteen-eighties）とヨーロッパで呼ばれた科学の爆発的な発展期に次々と生まれた成果が、続々と劇的に伝達される次の時代の幕が上がる年であった（一口メモ5参照）。

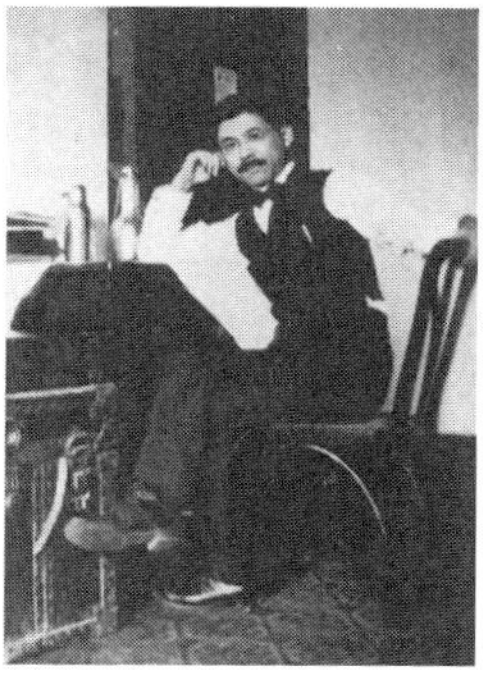
図40　実験室でしばしくつろぐ上中啓三

科学実業家であり特許弁理士（特許のプロ）でもあった高峰は、すばやく製法特許原案を作成して十一月五日にアメリカ特許局に出願した[41]。日本では、翌一九〇一年四月二十九日に出願している[42]。

アメリカでの特許出願に続いて高峰は、その翌年から学会を中心とした精力的な広報活動に移って行った。まず一九〇一年一月、ニューヨーク州医学会の年次総会の場で、「腎上体の血圧上昇活性物質——予報」［図41］と題する口頭発表を行った[43]。彼の最初の発表であった。次いで三月二十七日、同学会の喉頭医学部会においても同様な講

一口メモ５　19世紀末から20世紀初頭の科学

1898年　キュリー夫人（仏）ラジウム発見。

1900年　マックス・プランク（独）がエネルギー放射に関する「プランクの法則」を発表。これはアインシュタイン（米）やボア（デンマーク）に引き継がれる量子力学の基礎。

　高峰・上中（日）が最初のホルモン・アドレナリンを結晶に単離。

　ツウェット（露）がクロマトグラフィーを発明。分離技術の革命。

　ツェッペリン（独）が飛行船第１号（LZ-1号）完成。

　メンデルの遺伝法則の論文が彼の死後16年目に再発見され、近代遺伝学がスタート。

1901年　ノーベル賞の制定。第１回の受賞者３名は、X線を発見したレントゲン（独）、溶液の浸透圧を発見したファント・ホッフ（蘭）、ジフテリア血清治療法を創始したフォン・ベーリング（独）。

1902年　木村栄（日）、緯度変化のZ項発見。

*THE BLOOD-PRESSURE-RAISING PRINCIPLE OF THE SUPRARENAL GLANDS —A PRELIMINARY REPORT.**

BY DR. JOKICHI TAKAMINE,
New York.

Since Addison, in 1855, pointed out that in the disease bearing his name there are certain constant changes in the suprarenal gland, many able investigators have directed their attention to the study of this interesting organ.

The researches of Brown-Sequard, Oliver, Schafer, Pellacani, Foa, Vincent, Cybulski, Bates, Moore, Swain, Cohen, Floersheim, and others, have established beyond doubt the fact that certain constituents of the supra-

図41　一九〇一年に発表された高峰譲吉の最初のアドレナリンの論文

演を行った。続いて登壇したメイヤー医学博士（Emil Mayer, M.D.）から、鼻炎などの治療や手術時の止血などの症状三五例の臨床試験の好結果が報告された。メイヤーは一九〇〇年十二月に眼科医ベイツ博士（65ページ参照）からアドレナリン塩酸塩溶液の提供を受けて試験を開始したが、事故でそのサンプルを失くしたあと、高峰の好意で一九〇一年早々にアドレナリンの希釈液と純粋結晶の提供を受けて、この臨床研究を継続実施した。三五例のうち二例では、アドレナリン酒石酸塩の錠剤が使用され、「それを溶解して吸入剤（エアゾル）にすれば患者が自分で使うに十分である」と書いているので、当時、高峰、ベイツ、メイヤーそしてPD社との間には密度の高い情報交換があったと考えられる[44]。

　このメイヤーが、後年寄せた「故高峰博士追悼文」の中に、次のような一節がある。「この実験報告は、故ウイリヤム・ケレー・シムプソン博士が会頭だったニューヨーク州医学会の喉頭医学部において朗読され、高峰博士並びにその共同研究者上中啓三氏も共に列席し、討議に参加した。そして腎上体製剤の効力についての議論には医師ベイツ博士もまた参加していた」。この追悼文から、アドレナリンの結晶化は高峰と上中の共同研究によること、それがすでに複数の臨床医に高く評価されていることは、関係学会では良く知られていたと推定できる[45]。

　しかし、米国内で高峰が大学などのアカデミックな機関との接触がなかったことは、次のような上中の回顧対談が物語っている。「高峰博士などは、そのころのアメリカでは、優秀な指導的立場におられたのではなかったんですか」という質問に、「そうは参りませんでしたでしょう」と、また「向こうの大学にはあまり御関係には……」と尋ねられたのには、「全く関係されなかったのです。グラスゴー大学に留学中は勉強されましたがね」と答えている。[46] こういう経歴のアジア人が、突然とんでもなく大きな成果について話し始めたとき、会場の学者、研究者は内心の驚きを隠せなかったのではないだろうか。

この年高峰はさらに十一月、「腎上体の活性物質アドレナリンとその調製方法」というタイトルで詳細な報告を、米国薬学会誌上に発表する。[47] その論文では、PD社のオードリッチとの共同研究であることを記し、エイベルのベンゾイル誘導体の追試結果などについても報告している。高峰がこの論文で記述したアドレナリンの推定実験式は、$C_{10}H_{15}NO_3$であったが、それはオードリッチの正確な分子式とは一致していなかった。報告の最後には、精度の高い活性検定を実施してくれたPD社のホートン研究部長に対する感謝と、上中の大きな功績に対する高い評価が記載されており、上中の地位は、「my associate（私の共同研究者）」と書かれている。

元に戻って、同じ米国薬学会誌の高峰の論文の次のページには、ホートンの「腎上体製剤の薬理学的検定」と題する極めて詳細な活性検定法の論文が出ており（同年九月セントルイスの米国薬学会で口頭発表済）、多くの医師、医学者は高峰の論文とを合わせ読んで、画期的な治療薬の登場を鮮明に認識したに違いない。[48]

ホートンは米国ミシガン大学で学び、一八九四年に同大学で医学博士となり、引き続き一八九五年まで薬学研究助手を勤めていた。エイベルはこの大学で一八九一年に米国最初の薬学部を創設し、一八九三年まで教授を務めていたので、ホートンは学生時代にエイベルの授業を受けていたと考えられる。一八九五年になって、ホートンはPD社に研究所の責任者として招聘された。彼自身がデトロイト医科大学での講演で、高峰から送られてきたアドレナリンのサンプルの活性検定を実施したと述べている。(49)彼といいオードリッチといい、エイベルとの間に、共に因縁という響きのある関係があった。

翌一九〇二年、ミネアポリスで六月四〜七日に開催された第五二回米国医学総会の薬物学・調剤・治療剤部会においては、まずホートンがアジソン病から説き起こして腎上体成分の科学史を語り、次に自身の生理学的研究を詳細に述べた。続いて高峰がアドレナリンの結晶化について講演した。これらの記録は、その年の米国医学会誌に並べて掲載された。(50、51)ホートンの講演の中で、高峰以前の業績が紹介された科学者は、アジソンを筆頭に三七名という多さを数え、その人たちの足跡は聴衆に感動を与え、続いて登壇する高峰を引き立てることになった。

この衝撃的なニュースを耳にした研究者、特に欧州のアドレナリン単離挑戦者は、当時世界中が信頼していたドイツの化学文献抄録雑誌 *Chemische Zentralblatt*（中央化学雑誌。米国の『ケミカル・アブストラクツ』は未だ刊行されていなかった）に見当たらない Takamine という名前を、まずどう読むのか、この男がどんな研究経歴を持って

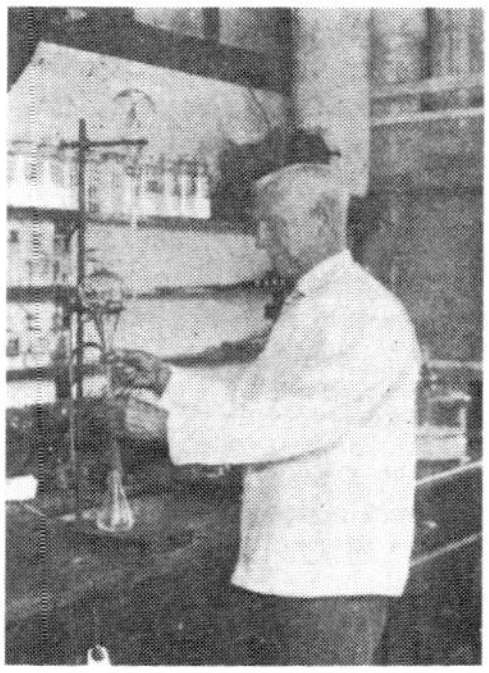

図42　実験中の米国パーク・デイヴィス社の化学者トーマス・オードリッチ

いるのか知るのに戸惑ったに違いない。
一方日本は、日清、日露両大戦の中間にあり、国家は山積する難問に苦悩していた。最初のホルモン・アドレナリンを人類が手にしたといったことに、日本人はほとんど無関心な時代であった。

6　パーク・デイヴィス社の紳士

上中の結晶化にわずかに遅れて、一九〇〇年の夏、ＰＤ社のアドレナリン・プロジェクト専任者オードリッチ〔図42〕が、高峰、上中とは独立して、若干異なる手法で、アドレナリンと同一であると証明可能な活性成分を単離した。彼は恩師であり、また競争相手でもあったエイベルが一番多く投稿した米国生理学会誌に、その詳細を翌一九〇一年に投稿した[25]。その要約は次の通りであった。

高峰のアドレナリンは大きな発見であると評価する。自分も少し遅れて結晶を手にした。それから数か月後には、燃焼法元素分析が可能な量を調製することが出来るようになった。高峰の結晶と自分の結晶は同一であることがすぐに判明したが、さらに研究したところ、二つの結晶はすべての点で対応し、同一性が確認できた。第一回の実験で得た結晶は、ごくわずかの灰分を含んでいたが、その後それは除去できた。高峰からの結晶を助手のベックウイズ（Beckwith）氏に精製してもらったところ、全く灰分を含まないサンプルが得られた。精製した純品の黄色～類白色は、六か月間保たれ、生理活性も失われなかった。純度は、我々の

A comparison of these analytical data shows that the two substances obtained are identical, and using them as a basis for calculating an empirical formula the simplest body obtainable is represented by the formula: $C_9H_{13}NO_3$.

図43　オードリッチの論文で、高峰と自分の結晶は同一と記載されている重要な部分

生理活性測定試験によって検定された。

続いて結晶の元素分析値が記載され、大変重要な次の節（パラグラフ）につながる。

　元素分析値の対比から、自分の結晶と高峰の結晶とは同一である。それに該当する実験式は、$C_9H_{13}NO_3$である。

高峰・上中が提案した実験式は既述の通り$C_{10}H_{15}NO_3$であったので、それはオードリッチの実験式より「CH_2」だけ大きい。分子がCH_2違えば、化学の常識では全く別物である。それをオードリッチは、高峰のサンプルを精製してから分析し、同一と認定したのである［図43］。高峰の結晶は、ＰＤ社が委託した共同研究の成果ではあったが、オードリッチは完全に自力で結晶を採ったのだから、「自分の結晶は$C_9H_{13}NO_3$で、高峰の$C_{10}H_{15}NO_3$とは別物」と主張しても誰も異議を唱える話ではなかったのだが、オードリッチは同一であると書いて学会誌に投稿した。

オードリッチは一八九三年から五年間助手をしていたエイベル教授にも気を遣って、エピネフリンとして提出された実験式「$C_{17}H_{15}NO_4$」から、ベンゾイル基相当分「C_6H_5CO」を引き算すると「$C_{10}H_{10}NO_3$」となり、アドレナリンの「$C_9H_{13}NO_3$」と大きな違いがなく、両方とも不純物の混入があると考えれば説明がつくのではと述べている。

最後にオードリッチは、さらに研究を進めるのに十分な量の結晶を、すでに単離していると書いた。当時は燃焼法による元素分析が唯一の分子推定の手段であり、現在

のような微量・非破壊試験法は一つも無かったので、充分なサンプルを手にすることが、さらなる研究の展開を約束する決め手であった。

一九〇五年オードリッチは、腎上体活性成分研究の歴史に関して、彼自身の得た成果を軸にして、正確で内容の濃い総説的な論文を発表した[26][注37]。

7　結晶化の反響

高峰の劇的な報告から一年後、ドイツのフュルトは「ズプラレニンに関する知見」というタイトルで、その調製方法、化学性、生理活性および元素組成の詳細を報告した。その後半に、次のような一節がある。

> ごく最近パーク・デイヴィス社から、同社の高峰譲吉博士という化学者が未公開の手法で副腎から採取したアドレナリンという商標の血圧上昇性結晶標品を手に入れた。これを調製したことは、この分野においてよく知られた進歩として尊敬されるべきものである。この標品は、淡黄色粉末で、顕微鏡で観察すると、かなり幅広で、長さの短い針状結晶からなる円い凝集塊として存在することが明らかである。本物質は、冷水にはほとんど溶けず、希薄な酸性水および遊離アルカリに可溶で、副腎活性成分に特有の呈色反応および還元性を鮮やかに示した。

続いてフュルトは、ＰＤ社から、犬に対する定量的活性検定実験の情報を入手し、自ら調製したズプラレニンと比較して犬で効力実験をした。さらに充分に乾燥した高

注37　彼はこの論文[26]で、「著者も一九〇一年の八月に高峰とは少し違う手法でアドレナリンと同じ成分を単離することに成功した」と書いているのだが、四年前に発表した論文では、「一九〇〇年の夏に」と正しく書いている（傍線筆者）[25]。つまらない指摘ではあるが、さすが冷静なオードリッチも、多忙なゆえに重要な記録、すなわち年号を間違えることもあったのだと想像するのも楽しいことである。

峰のサンプルを用いて元素分析を行い、ズプラレニンのそれと比較した結果、すべてを総合して、「両化合物が同一であるという事実は疑う余地が無い」と断定している。(52)

フュルトはこの論文の脚注に、「高峰のアドレナリンの製法を知ることが出来ないので、サンプルを自分で作って検討が続けられず、最終結論を出せないのは残念である」と述べている。高峰の成功を祝福しながらも、決着をつけられないもどかしさを感じていたようである。

高峰のアドレナリンの製法は、一九〇一年七月の英国化学工業会の会誌上に「一九〇一年一月二十二日出願の英国特許一四六七号」として最初に開示され(53)、また古い歴史を持つ有名な英国の生理学会誌に、ほぼ同時期に掲載された高峰の研究報告には、羊および雄牛の副腎からの非常に詳細な抽出精製法が記述されている(54)。フュルトがそれに気づかなかったのか、あるいは会誌発行がすれ違いだったのかもしれない。

高峰からフュルトへのサンプルの提供について、上中は晩年ある対談で、次のように回顧している。「ホン《ママ》・フュルトに出来た結晶を一瓦《グラム》ほど送ってやったところが、「よくそういうものを送ってくれて有り難い。ご成功を祝福する」という意味の非常に丁重な手紙をくれました。それから助手か共同研究者かフレヒターという人からも「元素分析をした上で、あたらしく聚造《しゅうぞう》〔合成〕してみる」という手紙が来ました(40)」。

調製方法の詳細はPD社との約束で特許が確かなものになるまでは開示できなかったと考えられるが、高峰とPD社はサンプルを抱え込むような姑息なことはしなかったようである。

フュルトはさらに一年後の一九〇三年、40ページにわたる大論文で自分の仕事の総まとめをした。それは「ズプラレニンの①結晶の調製、②結晶の分析、③結晶の自然分解、④鉱酸による開裂、⑤アシル化とアルキル化、⑥酸化、⑦アルカリによる開裂」の七節から成っており、これらの研究結果が九項目に分けて要約され、次の結論が述べられている。

オードリッチが提示した分子式$C_9H_{13}NO_3$が正しいとして、次の化学構造を提示することが出来る。

$$[(CH_3)NC_2H(OH)]\ C_6H_6(OH)_2$$

そして、さらに分解研究と合成研究によって真実が解明されんことを希望する、という結びでこの論文は締めくくられた。なおフェルトはこの論文の最初に、実験に用いた結晶は、高峰とオードリッチの手法に準拠して調製したと明記している。[39,55]

第8章に関連することであるが、ここでどうしても紹介しておきたいことがある。このフェルトの最後の論文に、さすが彼が超一流の研究者であったことを示す実験結果が示されているのである。彼は化学的分解法によって自分のズプラレニンの分子構造を探って、まず分子中にメトキシ基（CH_3O）が存在しないことを確認した後、メチルアミド基（CH_3N）は存在するがその含有率が理論値の八・二％に対して、五・一九％、四・七九％という二回の実験結果は相当低く、まだ自分のズプラレニンの標品には疑問があることを示した。当時の高峰・上中、オードリッチのアドレナリン、そして彼のズプラレニンの結晶は、後に第8章で詳しく述べるように純粋ではなく、相当量の類似化合物「ノルアドレナリン」を含んでいたのである。ノルアドレナリンにはメチルアミド基が無いのだから当然の結果であったが、フュルトはすでにその存在を予言する実験結果を示していた。

この段階でフュルトは副腎活性成分の研究を終了し、ウイーン大学の無給講師（Privatdozent）に職を得ている［注38］。

アドレナリンのホルモン効果を発見したイギリスでは、ケンブリッジ大学生理学教授のラングレーが、猫を活性検定動物とし、ほとんどの実験で犬の腎上体を用いて、アドレナリンの作用を調べ一九〇一年に発表した(59)。これは後に明らかになるアドレナリンの「α-」、「β-」などの異なる作用が未知の時代に、正攻法での徹底した研究であった［注39］。彼のこの研究は、アメリカのPD社から結晶アドレナリンが発売される以前の研究で、当時市販されていたロンドンのバロウズ・ウエルカム社（Burroughs-Wellcome、BW社）製の腎上体錠剤「Supra-renal Tabloid」が用いられている。臓器製剤は、効果が不安定ながらもすでに主要医薬企業から供給されていた。第3章（67ページ）で記した米国フィラデルフィアのソリス-コーエンが、呼吸困難な女性の喘息をこの腎上体錠剤の注意深い連続投与で劇的に回復させたことはそのよい例であった(23)［注40］。

ケンブリッジ大学ラングレー研究室の伝統を引き継いだ俊秀の学生エリオットは、

注38　フュルトは上記研究報告をウイーンの学会で一九〇三年三月五日に口頭発表しており、その詳細がウイーンの二つの学術誌に全く同じ内容で掲載され(55、56)、研究費の支援をウイーンの帝国アカデミーから受けていることも記載されていることから、既にシュトラースブルクからウイーン大学への招聘が決まっていたと考えられる。

彼は専門の参考書を多数執筆していて、それらは戦前から日本の大学の医学部で使われている。良く知られた二冊の名著は、*Lehrbuch der physiologischen und pathologischen Chemie*（生理および病理化学教科書、書名は筆者訳）と*Vergleichende chemische Physiologie der nieder Thieren*（下等動物の比較化学生理学、書名は筆者訳）とである。

シュトラースブルク大学生理化学研究所の助手フリードマン（E. Friedmann）は、ウイーン大学へ去ったフュルトの後を継いで、一九〇四年からアドレナリンの化学構造につい

「アドレナリンの作用」と題する論文で、高峰・上中の業績を簡潔に正確に次のように評価している。「腎上体の活性成分として確実な化学物質アドレナリンの高峰による単離は、疑問点に関するそれ以後の研究を容易にさせた。それは正確な定量的実験を、そして体内でアドレナリンによって引き起こされる反応の性質を確認することを可能とした(60)」。

化学の最先進国ドイツも、フュルトのあと「アドレナリンの化学」を傍観していたわけではなかった。ボン大学のパウリは一九〇三年、まず高峰の功績を評価し、自分が採取した活性成分の元素組成はオードリッチのそれとは合致するが、エイベルのエピネフリンは窒素含量が少ないと指摘した後、採取したサンプルの旋光度（物質が透過する直線偏光の偏光面が、物質の立体構造が原因で、左あるいは右に旋回するその角度。182ページのコラム5参照）を測定し、生体内の物質が光学的に活性で、左旋性【$[\alpha]_D = -43°$】であることを確認している(63)。

続いて一九〇四年、天然物化学の聖地とも言うべきベルリン大学化学研究所で高名なエミール・フィッシャー（一九〇二年第二回ノーベル化学賞受賞）に師事していた二十七歳のアプデルハルデンが、エイベルの $C_{10}H_{13}NO_3 \cdot 1/2H_2O$ が正しいか、オードリッチ（あるいはパウリ）の $C_9H_{13}NO_3$ が正しいかを検証して、後者が正しいというデータを提示し、ピロカテコールの置換体として可能性のある分子式を五つ提示している。アプデルハルデンは、アドレナリンの正しい化学構造をすでに頭に描いていたように思える(64)。

ての実験の報告を出し、一九〇六年には突っ込んだ研究結果を発表している(57、58)。

注39　作用の強く明確な順位を、ラングレーは次のように記載している。①血圧上昇、②胃腸の括約筋の機能抑制（兎）、③膀胱の機能抑制、④瞳孔拡大（猫）、⑤瞬膜の撤退（猫）、⑥眼瞼の解離（猫）、⑦子宮、精管、精嚢などの委縮（兎）、⑧唾液および涙の分泌、⑨胃の機能抑制、⑩胆嚢の機能阻害と胆汁の分泌増加、⑪瞳孔拡張（兎）、⑫肛門内括約筋の機能抑制（兎）、⑬肛門内括約筋収縮（猫）、⑭内部生殖器の収縮（猫）、⑮毛髪筋の収縮、⑯陰嚢の内様膜の収縮は無い、⑰発汗も無い。

注40　「Tabloid（タブロイド）」というと、現代人は新聞の半分の大きさの「タブロイド版」を連想するが、実はこの名称は英国ＢＷ社の登録商標で、圧縮剤型である錠剤（タブレット）の商品名として考え出された。同社は社業発展と共に「タブロ

イド薬箱」や「タブロイド紅茶」など多くの商品の名前にもそれを広く活用したという歴史がある(61)。

少し前後するが、一九〇四年にロンドンの王立内科・外科医科大学研究所から肺の生理学研究の一部として腎上体抽出液の作用について内容の濃い論文が出されており、最初の注記にこう書かれている。「最初の実験ではBW社の腎上体錠剤（Tabloid）から調製した液を用い、それ以後の実験ではPD社の一〇〇〇倍希釈液製品を使用した。その結果PD社製品を用いた実験から、はるかに均質な結果が得られた」(62)。上中も参加したPD社の工業的製法開発研究が、学会でも確実に信用を獲得していたことがよく分かる。

注41　臓器薬として「Supra-renal Tabloid」を発売していたBW社は、ドイツのヘキスト社やバイエル社に遅れをとらないようアドレナリンの合成による生産を志向し、化学構造の確定にジョウェットを担当させていたと考えられる。

同じ年にフランスのベルトラン（G. Bertrand）は、四千頭近くの馬の腎上体から一二五グラムの精製したアドレナリン結晶を採取し、元素分析を繰り返し、氷点降下法で分子量を測定した結果と総合して、今後の研究のためにもアドレナリンは$C_9H_{13}NO_3$と決定するべきであるという論文を発表した(65)（この論文によりアドレナリンの分子式が確定した。これ以前に提出されたアドレナリンの元素組成を示す式は厳密には実験式だが、本書では親しみのある「分子式」の語も適宜用いた）。

さらに、腎上体錠剤「Supra-renal Tabloid」を販売していたBW社の化学研究所でアドレナリン・プロジェクトを担当していたジョウエットも、一九〇四年にアドレナリンの化学構造の解明に関して、二つの論文を出した(66、67)。彼は最初にオードリッチの提示した元素組成が正しいと支持し、次いで可能性のある三つの化学構造式を提示して、それらについて化学反応研究の結果を対応させ、最後に二つの平面構造に絞り、その中の一つが正しい可能性が高いと、正確なアドレナリンの構造を言い当て、さらに精製したサンプルの旋光度が【$[\alpha]_D = -32.6°$】であることを報告している(67)［注41］。

8　あきらめないエイベル

高峰・上中の研究報告を読んだ後も、エイベルはそう簡単には引き下がらなかった。次々と学会誌に七つもの論文を送り自説を展開して行く(68、69、70、71、72、73、74)。今となってはそれを詳しく紹介する意味はないが、それが巻き起こした論争を少しだけ記しておきたい。

一九〇二年エイベルは、自分の大学の紀要に発表した「エピネフリンとその誘導体の簡単な調製法」と題する論文の中で、まずフュルトのズプラレニンは、平均で$C_{8.5}H_{12.2}NO_x$で表現するような近似物質に過ぎないと、そしてアドレナリンに対しては「高峰の採った成分は、結晶だが純粋ではない」という六語の短文（Crystalline it is, but not pure.）で指摘した。[70] さらに一九〇三年には、市販のアドレナリンを三二グラムほど購入し、それを精製して元素分析し、「アドレナリンはまだ一定の組成を持っているとは言えないし、化学的に純粋とは言えない」と結論している。[71]

こういう挑戦的な学会誌上の論戦に対して、高峰は無視し続けたが、オードリッチは丁寧に、しかし痛烈に反論している。[26、75] ここで、このエイベルの指摘は、現在の科学のレベルから判断すれば正当であったと言えることを指摘しておきたい。というのは、後に第8章で示すように、上中が牛の副腎から採った結晶には、化学的にも生理作用においても姉妹物質とも言うべきノルアドレナリンが量的に無視できないレベルで含有されていたからである。しかし当時の技術レベルでは、活性物質を単離してもいない人が、高活性のアドレナリンの純度に異議を申し立てるのは、とても受け入れ難いと思ったオードリッチの気持ちも十分理解できるのである。

9 活性検定グループの不備

以上四四年間にわたって展開された第一線級を含む二〇名以上の単離研究者の戦いの後を振り返ってみると、不思議なほど共通して、最も重要にして当り前の手法が欠如していたようである。それは、取り出してきた物の生理活性を測定して、それを指標として実験を進める態勢を整えていた研究者（所、室）が、ほとんどなかったこと

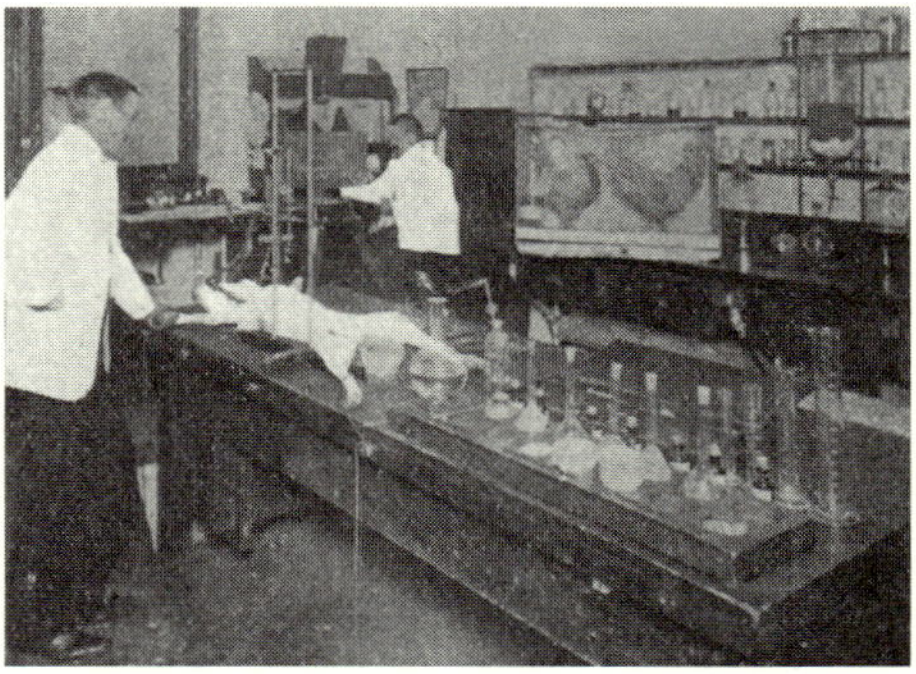
図44　パーク・デイヴィス社での犬を用いたアドレナリンの活性検定

である。

血圧上昇を起こす内分泌物質を求めていたのだから、取り出した物質について精製段階に応じて、それらの活性を測定する「手立て」を準備するのが当然である。しかも化学分析技術が全く未発達の時代であったのだから、なおさら必要なそれを準備しないのはまことに不思議なことであった。もちろん生きた犬や猫のような動物を用いて血圧の上昇を数値化するのには、一つのサンプルについて三回測定して平均値を算出するとしても、精製の段階に応じて用意しなければならない動物は相当な数にのぼり、人員と経費は小さな研究所ではまかないきれないレベルであったと考えられる。クロマトグラフィーのなかった時代の精密化学研究は、実に難儀な科学であった。

さすがに、活性検定結果を数値化する態勢を充分に備えたＰＤ社［図44］のオードリッチが提出した「アドレナリンは副腎の活性成分か？」というタイトルの論文では、化学に関するデータに対応する活性検定の数値（同僚のモグ博士（Mogk）による）が豊富に提示されている。[75]

もう一つあえて指摘するならば、単離に成功しなかった多くの研究者に共通していたことは、彼らの実験サンプルの取り扱いがあまり丁寧でなかったように考えられることである。呈色反応を発見したヴュルピアンの最初の最も重要な報告にある、「哺乳動物の腎上体を試験するときには、皮質が時として反応をマスクするので、反応が見分けにくくなるから、髄質のみを採取するよう注意」という、示唆に富んだ記述を無視していたように思える。

◇　◇　◇

呈色反応が鍵であると十分認識していた二〇名を超えるトップレベルの科学者が、四四年間追いかけてきたホルモンの正体は、遂に二人の東洋人によって解明された。そしてその瞬間は、この単離結晶をばねとして飛躍する魅力ある研究が、世界を挙げて華々しく展開される始まりでもあった。

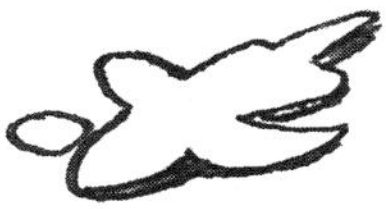

第5章

めぐってきた幸運

アドレナリンの単離後に花開いた魅力ある研究については、第8章で述べることにして、ここでもう一度、時代を遡ってみたい。冒頭にも記したように、高峰譲吉は生体内活性物質の生理学、化学の専門家ではなかった。それがどういうきっかけで、極めて挑戦的な「アドレナリンの単離」という研究に取り組むことになったのか、そのチャンスをどうしてつかんだのか、それを解明するためには、彼がそこに至るまでの苦しい道のりと運命的な出会いに触れなくてはならない。

1　高峰、最初の転機

高峰譲吉については、いろいろな書物や文献で詳しく紹介されているのでここでは紙幅を費やさないが、彼が父親の医師の道を継がず、化学の道に進んだきっかけのところにだけ、少し詳しく触れておきたい。

越中高岡に生まれ金沢で育った彼は、明治が生んだ「自立する志士」の典型であった。一八六五年（明治維新の三年前）高峰は十一歳で長崎に医学留学した。そこで、

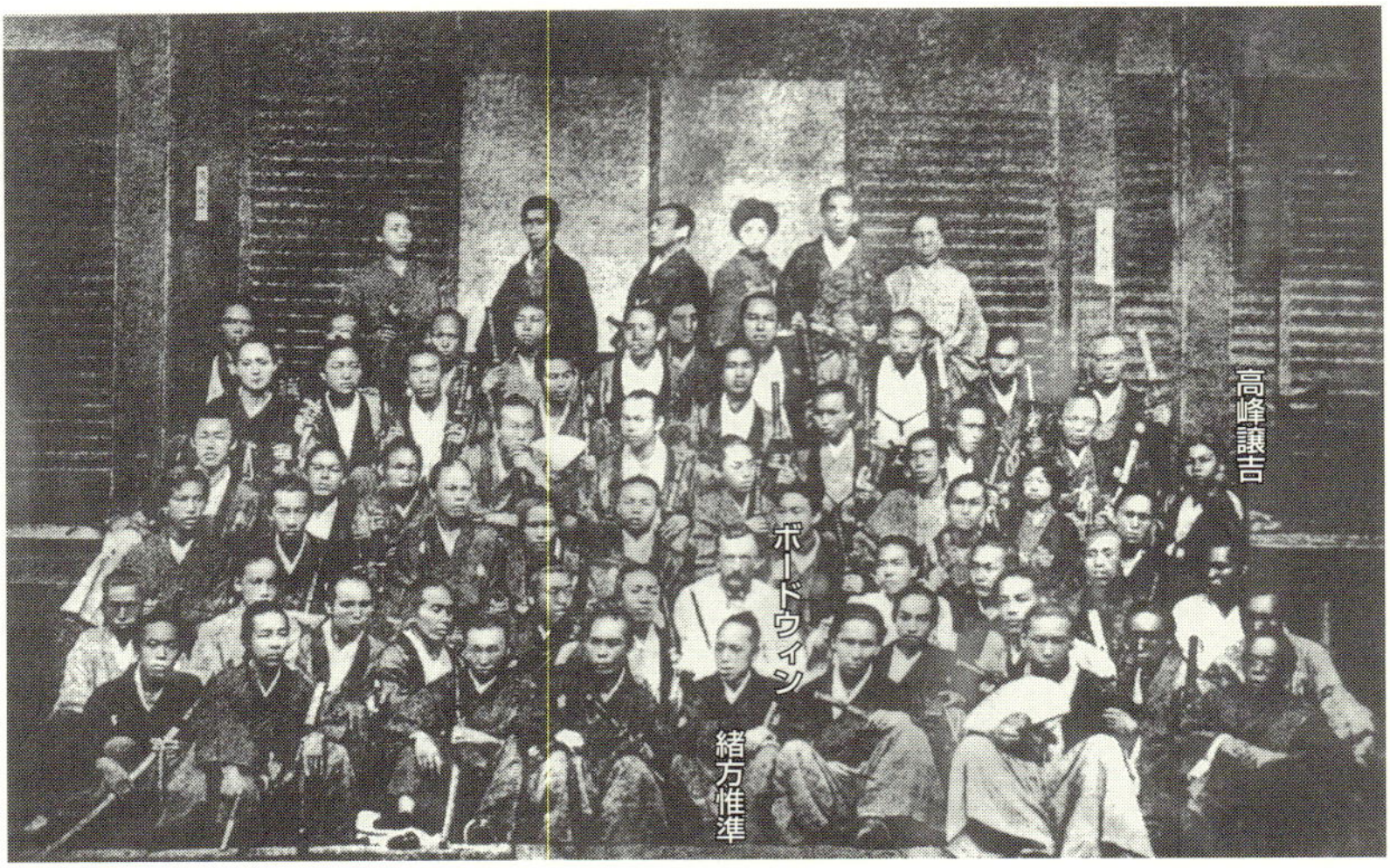

図45　明治2年開校の大阪医学校最初の集合写真（氏名は筆者の挿入）

時代がオランダ語から英語の時代に変わりつつあることに気づいた高峰は、まず何礼之《がれいし》の私塾で英語の手ほどきを受け、そのあと約二年間長崎の致遠館でフルベッキについて英語を勉強した(1)。ここで時代は激動する。高峰は戊辰戦争のさなか、加賀藩出身の安達孝之助が開いた京都の兵学塾で、いわゆる洋書を読んで世の中が落ち着くのを待っていた。そして徳川幕府が倒れ時代が変わって、明治二〜三年に大阪の緒方洪庵の適塾に入ったと高峰が回想しているが(2)、しかし塾生名簿に残されている石川県からの三三名の中に高峰譲吉は見出せない(3)。このことについて詳しい調査と考察がなされているが(4)、彼は明治二（一八六九）年に故郷に近い七尾英学校で、英国人オズボーンから英語を習ったと伝えられているので、当時緒方拙斎によって継承されていた緒方塾でじっくり学ぶ時間はなかったようである。

このあたりが高峰の経歴の中でぼやけている部分だが、確実な足跡を示す一葉の集合写真がある。大阪医学校の開校時に撮られた貴重なものである［図45］。この学校は明治天皇の意を体して、緒方洪庵の次男惟準《これよし》を責任者とし、教育はオランダのボードウィンが担当して一八六九（明治二）年に大阪城の南東、上本町《うえほんまち》鈴木町の大福寺で開校された(5)。このとき譲吉は十五歳であるが、まだ童顔が抜けきらない、いかにも愛くるしい姿である(6)。

高峰は父精一から医学を学んで跡を継ぐようにと言われて留学したの

で、新設の大阪医学校（浪華仮病院附属）に入学することに迷いはなかったはずである。彼はここでやっと落ち着いて学問をすることになった。

我が国の化学教育の基礎は、医師ボードウィン（専門は眼科）が築いた。長崎で大きな功績を残したオランダ人医師ポンペの後任として、彼は一八六二年にオランダからやって来る。ボードウィンはそれまで医学教育の一部であった化学・物理の教科を分離独立させた。彼がその分野を担当させるべく母国から呼び寄せたのが弟子のハラタマである。幕末から明治維新の激動期における我が国の理化学教育は、この熱心な外国人教師ハラタマによってその基礎がつくられた。

その後の複雑な歴史は割愛するが、化学・物理教育の専門学校として設立されたのが大阪舎密《セイミ》局で、一八六九年五月一日大阪城の西側、大手通りに面した区域に建設された。続いてその南東に、上述の病院附属大阪医学校が開校されたのである。

大変興味あることに、医学校から舎密局および洋学校に宛てて「加州藩高峰譲吉十七歳、右の者は当校入寮生です。英会話を練習したいと申し出ておりますので、お願いします〔筆者意訳〕」という伺書が一八七〇（明治三）年三月二十九日付で出されているというのである（年齢は数え年）。舎密局はその年に理学校と改称され、生徒数は急増し、近くの大阪医学校からの聴講生も明治四〜五年には五九名に達していた。ボードウィンが狙った化学・物理教育の分離独立は、医学校と徒歩で通える近さに理化専門学校が設立されたことによって見事に成功したと言える(7)。理学校はすぐに洋学校と合併して大阪開成所分局理学所となり、初代責任者であったハラタマも一八七〇年末には任期が切れて、その任務はドイツ人化学者リッテルに引き継がれた。リッテルは、一八六九年に先進的な加賀藩に外人教師として招聘されていたが、政変期で加賀藩も他の藩と同様に財政難で彼を抱えきれず、やむなく新政府の理学所に採用してもらったのである。彼はドイツ・ゲッチンゲン大学のヴェーラー（一八二八年に尿素という有機化合物を初めて無機化合物から合成）の下で理学博士となったあと、外国に出て実業の経験を積んでいた。

高峰の父精一は加賀藩お抱えの蘭方医であったが、舎密（化学）の知識も豊かで、不用となった蚕の蛹から窒素分を取り出して硝酸塩を製造し、藩の火薬保有を確かなものにする技術責任者であったことから推測して、リッテル招聘の発案者であったのではないかと考えられる。愛息に「近くリッテルというドイツ人化学者が大阪に行くぞ」と知らせていたとしても不思議ではなかった。理学所に着任したリッテルは、すぐにドイツの最新の化学を英語で熱心に教えた。一八七二（明治五）年には大阪に行幸した明治天皇に、三種類の化学実験をご覧にいれている(7)。

高峰は、長崎のフルベッキの学校で英語を十分に仕込まれていたので、化学の最先進国ドイツからやってきたリッテルが英語で講義してくれたのは、願ってもない幸運であった。理論に加えて化学工業の実務経験をも背景とするリッテルの講義は、高峰にとって大変魅力的であったに違いなく、医師から化学者へと進路を変える決定的な転換点となった。

それから一〇年後のことであるが、高峰より九歳年長でドイツに留学中の長井長義が、助手として師事した有機化学者ホフマン教授の講義に魅せられて医学から化学に転向したことは、高峰が大阪時代に医者から化学者へと目標を変えたことと軌を一にする興味ある事実である。さらに、その長井が帰国後勤務した東大で選科生として指導を受けた上中が、米国に頭脳流出して高峰の助手となり、アドレナリンの結晶化という業績を挙げたのは、まことに奇しき縁と言うほかはない。

リッテルが口頭で講義し、それを市川盛三郎が翻訳して、伊丹屋善兵衛が大阪開成所を通じて一八七〇年に発行した『理化日記』（全六冊）は、大変優れた化学と物理の教科書として、現在も早稲田大学図書館などに大切に保存されている。一八七三（明治六）年に東京の開成学校に鉱山学教師として転任したリッテルは、これからという時に不幸にして天然痘に罹り、翌年亡くなってしまった。遺体は横浜外国人墓地に埋葬され、東京谷中の墓地には彼の生徒たちによって立派な顕彰碑が建てられている［図46］［注42］。

大阪開成所生徒の等級別名簿⑧によると、主任教授のリッテルに協力した七名の助教陣には、筆頭として緒方洪庵の適塾きっての秀才伊藤慎蔵の名前が見えるが、伊藤が担当した数学の授業を受けた生徒にも、高峰が含まれている。そしてもう一人見逃せない人物の名前が、この名簿に載っている。それは高峰より下級のクラスで、同

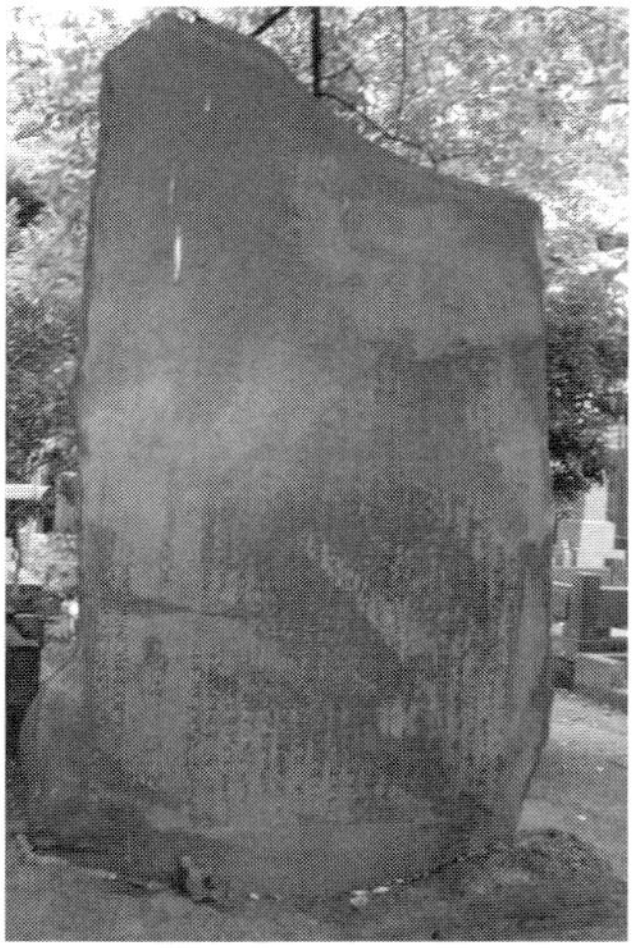

図46　東京上野谷中墓地にあるリッテル顕彰碑。教え子たちが発議し、死の翌年に建立された。この碑の右隣は今も献花の絶えない「毒婦」高橋おでんの墓、左隣は明治の流行歌「オッペケペー」で一世を風靡した川上音二郎の顕彰碑。

注42　一八七三年三月に東京の開成学校に転任したリッテルは、八月に改組されて発足したドイツ語の鉱山学科を担任した。まことに不幸なことに翌年天然痘に罹り、ドイツ人医師ホフマン（Theodor Hoffmann ドイツ海軍・軍医、一八七一年ミュルレルと一緒に来日し、大学東校の医学教師となる）が治療に尽力したが効なく一八七四年十二月二十五日に四十七歳で亡くなった。遺体は横浜外国人墓地に埋葬された。柩車を、哀惜に満ちた顔の愛弟子たちが引いたという。日本政府は、弔慰金として三五〇円（現在価値は約七〇〇万円）を贈った。

翌年、彼のドイツ語の生徒が発起して献呈した立派な顕彰碑が東京谷中の墓地に建てられた。碑の日本語題字「独逸国学士利渇耳君碑」は、参議木戸孝允（桂小五郎）によるもので、その下にはドイツ語で生徒たちが建立したと刻まれている。碑文には彼の略歴が述べられているが、厳格、慎密、博学多識、生徒に対しては懇篤、勤勉で愛憎が全くなかっ

たこと、高給で誘った人がいたが、自分の生徒が未だ一人前になっていないのに去ることはできないと断ったとも記されている。現在も、その碑を訪れるドイツ人があるという。

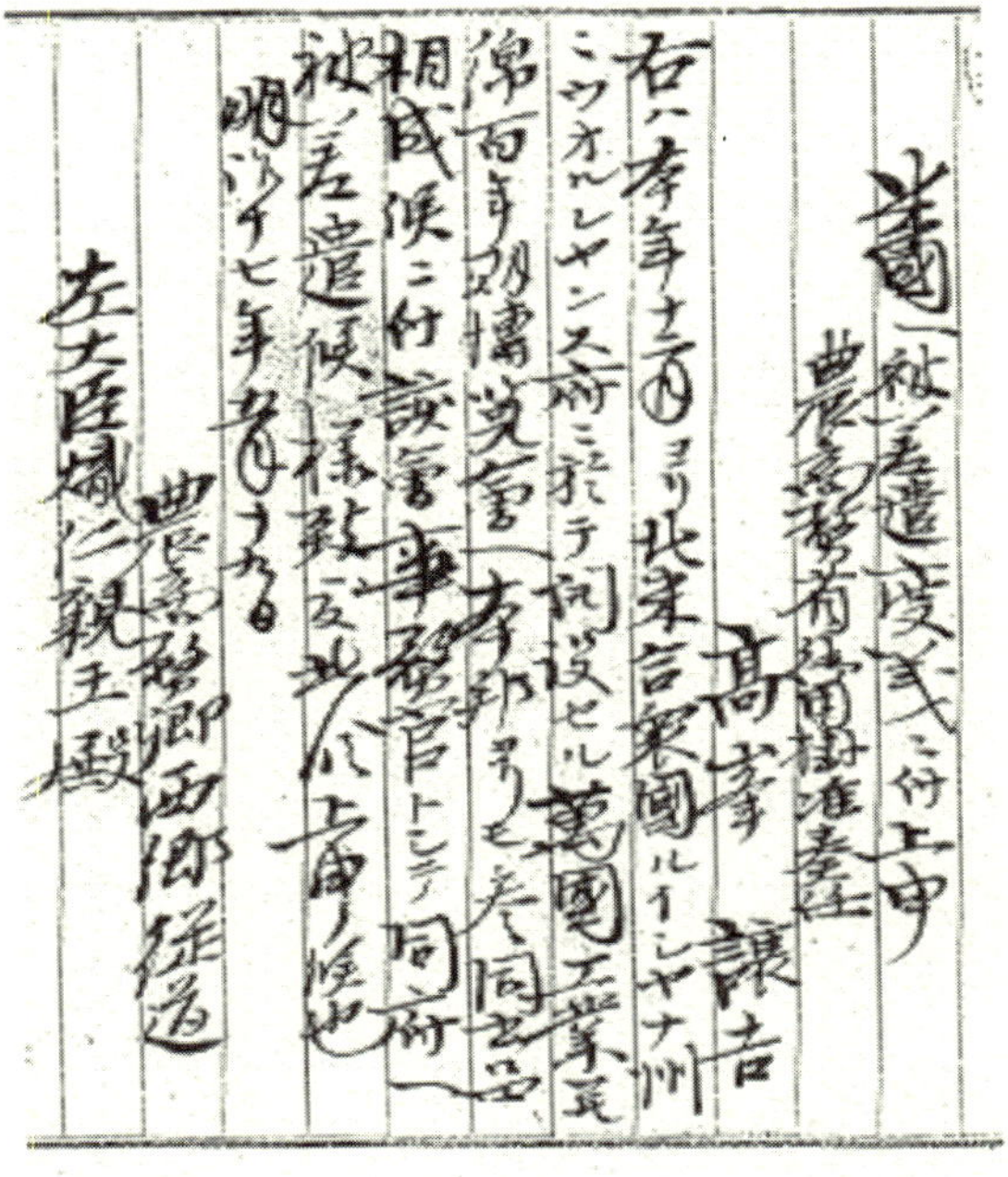

図47　左大臣熾仁《たるひと》親王へ提出された高峰譲吉の万国博出張申請書

じ理化学と数学の授業を受けている肥田密三である。肥田は、そのあと農商務省分析課勤務まで高峰の後輩として親交を保つこととなり、大阪時代から一八年後に、重要な人物を高峰に推薦することになる。

一八七二年、高峰は新設の工部省官費修技生として東京に出た。そして一八七九（明治十二）年東京の工部大学校（東京大学工学部の前身）化学科第一期の首席卒業生となり、政府派遣留学生として英国グラスゴーのアンダーソン大学を振り出しに三年間、広く化学工学分野で学び、帰国後は農商務省の幹部として日本固有の産業に科学のメスを入れることを目指すことになる。(9)

2　高峰、第二の転機

一八八四（明治十七）年の十二月からアメリカ南部ニューオーリンズで、綿業百年を記念する万国博覧会が開催された。産業博覧会である。アフリカから奴隷が棉の栽培労働に売られて来て、はや一世紀が経っていた。

明治政府は、一八八三年に三年間の英国留学から帰国したばかりの、新進気鋭の高峰譲吉を送り込むことにした［図47］。三十歳の農商務省職員（御用掛准奏任）高峰は、同行の服部一三、玉利喜造と共に九月に横浜港を離れ、ニューオーリンズに向かった。

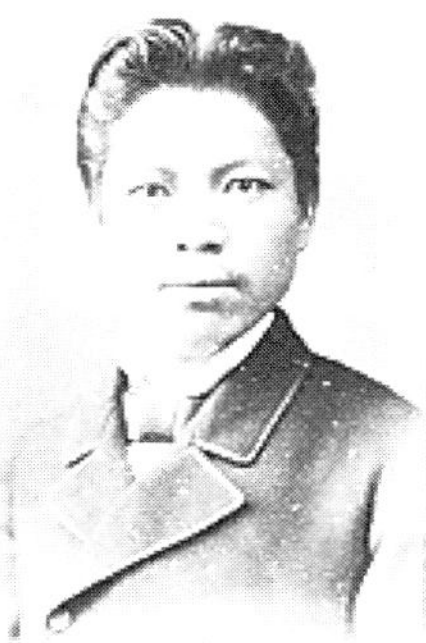

図48a　英国留学から帰国後の農商務省職員、30歳の高峰譲吉

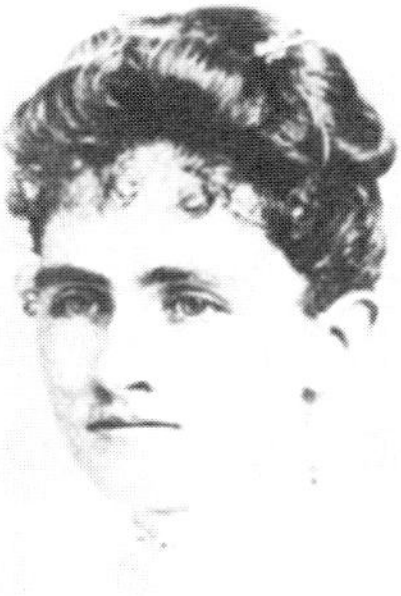

図48b　高峰譲吉が万国博中下宿したヒッチ家の令嬢キャロライン（後の高峰夫人）

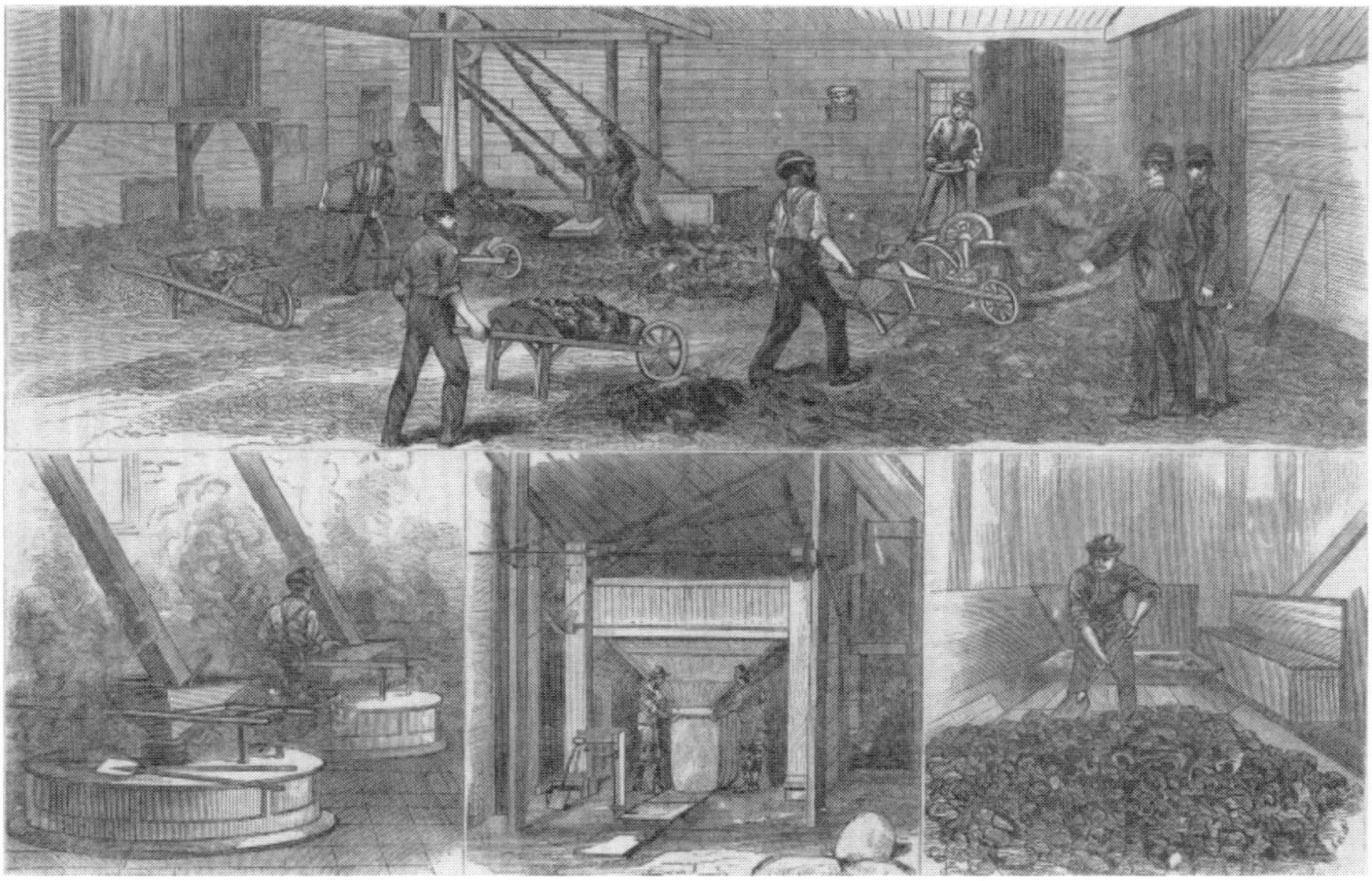

図48c　万国博にも展示されたリン鉱石の採掘現場の様子。この鉱石を輸入して起業した東京人造肥料会社でのリン酸肥料の製造販売が、科学企業家高峰譲吉の出発点となった。

高峰［図48a］にとってこの長期出張は、公私共に彼の人生を大きく変えることになった。万博開催期間中に滞在した下宿の令嬢キャロライン・ヒッチ［図48b］とやがて婚約し、三年後再訪して結婚する。

　展示品のリン鉱石に着目した彼は、万博閉会後サウスカロライナ州チャールストンを訪れ［図48c］、リン鉱石を手に入れて持ち帰り、それを元に東京人造肥料会社（現在の日産化学）を起業した。[10,11]

　彼が出資を仰いだ人の中には、明治財界の二人の巨頭、国立銀行を創設した渋沢栄一と三井財閥の大番頭

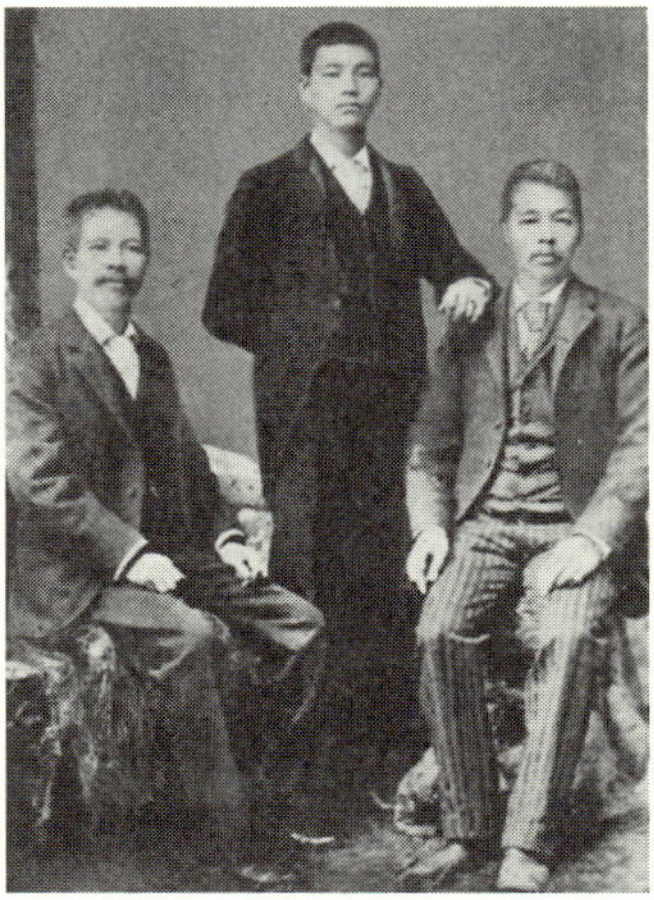

図49　一八九一年十月、イリノイ州ピオリアの麹菌法によるウイスキー工場にて（左から高峰譲吉、通訳の山田七郎、杜氏の藤木幸助）

益田孝が入っており、高峰はこの二人と生涯の友となった。

少し紙幅を使って二人の高峰評を紹介しておきたい。

渋沢「高峰博士は至って温厚の人で、元来は学者であるのだが、又事業を所理《ママ》してゆける才もある。世間に所謂《いわゆる》学者肌とは少し違った趣のある人物で、極端に走って他人と争うようなことは決してしないのが同博士の特色である。然し如何に事業を処する才があるからとて、快刀乱麻を絶つというほどのテキパキしたところは無い。これというのも畢竟《ひっきょう》、素《もと》が学者であるからであろう[12]」。

益田「高峰にはこの時初めて会ったのであるが、実に立派な人物で、十年の知己のような感じがして、とうとうほとんど親類付合いをするほどの関係になった」。「私は少しばかり化学の知識があったから、最初高峰がやって来ていろいろ話をするのを聞いて、これは立派な学者だ、大いに助けて志を得させなければいけないと考えて、人造肥料のことも早速賛成したのである。高峰を世の中に出したのは、はばかりながらこの益田である[13]」。

高峰は、そののち紆余曲折を経て、日本酒の製造に使われる微生物、麹菌をウイスキー生産に応用する技術を確立した。そして大阪開成所、農商務省を通じての後輩であった肥田密三の推薦を受け、醸造の専門家として杜氏《とうじ》（造酒家で酒を醸造する男の

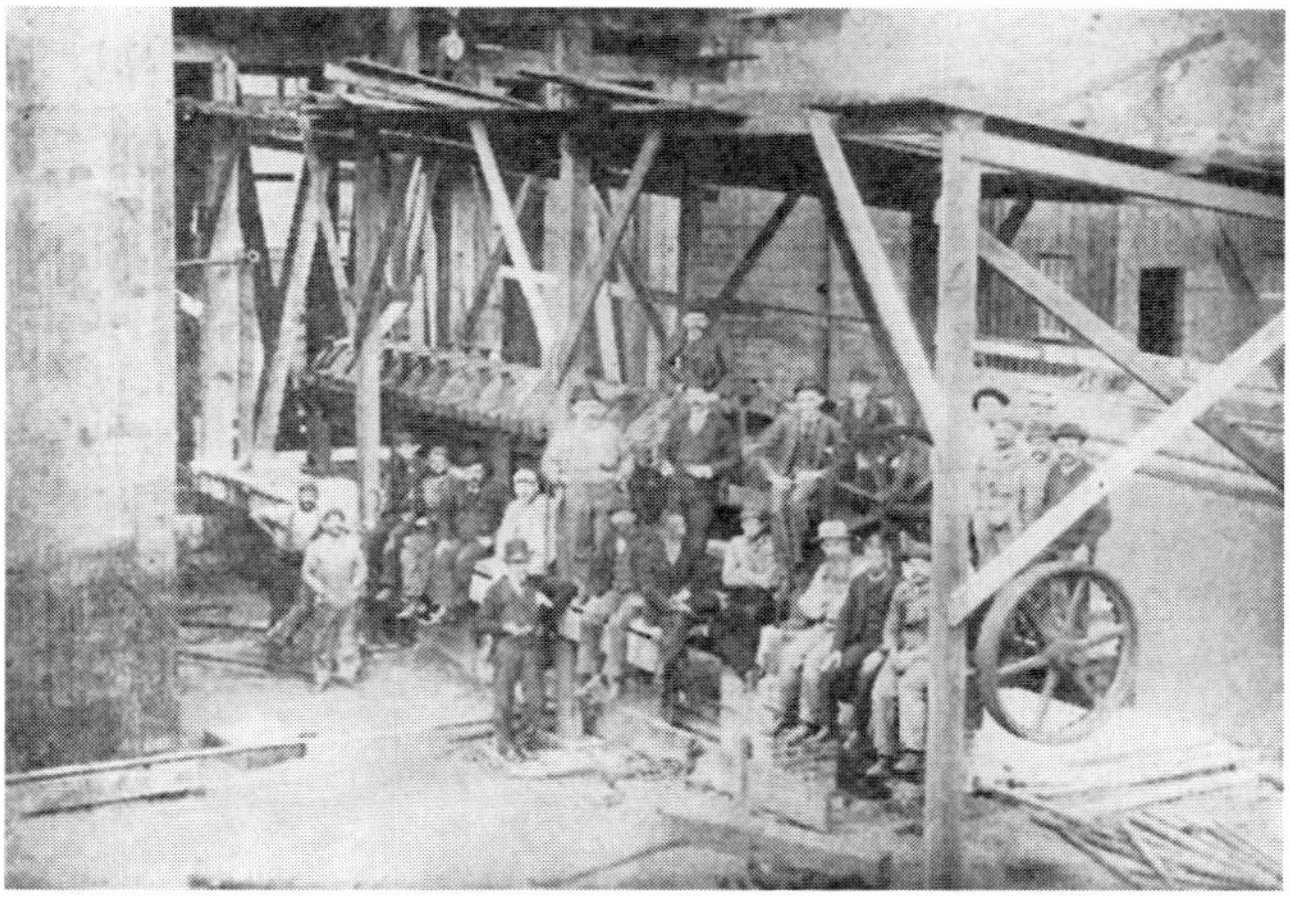

図50　高峰麹醸造法ウイスキー工場（前列右から二人目藤木幸助、五人目高峰譲吉）

長）の藤木幸助を助手に採用し、一八九〇年十一月家族と共にその藤木を帯同して新天地アメリカに渡った［図49］。

わかりやすく言うと、ウイスキーはタンクの中で、酵素の力で、でんぷんを糖分に変えて（糖化）、その糖分を次に酵母の働きでエタノールにして製造するのだが、従来は、糖化に使うのはモルト（麦芽）からとった酵素で、モルトの製造に手間と時間がかかるうえ、この酵素の力が弱く効率が悪かった。高峰は、麹菌から短時間でとれる極めて強力なでんぷん糖化酵素を使用する画期的な醸造法を開発した。

高峰は最初居を構えたシカゴから、翌一八九一年ピオリア（Peoria、シカゴとセントルイスの中間あたり、260ページの地図参照）に移住し、そこに高峰発酵素会社（Takamine Ferment）を設立して、でんぷん糖化酵素の製造技術の完成を目指した。そして一八九二年には、パイロットプラントを建設するまでに順調に事業を推進して行った［図50］。

しかし、好事魔多しというのであろうか、計画通りの大成功を目前に、現地のウイスキー生産用モルト製造業者が職を失う危機感から猛反発を展開し、一八九三年の春に、高峰は不審火でパイロットプラントを失ってしまった。焼失した残骸を目の前にして、男泣きに泣いて立ち尽くした高峰は、その上、持病の肝臓疾患で入院するという悲運にも見舞われ、彼の人生計画は大きく頓挫した。(14)

図51　高峰の工部大学校の後輩で、渡米して高峰の助手となった清水鐵吉

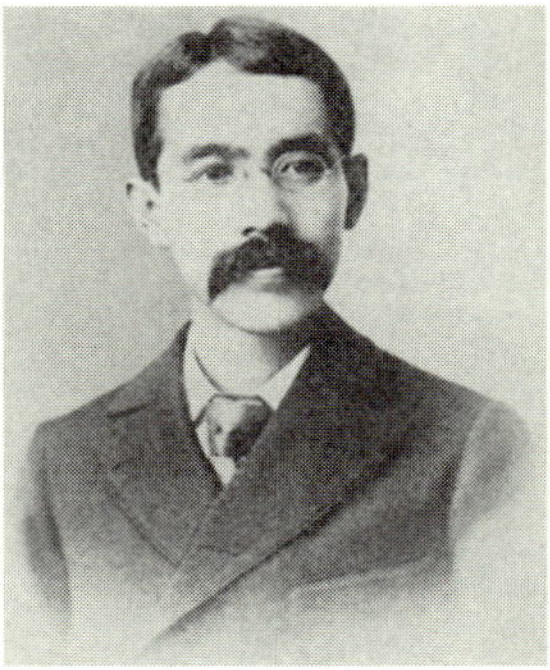

注43　現在の岐阜県大垣市の商家に生まれ、慶応義塾を経て一八八三年工部大学校化学科を卒業した清水は、三年あまり工部省職員の身分で大学に残り助手として活動したあと、四年先輩の高峰を慕うように農商務省に入り総務局分析課二等技手から出発して多方面に活躍する(17)。彼が当時非常に広範な分野の活動をしていたことを示す面白い論文がある。

3　どん底から新しい着想へ

しかし、不屈の高峰は、ウイスキー製造業の前途が真っ暗になった時期、終日門を閉ざしていても、いろいろな研究に専念し、また病床にあっても、糖化タンクの中でよく作用する麹菌の強力な酵素は、胃袋という体内のタンクの中でも働いて、食べた麦やトウモロコシのでんぷんを消化してくれるに違いないという、かねて温めてきた発想を練り直し、災いを転じて胃腸薬タカヂアスターゼの工業生産法を完成した(15)。

この胃腸薬という着想は一八九二年の初め頃であったと高峰は回顧しているが、それはちょうど工部大学校の後輩である清水鐵吉［図51］を東京からピオリアに呼び寄せた頃と推定される。

高峰の誘いを受けた清水は、一八九二年農商務省を二十八歳で退職して渡米し、ピオリアの研究所でウイスキーの生産工程開発の研究に参画した。しかし、間もなくそのプロジェクトの挫折によって、清水も一時目標を失った。

高峰が麹菌によるウイスキー生産の技術開発で頼りにした人物は、もっぱら一緒に決意を固めて渡米してきた杜氏の藤木幸助であったが、その夢が破れたあと、逆転の発想で胃腸薬タカヂアスターゼに方針転換したいま最も必要な人物は、同じ学校で同じ化学を学んだ気心の知れた清水であった。後のことになるが、高峰が米国での成果を提げて一九〇二年に故国に錦を飾ったとき、工学会での招待講演を終えるにあたって、タカヂアスターゼの成功は、工学会・会員であった清水の努力に負うところが大きかったと、会員の前で丁寧な謝辞を述べている(16)［注43］。

『現社会』という雑誌の「理化学」という区分に「大気（地球の包気）の事」と題する解説文を、化学士という肩書で書いている。内容は、懇切丁寧に「空気」というものを素人に科学的に解らせようとする力作で、それは清水の人柄をよく表しているように思える[18]。彼は東京化学会の書記としても、五年間の実績を残している。

母親に「アメリカの娘と結婚してはならぬ」ときつく言われて渡米した清水は、几帳面で充分な気晴らしが出来なかったのか、高峰の病気療養中に激務を引き受けて無理をしたのが原因だったのか、不幸にして結核に罹り、一八九六年、三十四歳の若さで、シカゴで客死する。

七年間高峰に尽くした四十八歳の杜氏・藤木がその年、清水の遺骨を抱いて帰国したのは、誠に悲しく痛ましいことであった。清水は、滞米中も月に二回の音信を欠かさなかった母の康《やす》によって、故郷大垣の実相寺に葬られた。彼は今も大垣の誇りとして顕彰されている[19]。

この胃腸薬タカヂアスターゼに着目した男が、そう遠くない所にいた。それはジョージ・デイヴィス、製薬企業パーク・デイヴィス社（PD社）の経営者の一人であった。次に掲げる手紙（和訳）は、一八九三年のクリスマス直前に、PD社の部門

1893年12月22日　ミシガン州デトロイト市
パーク・デイヴィス社
イリノイ州ピオリア市ジェファーソン通り2111N
高峰譲吉　殿

拝啓　留守をしていましたので、高峰ジアスターゼ（Takamine Diastase）に関する最終報告の送付が遅れました。
既報の試験に続き実施しました試験は、本品が並外れた強さの活性を有すると確信させるものでありました。そして、もしこれが乾燥品状態で、手頃な原価で製造できるならば、我々は大型商品に育成することが可能との印象を持ちました。我が社の評価と設備は、本剤の医療機関への普及を、我が国の他社よりはるかに速やか、かつ成功裡に実施させうるものであることを、確信をもって申し上げます。従いまして、我々は我々が受け入れられるような約定書の作成を許可されるよう希望します。
デトロイトの当社への貴殿のご訪問を歓迎します。あるいは、もし必要でしたら、シカゴにおいて貴殿にお目にかかりたいと存じます。

敬具
J. B. Russel　署名

※原文は山本綽氏提供（筆者和訳）

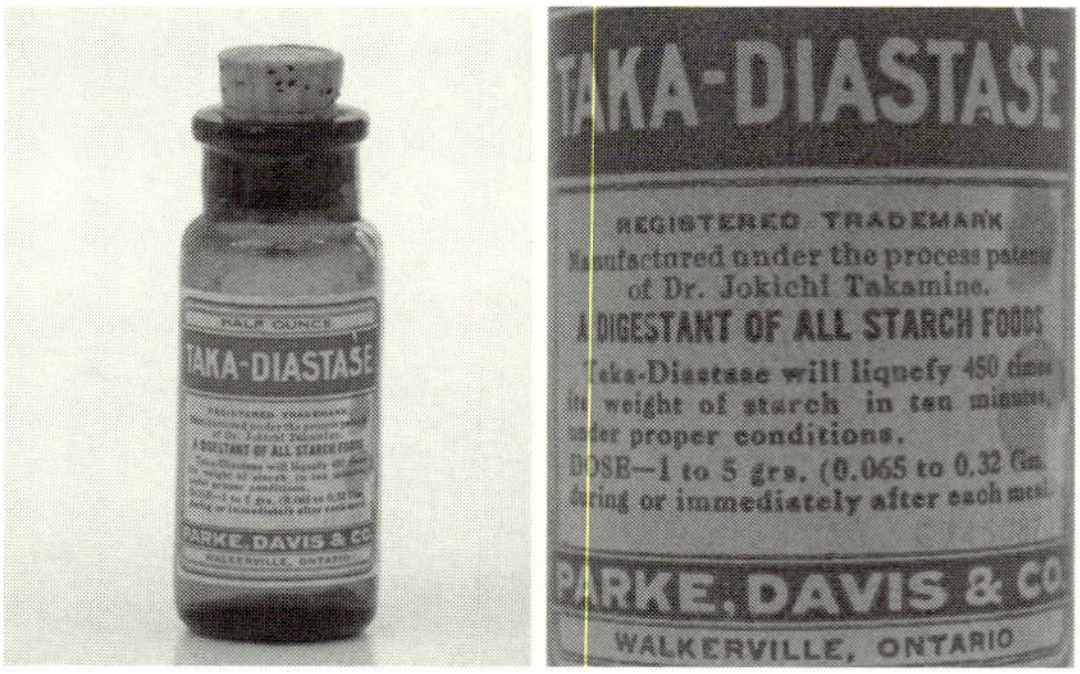

図52　一八九五年発売のTAKA-DIASTASEの半オンス瓶とそのラベル（「高峰博士の特許工程により製造」と記載。白黒写真ではわかりにくいが、社名の右上に「C745087」というロット番号も見える。）

担当責任者ラッセルから高峰に宛てた書簡で、酵素活性の並はずれた高さを確認して、是非商品化を我が社に任せて欲しいという意思表示をしていることがよくわかる。おそらく高峰は、可能性のある複数の会社に試験サンプルを提供して、そこからの評価結果を検討していたと考えられる。信頼できるPD社のこの回答で確信を得たのであろう、高峰は翌一八九四年二月二十三日にタカヂアスターゼの米国特許を申請し、九月十一日に特許権を得た（この特許の特許番号を525813と記している書籍[10]があるが、これは525823[15]の間違いである）。

　デイヴィスは、共同経営者ハーヴェイ・パーク氏担当の財務部門以外のすべての分野で辣腕《らつわん》を振るった。高峰がタカヂアスターゼの販売先選定に、試験サンプルの提供と共に、技術系弁護士を使ったことを示す一八九四年頃の高峰宛ての書簡が残されているが、なるべく早くデイヴィスに面会するように、高峰は弁護士からしきりに勧められている[20、21]。

　デイヴィスは極めて独創的な人で、一八七〇年代の前半から品質保証、商品管理などをはじめとする斬新なシステムモデルを構築して発展させ、米国製薬業界を主導して行った（116ページの一口メモ6参照）。

　この爆発的発展期に、デイヴィスは高峰との面識を得て強い印象を持ち、その才能を見抜き、直ちに高峰と契約を交わし、翌一八九五年には「TAKA-DIASTASE」という商標で粉末胃腸薬を発売した［図52］。この新製品はたちまち人気商品となった[22、23]。

　ここで、高峰に幸運をもたらしたタカヂアスターゼが、なぜ急速に売れたのかをよく示す広告についてその詳細を紹介しておきたい。図53は一八九五年パーク・デイヴィ

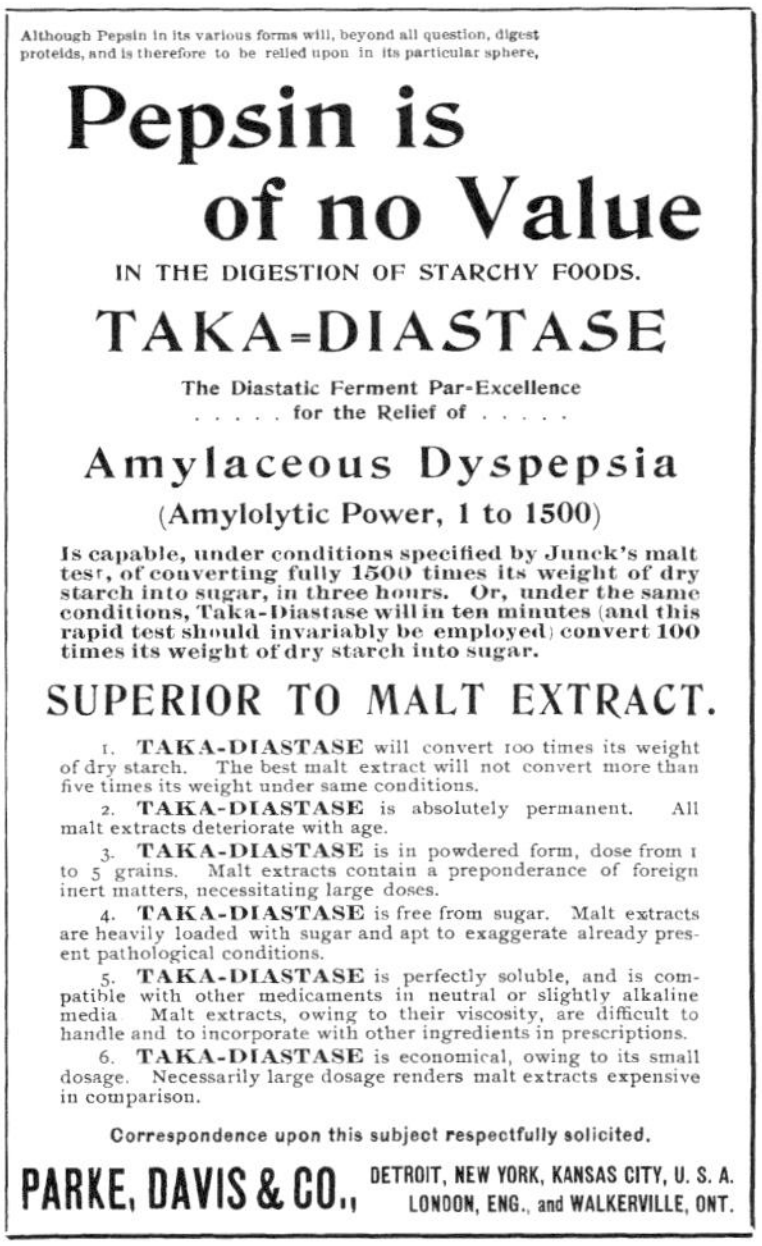

ペプシンはたんぱく質を消化するのでもちろん各種の剤型で
特異分野で信頼できるが

澱粉食の消化に

ペプシンは無力

TAKA=DIASTASE

澱粉消化不良の苦痛の快癒に特効消化酵素

（澱粉消化力は１対1,500）

ジャンク氏麦芽試験法の規定条件下で3時間以内に1,500倍の重さの澱粉を糖質に変換可能。あるいは、同一の条件下 TAKA=DIASTASE は10分間に（この迅速テストがいつも採用される）100倍量の乾燥澱粉を糖質に変換する。

麦芽エキスより強力

1. TAKA=DIASTASE は100倍量の乾燥澱粉を糖化
2. TAKA=DIASTASE は全く安定。それに比して全ての麦芽エキスは時間と共に品質劣化
3. TAKA=DIASTASE は粉末製剤。投与量は1～5グレイン（65-320mg）。それに比して麦芽エキスは大量の不活性夾雑物を含んでいるので、大量投与が必要。
4. TAKA=DIASTASE は糖分を含まない。麦芽エキスは大量の糖分を含有しているので、既往の症状を進行させがちである。
5. TAKA=DIASTASE は完全水溶性で、中性あるいは弱アルカリ性溶液中で他の薬剤と混合可能である。それに比して麦芽エキスは、粘性があるので取り扱いにくく、処方箋で他の有効薬と配合が難しい。
6. TAKA=DIASTASE は投薬量が少ないので経済的である。それに比して麦芽エキスは、投薬量が多いので薬価が高くなる。

〔以下略〕

図53　1895年米国薬学会誌掲載の TAKA=DIASTASE の広告とその和訳

ス社が TAKA-DIASTASE を発売したとき、米国薬学会誌に掲載された広告[23]とその和訳（筆者）である。この効能と特長を読むと、医師は胃の具合の悪い患者に自信を持って処方しただろうと想像できる。それまで市販されていた「でんぷん消化薬ジアスターゼ」は、麦芽から水で抽出したあと、それを濃縮して製造するのであるが、麦芽から水で抽出されるものは量的には糖分などの炭水化物が圧倒的に多く、濃縮すると水飴状態になる。このねばねばした製品は工場で小分けするにしても、医師が患者に与えるにしても、計量、包装などでの取扱いが厄介で時間がかかる。また医師が他の薬と簡単に配合できないので、投薬が大変不便である。これに比べて、粉《こな》薬《ぐすり》のタカヂアスターゼは安定であるばかりでなく、小分け包装、他剤との配合という点で画期的であった。生産工場だけでなく医師、患者にも大歓迎されたことは、容易に理解できる。これは予想以上の大成功であった。

一口メモ6　製薬業界をリードしていたPD（パーク・デイヴィス）社[22]

1874年　［カタログ収載品目］生薬：液状品254種、糖衣錠300種、抽出乾燥品74種、濃縮品53種、医用：チンキ剤46種、シロップ23種、薬用ワイン15種、アルカロイド８種、クロロフォルム。

1886年　全製品にロット番号を付け、原料、製法、分析結果など製品のすべての履歴を記録管理。これが米国政府により義務付けられたのは76年後の1962年。

1890年　ロンドン支社開設（ヨーロッパ市場に進出）。

1893年　ホルモン異常治療剤として乾燥甲状腺を発売。

1895年　TAKA=DIASTASE を発売。

３月19日米国で最初にPD社製ジフテリア治療血清の注射が行われた。PD社は２年後連鎖球菌と破傷風の治療血清を発売。

1897年　生物検定による品質管理開始（20年後、1,100品目で実施）。

〔1899年　日本最初の製薬企業・三共が創業〕

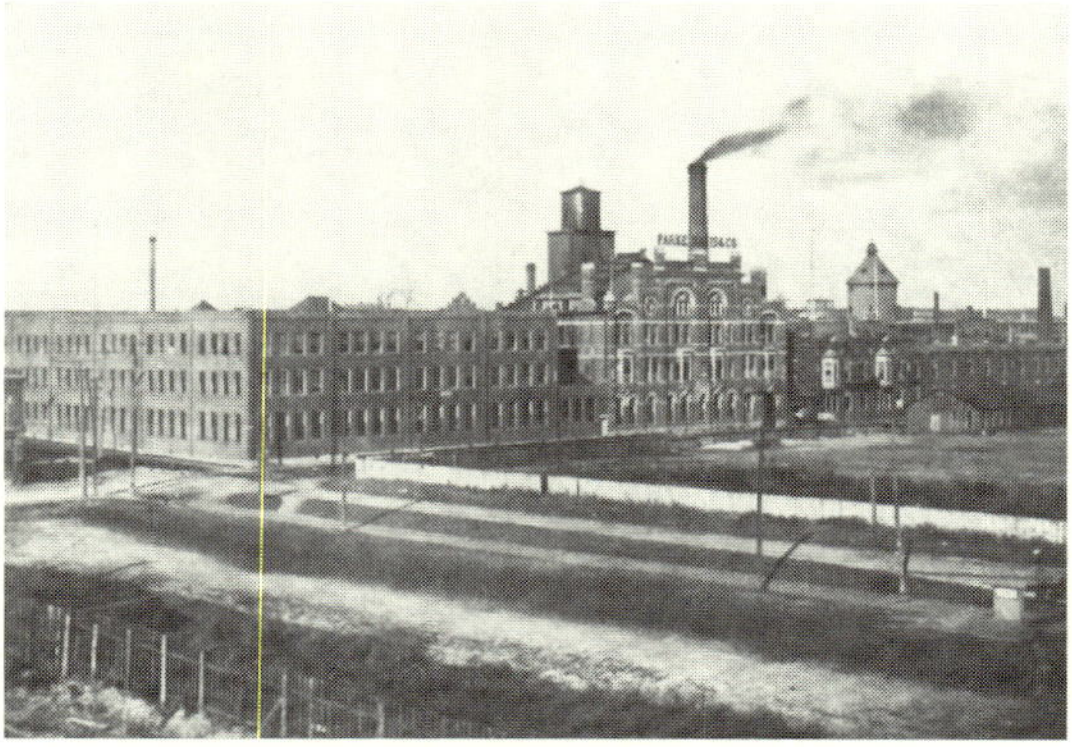

デトロイトのパーク・デイヴィス社研究所（1900年）。この中に生物検定や元素分析をする実験室があり、高峰・上中は共同研究のため、ここをしばしば訪れたと思われる。

PD社のカタログには長期にわたって、タカヂアスターゼにペプシンとストリキニンを配合した製剤を含めて、バラエティーに富んだ一八種類のタカヂアスターゼ配合剤が掲載されていた[24]。このことは、安定した粉末という他剤との混合性の利点無くしては考えられないことであった。

その後高峰は、より高い活性を求めて菌株と培養条件の改良に努力している。上中も一九〇〇年に高峰に雇われてすぐ、タカヂアスターゼの研究から仕事を始めているが、こういう過程で積み上げられた信頼が、デイヴィスに「アドレナリンも高峰にやってもらってはどうか」と発想させたと考えられる。洞察力のある人物同士に時としてある、琴線に触れる巡り会わせであったのだろう。

上中は米国での最初のこの仕事をちょっと中断してアドレナリンの結晶化を済ませた後も、長期にわたってタカヂアスターゼの生産性の高い菌株選定に専念し、一九〇七年に優れた特許を成立させたと回顧している。

タカヂアスターゼを技術的に成功に導いた鍵は、やはりウイスキー生産におけると同様に、麹菌培養に麦の穀粒の外皮・フスマ（麬、麸）を用いたことであった。軽くふわふわして通気性が良く、カビの生育に必須のたんぱく質、リン酸塩等の栄養素が広い面積の皮の内側に付着しており、木質繊維に富むので酵素の抽出が効率的で（重苦しくべたつかないので、濾過が容易）、おまけにフスマは農家が廃棄に困っている産業廃棄物でもあった。これは高峰にとっては天の啓示ともいえる優れた着眼であった[15]。培養終了後、風乾してから水またはアルコール含有水でジアスターゼを抽出し、濃縮後アルコールで沈殿させ、乾燥して粉末にするのであるが、この抽出法原理は、一八

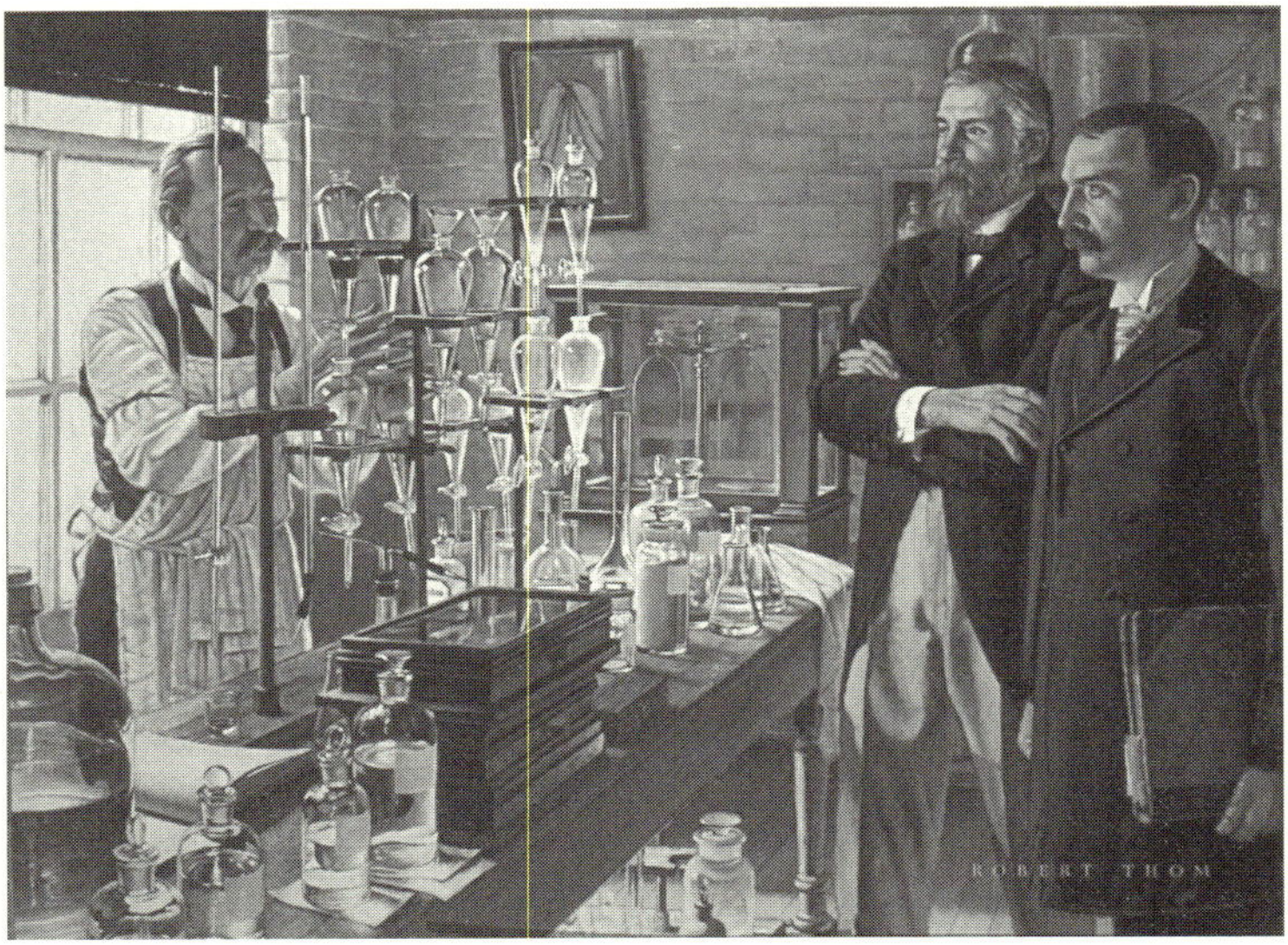

図54 パーク・デイヴィス社の共同経営者ジョージ・デイヴィス（右端）とハーヴェイ・パーク（中央）。デイヴィスは新製品開発と医薬品の標準化に力を入れており、高峰の才能を見抜いたのも彼だと思われる。

三三年のフランスのペイアンらによるジアスターゼ発見の際に用いられた手法であった[25]。

4 快男子デイヴィスとの出会い

このように、四十歳の節目を目前にした高峰に幸運が訪れたのだが、四四年間誰も成功しなかった「アドレナリンの純粋化」という難題の解決を、高峰のところに持ち込んだのもデイヴィスであった。それが運命的であったがゆえに、デイヴィスという人物について少し詳しく紹介しておきたい。

一人の薬局経営者ダフィールド（Dr. Samuel Duffield）が、三十八歳の鉱山・鋼材会社の経営者パークとの共同経営で、一八六六年十月二十六日にデトロイトの北東海岸（Le Coté du Nord-Est）に製薬会社を設立した。翌一八六七年に少壮（二十二歳）の野心的営業マン、ジョージ・デイヴィスの参加を得て、事業は発展していった。ダフィールドが健康を損ねて引退した後、パークは財政部門を、デイヴィスは研究、開発、製造、営業など残りの部門すべてを担当し、ここで二人の名前を連結したパーク・デイヴィス社（Parke, Davis & Co., PD社）がスタートした［図54］。

デイヴィスの生涯は、事業においても私生活においても、破天荒なものであった。デトロイトの名家に生まれた彼は、高校卒業後、大学進学よりも実業を選択した。彼はＰＤ社に参画したとき、すでに突出した営業マンとして自己を確立していた。パークとデイヴィスの二人は全く性格の異なったパートナーで、前者は寡黙で白髭をたくわえ権威があったのに対し、後者は若く華麗で、事業拡大のアイディアに満ち満ちていた。彼らの指導力で、会社はかってない成長路線を進んだが、この二人はダフィールドが最初に採用した会社のモットー「純良医薬」(Medicamenta vera) を堅持した［注44］。

　会社の名声と新製品開発を兼ねて最初にデイヴィスが手がけたプロジェクトは、南米原産の吐根（*Cephaelis ipecacuanha*）の採集と商品化（アメーバ赤痢療法剤、嘔吐および去痰に効果）で、多くの困難を克服して成功を収めた。その後の彼の事業展開は極めて独創的で、医師および薬局との連携を確保し、薬効と副作用についての正確な情報伝達をする手段として双方向研究会誌を発行するなど、近代製薬業の構造をほぼ作り上げたと言っても過言でないほどである［注45］。

　製品すべてにロット番号を付け、発売後も品質保証するという会社の方針は、当時として正に画期的なことであった[22]。筆者が所持する古いTAKA-DIASTASEの１／２オンス褐色瓶［図52］のラベルには、「C745087」と印字されている。

　デイヴィスは、自らの卓越した指導力で会社をぐんぐん発展させていた時期に、高峰との面識を得たようである。強い印象を持ち、その才能を見抜いた彼は、直ちに高峰とコンサルタント契約を交わした。それは残された書簡（一八九四年十一月五日付、契約代理人ジョージ・ホイットニーから高峰宛て）から判断して一八九四年晩秋の頃と

注44　図54で分析器具を操作しているライオンズ（Albert B. Lyons、一八四一～一九二六）氏は、ＰＤ社が化学分析によって品質保証する体制を整えた技術者で、後に全米製薬業会・科学部門の事務局を創設した人物である[26]。ＰＤ社は、化学分析で保証した業界最初の標準液を一八八三年に発売している（142ページ参照）。

注45　ＰＤ社が発行する双方向研究会誌を見習った三共商店が、日本の医家対象に『治療薬報』、薬局向けに『薬業月報』を発刊したのは、日露戦争がやっと講和で終結した一九〇五年（明治三十八年）であった。またそのころ、東大の下山順一郎博士を顧問に迎えるなど、大学と連携して新薬を開発する手法も取り入れている[27]。

推定される。

その頃米国では、英国を震源とする歴史に残る経済危機（Great panic）が、国内のある鉄道会社の破綻が引き金となって一八九三年に発生し、翌年の失業率は一二・三〜一八・四％にも達し、世の中は騒然としていた。ちょうど我々の記憶に新しいサブプライムローンを契機とし、リーマンショックにつながった二十一世紀初頭の恐慌と同じ様相であった。カリフォルニアの土地に莫大な投資をしていたデイヴィスは、PD社からの収入でカバーできないほどの莫大な損害を蒙り、一八九六年十一月に破産状態になり、退社に追い込まれたのである［注46］。

予期せぬデイヴィスの破産による退社のため、彼と高峰との親しい交わりは、誠に残念なことに足掛けわずか三年ほどであったと思われる。しかし、胃腸薬タカヂアスターゼの生産技術開発に精魂を傾けた清水鐵吉が、シカゴで客死する前に、デイヴィスの素早い判断のおかげで一八九五年にタカヂアスターゼ発売の興奮を味わえたのは、清水にとってせめてもの慰めであった。また高峰にとっても、特許出願からわずか一年後に発売という幸運は、ニューヨークに拠点を構えるのに充分な時間と特許料収入を彼にもたらした。

PD社がタカヂアスターゼを発売した年度が、一八九七年であったと断定し、清水はその前年に他界したと記述している著書[10]があるが、史実は示されておらず、これは間違いである。米国薬学会誌に掲載されているPD社の広告[23]［図53参照］と元社員の記述[22]とが、それが二年前の一八九五年であったことを明確に示している。

注46　生涯独身で通したデイヴィスには、美しいご婦人との噂が絶えなかった。最盛期の彼は大邸宅に住み、五〇〇エーカー（約二〇〇ヘクタール）の農地を持って、そこで競走馬を育てていた。デトロイト市では知らない人のない存在で、セントクレアー湖には豪華なヨットを浮かべ、華やかな浪費生活を送っていた。彼はナポレオンの崇拝者で、多くの遺品の蒐集家でもあった。さらに彼は、初版本のコレクターで、一八八六年までに五千冊以上の蔵書を持っていた。

そのデイヴィスが一九三〇年八十五歳で生涯を閉じた時、埋葬には僅かな人しか立ち会わなかったという。正に波乱万丈の生涯であった[22]。

表２　東京化学会役員：長井長義、高峰譲吉、垪和為昌、清水鐵吉の関係

年度	会長	常議員	書記、編集掛	備考
1887	長井	—	清水他９名	—
1888	長井	高峰他４名	清水他３名	会則改定
1889	長井	高峰他４名	清水他３名	—
1890	長井	高峰他４名	清水他３名	高峰渡米
1891	長井	５名	清水他３名	—
1892	松井	垪和他４名	４名	清水渡米
1893	高松	垪和他４名	４名	—

廣田鋼蔵『明治の化学者』東京化学同人（1988）から作表

5　上中啓三の参加

高峰の米国における成功は、パーク・デイヴィス社との連携なくしては有り得なかった。この二者を最初に強く結びつけたのは、世界初のバイオテクノロジー商品タカヂアスターゼであったので、ホルモンと直接関係のないこの消化酵素についてかなりの紙幅を費やした。

もう一つの成功の鍵は、上中の参加である。これは歴史の中でのある運命的な遭遇であったとも言えるが、詳しく調べてみると、「智縁《ちえん》」とも表現できるような科学者の連鎖を見出すことができる。

まず、上中の二人の師匠、長井長義と高峰譲吉から始めてみよう。この二人は表２が示すように、一八七八年に産声を上げた日本の化学分野の最初の学会、東京化学会を育ててきた仲間であった。高峰は渡米するまで常議員として参画している。

表中の清水鐵吉については、胃腸薬タカヂアスターゼ開発の項で詳しく触れたが、この表から考えて、彼はまず学会書記として、五年間絶えず会長の長井と接触があった。清水が一八八八（明治二十一）年に高山甚太郎、中沢岩太と協力して東京化学会の会則改定という重要な仕事をしていることから見て、学会にとって欠かせない人物であったことがわかる。

上中は清水が渡米した翌年に、すれ違いで東大薬学選科に入ったのだが、師の長井から清水の消息を聞いていたに違いない。それは高峰の活動を身近に知る良い機会であっただろう。そして清水が病に倒れる少し前、一八九五年に「パーク・デイヴィス

社タカヂアスターゼ発売」という高峰成功のニュースを長井から聞き、それは清水の働きによることを知って、当然強い刺激を受けたのではないだろうか。

表中の三番目の人物は、難しい苗字の東大理学部垪和《はが》為昌教授である。垪和は工部大学校化学科での高峰の二年後輩（したがって清水の二年先輩）で、二人は共にお雇い外国人教師ダイヴァースの教え子であった。ドイツ・キール大学への留学から一八九八年に帰国し、ダイヴァース教授の無機化学講座を引き継いでいた垪和教授は、講義はやや難解であったが、大変面倒見の良い教授であった。(28) 彼は東京化学会という場で長井とも親しくしていたのであろう、上中のために高峰への紹介状を書いた。一八九九年、二十三歳になった上中はその春退職し、英語を習得してから年末に垪和の紹介状を携えて渡米、一九〇〇（明治三十三）年二月の初めに高峰の研究所に到着したのである［注47］［図55］。

上中啓三が学歴社会に嫌気がさして、日本を飛び出してニューヨークにやって来たことは、第1章で述べたが、ここで少し紙幅を割いて、その頃の大学の雰囲気が実際にどうだったかを推察してみたい。

『善の研究』や京都の「哲学の道」で多くの人に知られている哲学者の西田幾多郎の随筆に、当時の大学の実態が描かれている。(30)「山本晁水《ちょうすい》君の思出《ママ》」の中にこういう話がある。金沢の石川専門学校が第四高等中学（旧制四高）になって、薩摩人の校長が元警察官の舎監や幹事などを連れて乗り込んで来た時に生徒のとった行動が、ある

注47　高峰は上中が摂津の国・名《な》塩《じょう》の出身であると知った時、きっとその昔大坂開成所で数学を教わった伊藤慎蔵先生を思い出したに違いない(29)。後に伊藤は一時期、恩師緒方洪庵の妻八重の世話で名塩において蘭学塾を開いて、近隣の子弟の教育に当たっていたことがあった。上中はまだ幼くて伊藤の謦咳に触れる機会はなかったのだが。

余談ではあるが、伊藤と同じリッテルの助教の一人、京都出身の村橋二郎（次郎）は、後に大阪生試験所長兼造幣局技師であったころ、同郷の池田菊苗に毎週一回化学の講義と実験指導を行っている。池田は後に東京大学教授時代、昆布から「うまみ成分」を取り出し、今日「味の素」の創始者として広く知られている。

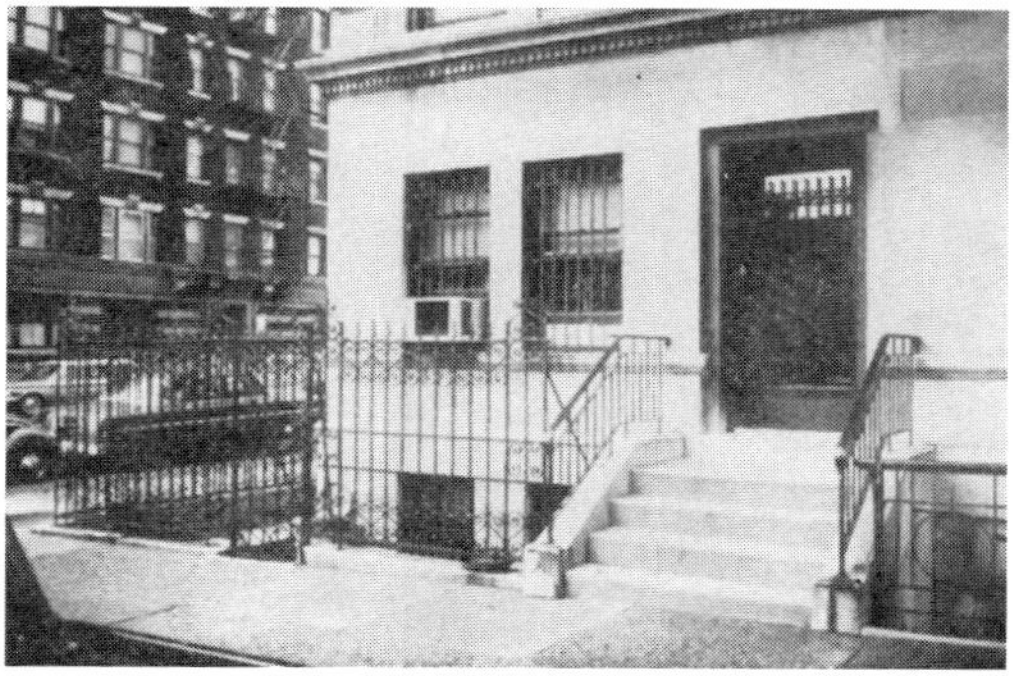

図55　ニューヨーク市中にあった半地下の高峰研究所。路面に近い窓が実験室の窓と思われる。

意味で感動を与えるのだが、西田の親友山本晁水は、規則ずくめになって自由に勉学出来ないと、学校をやめてしまった。意気盛んな西田も独学でやっていけると、あっさり退学した。

次に「明治二十四、五年頃の東京文科大学選科」という随筆に、一八九一年東京帝国大学文科大学哲学科選科に入った西田の回顧談が出ている。旧制高校を中退し、卒業していなかったので本科に入れず、選科に入学するしかなかったのである。西田はその後ある先生から、もう一度本科に入り直すよう勧められたこともあった。

随筆をそのまま引用したい。「……当時の選科生というものは、誠にみじめなものであった。（中略）選科生というものは非常な差別待遇を受けていたものであった。今いった如く、二階が図書室になっていて、その中央の大きな室が閲覧室になっていた。しかし選科生はその閲覧室で読書することがならないで、廊下に並べてあった机で読書することになっていた。三年〔最終学年〕になると、本科生は書庫の中に入って書物を検索することができたが、選科生には無論そんなことは許されなかった。（中略）私は少し前まで、高校〔旧制四高〕で一緒にいた同窓生と、忽ちかけ離れた待遇の下に置かれるようになったので、少なからず感傷的な私の心を傷つけられた。三年の間を、隅の方に小さくなって過ごした。（中略）その頃は大学卒業の学士に就職難というものはなかったが、選科といえば、あまり顧みられなかったので、学校を卒業するやいなや故郷に帰った。そして十年余りも帝都の土を踏まなかった」。大変屈辱的な様子が描かれている。

西田幾多郎とほぼ同時期に薬学選科に在籍し、長井教授から温かい指導を受けてい

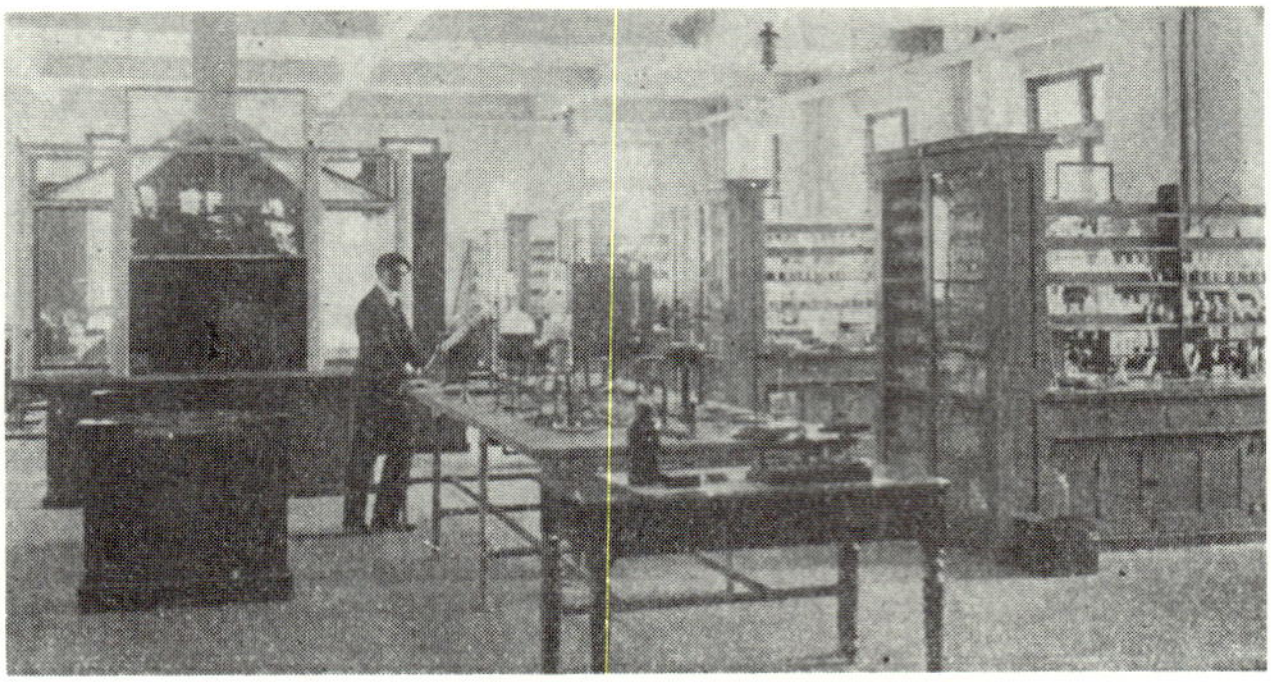

図56　米国デトロイトのパーク・デイヴィス社化学研究所の元素分析室

た上中啓三も、この差別にあっては、どうしても卒業後に希望を見出せなかったのであろう。

上中が一九〇〇年二月に高峰に採用され最初に命じられた仕事は、コロンビア大学の学生でジアスターゼの研究を手伝っていた米田氏がフランスに去った後を引き受けて、麹菌を生やす仕事であった。次に、京都ブラッシュ会社に雇われて帰国する前に高峰研究所にやってきた松尾氏担当のリン酸アンモニウム消火剤の開発を手伝ったあと、三番目に副腎成分の研究を指示された。当時は、専門が違いますといったセリフは吐けず、なんでもやらなくては飯が食えない時代であった[31]。

6　パーク・デイヴィス社の周到な準備

高峰・上中の成功は、ＰＤ社の周到な研究体制の構築が無ければ、到底達成されなかったであろう。四四年間挑戦して敗れ去った欧米の研究者（所、室）に欠けていたのは、体系的な取り組みであった。

勝利したチームで特筆すべきは、一八九四年ＰＤ社の経営者の一人デイヴィスがジフテリア血清の発売をきっかけに、ミシガン大学から二人の医科学者ホートン（90ページ参照）とマクリントック（Charles McClintock）をスカウトして、米国最初の生物研究所を設立したことである。これがなかったら、アドレナリンの成功はなかったと言える。クロマトグラフィーもスペクトル分析もない時代に内分泌物質を研究するには、精度の高いスピーディーな活性測定を数多くこなせることが必須である。その重要性についてはすでに第4章でも述べた通りで、研究競争相手はそれを持っていなかった。化学者だけでは無理であった。

　ミシガン州からやって来たこの二人の医科学者は、わずか数か月でジフテリア抗毒血清の仕事を片付けてしまった。その後一人だけ会社に残ったホートンは研究部門の責任者となると同時に、デトロイト医科大学とミシガン大学でも教鞭を取っていた。

　ＰＤ社はこのホートンをリーダーとし、腎上体成分の化学研究で世界の最先端を走っていたエイベル教授の助手オードリッチをスカウトして補佐として加え、アドレナリン・プロジェクト・チームを作り、さらに活性検定室と元素分析室を準備してから、高峰とも契約した。オードリッチは、ドイツで博士号を取ったあとすぐ帰国し、翌一八九三年にエイベルがジョンズ・ホプキンス大学新設の薬学部教授に迎えられると同時にその助手となり、五年間研鑽を積んでいた堅実な有機化学者であった。

　したがって、渡米してきた上中は、何もかも整った状態で実験を開始したわけである。第1章で記したように、上中が実験の進展に従って次々と採った結晶は、ＰＤ社に送られ遅滞なく活性検定結果が上中に通知され、次の実験計画が立てられた。

　一方上中は、借用したＰＤ社化学実験室の装置［図56］の記憶を、晩年のある対談で次のように呼び起こしている。「私のラボラトリーの炉〔元素分析用燃焼炉〕は非常に不完全でしたから、焼いて水素の量が多くなったりしまして$C_{10}H_{15}NO_3$でしたが、同じラボラトリーにいたドイツのオードリッチという化学者の分析したもの（$C_9H_{13}NO_3$）の方が正確でした」(32)［注48］。

　当時、分子の構成元素を分析するには、いわゆる破壊試験による手法以外に無く、それには大量のサンプルが必要であった。オードリッチがある論文の末尾で、「すで

注48　米国公式人物伝(33)によれば、オードリッチはニューヨーク州ポートジェファーソン生まれの米国人である。彼が留学先のドイツ・イエナ大学で一八九二年に博士号を取っているので、上中はドイツ人と認識（誤解）していたようである。

に充分なサンプル量を手にしている」と書いている理由は、この分析法が唯一の決め手であった時代を物語っている。[34]

7　続く高峰の広報活動

アドレナリン結晶化成功の翌年から、高峰が行った活発な学会活動については、第4章で詳しく触れたが、それに続いて彼は科学実業家らしい広報活動に移って行った。情報伝達の手段が豊富、迅速でなかった時代、研究者が自ら世界中を動き回って報告するのが、成果を伝達する最も有効な方法であった。ＰＤ社との契約研究であったことから、「純良医薬」という社是に背かない純度のアドレナリンの製造法の開発は上中に担当させ、自らは世界への発信を担当した。

その活動の中でも高峰が幸せを感じたのは、一九〇一年十二月三日スコットランド・エディンバラの医科大学で開催された医師総会での招待講演であっただろう。[35]高峰はその二一年前に、三年間の官費留学生としての生活を、エディンバラからそう遠くない産業革命の中心地グラスゴーからスタートさせている。世界を驚かせる成果を提げて、第二の故郷に錦を飾ったのである。同じ年の三月二十日に、このエディンバラで開催された薬学会で、ニューヨークにおける前年の高峰の発表について、[36]非常に適切な解説紹介講演がマベンによって行われていたので、[37]高峰の登場には大きな反響があったと想像できる。

この翌年、文字通りの凱旋講演が故国日本の各地で行われた。その最初は、一九〇二年二月二十七日の東京日比谷の三井集会所における一般向けの講演で、おそらく三井の益田孝の依頼を受けてであったと考えられる。高峰は、タカヂアスターゼとアドレナリンの成功までに味わった多くの艱難辛苦の道を振り返り、思い出を熱く語り、最後には、助手の清水鐵吉と上中啓三の功績に対する感謝を述べている[38]。続いて四月には大阪医学会で[2]、九月には東京での工学会主催の例会で[16]、いずれもタカヂアスターゼとアドレナリン両方の研究過程についての詳細な報告を行った。そしてその年、自ら育ててきた東京化学会の会誌に、ほぼ同じ内容の報文を提出した[39]。

高峰は大阪の講演会で、間違ったアドレナリンの分子式を提示し、後に工学博士を授与されてから七年後の一九〇六年九月に薬学博士を請求した論文でも、この間違った C_{10} の分子式を、正しいオードリッチの式のほかフュルトおよびエイベルの提出した式と四つ列記して、将来どれが正しいかわかるだろうと記述している（傍線筆者）。彼は高い活性さえあれば分子式は二の次で、大した問題ではないと理解していたのであろう。「実学の高峰」らしい論文である。

実学と言えば、先述の一九〇一年十一月米国薬学会誌の論文[40]の最後に書かれた次の文章は、高峰の頭の中が常に「化学産業」で占められていることを明確に示している。「アドレナリンの有効な利用途が美術および産業において幾つかあります。例えば写真の現像、化学分析における還元剤そして染色剤であります」。小さな内臓器官からのごく微量の内分泌物質も、化学工業に供し得ると発想する日本の科学者の存在に、医学者や生理学者は唖然としたかもしれない。しかしそれは専門家にありがちな狭い観念にとらわれない高峰の発想であることが、やがて次のような研究によって見事に示されるのである。

五年後の一九〇七年、英国の二人の科学者による共同研究報告が、英国薬学会誌に掲載された。それは、不飽和脂肪酸の一つであるオレイン酸の商品中の鉄分を検出する方法に関する内容である。オレイン酸は、通常は石鹸の原料として当時から大量に生産されていたが、薬用には溶剤として薬局方に記載されていたようで、主として鉄製容器からの鉄分の混入を規制するために分析法が必要であった。ここできっと読者諸氏は、第3章で紹介したアドレナリンと塩化鉄が反応して海緑色を呈するという、ヴュルピアンの呈色反応を思い出されるのではないかと思う。

ごく微量で特異な発色をする反応が、ろくな分析法が無い時代にどれほど有効であったかは、述べるまでもないことであろう。分析機器は自分の眼であり、誰でもすぐに実施可能な方法であった。この報告者は、アドレナリンを用いて薬用オレイン酸の品質を薬局方で規制するよう提案しているのである。[41] 泉下のヴュルピアンも、高峰の豊かな発想に、そして自分の発見した方法の面白い使い道に、笑みをこぼしていたかもしれない。

8　安定した品質の確保

高峰譲吉とアドレナリンのことを紹介している多くの論文やエッセイで、その詳細が述べられていない一つの重要な事実がある。それは、「アドレナリンを動物臓器から抽出精製し、医師が安心して使える医薬品として市場に提供する」という、社会的に極めて重要な行為に関しての歴史である。

米国の医師ソリス-コーエンは前述の通り、高峰・上中の結晶化より前に世界的に販売されていたロンドンのBW社製錠剤「Supra-renal Tabloid」を使って、自分を実験動物として花粉症に対する治療効果を研究したが、その商品の一つのロットの品質劣化を記録している。[42] おそらく、気づかない場合も含めると、こういうケースは少なくはなかったのではないかと推定される。

一般の市販液剤の問題点は、時間と共に着色が見られることであったようだ。一九〇八年には、液剤の着色と題する綿密な内容の検討結果が英国から報告されている（makers と複数形が使われているので、一社の商品でないようである）[注49]。

晩年上中が、「結晶化成功から四～五年は商品に仕上げる仕事で忙しかった」と語っているが、彼は大量生産の技術開発の分野を分担し、かなり力を注いだようである。タカヂアスターゼは投与量にかなり大きな許容範囲があり、処方箋が無くても薬局で購入できる（現在で言うＯＴＣ）薬であるが、アドレナリンは極めて厳密な使用が求められ、医師にのみ使用が許される活性物質である。安心して医師が使用できる製品に仕上げるために解決しなければならない最も困難な問題が二つあった。

その一つは、副腎を採取する動物とその年齢によって活性検定結果が常に一定でなく、それを調節することが必須であり、医療現場に信頼される製剤を生産するための努力が、発売後も懸命に続けられたと考えられる。そしてもう一つは製剤の腐敗と活性成分の分解の防止であった[注50]。

効果の安定こそが社是「純良医薬」にかなうとするＰＤ社が、合成アドレナリンが登場してからも一九七五年までずっと長く抽出製剤を合成製剤に切り替えなかったの

注49　一九〇八年のこの報告の中の項目だけを列記すると次の通りで、綿密な内容であることが分かる。それらは、「アルカリの作用」、「空気酸化」、「光の影響」、「鉄の影響」、「着色の主たる原因」および「着色した液剤の生理活性」で、着色した製品の効力は顕著に低下すると結論されている[43]。この報告の著者ガン（Alex Gunn）とハリソン（E. F. Harrison）は、この前年にアドレナリンの簡便な確認（定性）試験法の開発を報告しているが、その中にはヘキスト社製品の他に、Suprarenaline, Solutio Haemostasin Hydrochlor といった商品名が記載されている[44]。

注50　一九〇五年発売のアドレナリン液剤には、防腐剤としてクロレトン（Chloretone; chlorobutanol）が配合された。

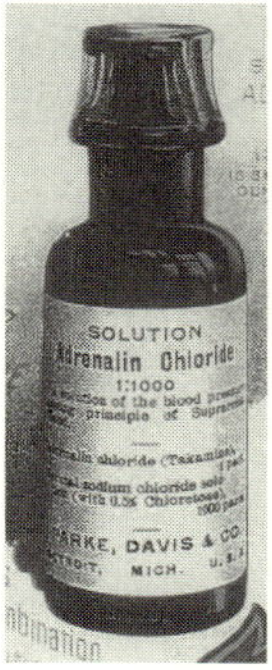

図57　一九〇五年発売のパーク・デイヴィス社のアドレナリン液「SOLUTION Adrenalin Chloride」(0.1% Adrenalin chloride (Takamine) 含有と表記)

は、上中、オードリッチらが開発した当初からの技術に自信があったからだろう。[24]

それらの問題点を克服して、安定した品質のアドレナリン液剤［図57］が発売されると、医師の鞄には常に一瓶入っているという状態になった。それはまた、運動選手にも極めて魅力的な薬であった。ボクシングの歴史で今もジャック・デンプシーとの因縁試合が伝説となっている一九二九年のヘヴィー級チャンピオン、「ファイティング・マリーン」ことジェームス・タンネイ、愛称ジーン（James Joseph “Gene” Tunney）は、リングに上がる時はいつもアドレナリンを手にしていたという。[45]

アドレナリンが広く使用されたことを示すように、一九〇七年には、米国医学会誌に多くの症状に対する適切な用法と起こりうる副作用についての丁寧な解説が紹介されている。[46]

実験動物による活性検定を腎上体成分の単離研究に活用できたことが、高峰・上中にとって、ひいてはＰＤ社にとってどれほど有利であったかは、すでに記した通りである。その当時、腎上体活性成分を追跡していた欧米の研究機関で、定量的に多数の抽出物の活性をチェックする研究室を整備していたところは、少なくとも文献・資料の中には見当たらない。繰り返しになるが、スペクトル分析技術はもちろん、クロマトグラフィーも無く、有機化合物を分離する技術が未発達な時代において、生理活性物質の追跡に活性測定がいかに有効な武器であったかは容易に想像できる。ただ活性があるかどうかを調べるのは、そう難しくないかもしれないが、それを統計的に有意な数値で示すのは、当時としては相当高度な技術であった。高い技術を持った作業者や、数多くの均質な検定動物も準備しなくてはならず、経費も相当なものになる。

この貴重な研究体制を、オーナーのデイヴィスの理解の下で管理、指揮していたのが前述のホートン博士であった。彼の学会誌報告には、犬によるアドレナリンの活性検定法が、終了後の犬の処分方法（動物愛護）まで含めて詳細に記述されている。アドレナリンの結晶が取れるまでの活性標準品をどういう方法で調製していたかも報告していることから、オリヴァーとシェーファーによる血圧上昇とベイツによる止血の両作用が報告されてすぐに、おそらく一八九七年には、特定研究室の整備が開始されたのではないかと考えられる(47)。

日本でのアドレナリン液剤は、高峰博士と一手販売契約を締結した三共商店（三共株式会社の前身）の薬品部から一九〇二年五月十日に輸入によって開始されたことが、また同時に「アドレナリン軟膏」、および「アドレナリン吸入剤」の販売も開始したと、三共株式会社の社史に記載されている(48)[注51]。なお国産については、一九一八年から二年間の試製研究期間を経て同社から生産販売が開始されているが(48)、この時期にはPD社の生産技術は完全に確立されていて、それを導入すれば全く問題はなかったと考えられる。

9　ヴュルピアンの仏語文献の英訳

高峰譲吉も上中啓三も、経歴から考えて英語とドイツ語には堪能であったに違いないが、おそらくフランス語には苦労していたのではないかと筆者は想像する。アドレナリンの研究契約が成立した後、PD社から関連文献のすべてが高峰譲吉に届けられ

注51　アドレナリン軟膏（ointment）は、〇・一%塩化アドレナリンの製剤で、鼻、尿道および外耳に塗りやすい容器に封入したもの、アドレナリン吸入剤（inhalant）は、付香天然オイルに〇・一%塩化アドレナリンを溶解させ、三%クロレトンを添加した製剤で、ネブライザーという吸入器で投与する剤である(49)。

たと考えるのは、そう不自然なことではないだろう。そしてあくまでも推定であるが、その中にはヴュルピアンの仏文報告の英訳が含まれていたと考えたい。したがって、過去にアドレナリンと格闘した研究者の実験手法はもちろん、ヴュルピアンの緻密な手法も明確に認識して実験に取りかかったであろう。

ＰＤ社の創業地デトロイトは、フランス人キャデラック氏（Antoine de la Mothe Cadillac）が、アメリカ原住民チッペワ・インデアン（Chippewa Indian）との取引をするフランス人のために開拓した町であった。現在は自動車産業の中心地として有名で、高級車キャデラックの名前は世界的である。デトロイト（Detroit）は、フランス語で海峡、挟間《はざま》（détroit）を意味し、地図を見ると由来が理解できる。したがって、ＰＤ社の研究所には、家庭ではフランス語を話す従業員も少なからずいたであろうし、文献の翻訳をする技術者を探すことは容易であったに違いない。

上中啓三が晩年ある対談で語っている。「もう五〇年も前、今からですと百年くらい前に、ワルピアン《ママ》（Valpian《ママ》）という人が、副腎髄質中には、過クロール鉄で緑色を呈するもののあることを認めていた（一八五六）のです[32]」。「さき程もお話したようにワルピアンがちゃんとかいていて、もうわかり切っていた。（笑）ですからワルピアン試験法をやれば、アドレナリンは私より前にできていなければならなかったはずです[50]」。

たとえ上中がフランス語を読むことができなくても、必ず英語の翻訳は読んで、このヴュルピアンの報告が鍵であることは充分認識してから仕事に取り掛かっていたと推測して間違いないだろう。フランスでは、ヴュルピアンが「アドレナリンの発見者」であると認められていると聞いたら、きっと上中啓三は「その通りです」と答えるに違いない。

『高峰譲吉の生涯』という著書に、[10]「ところが百年昔、高峰・上中たちの時代はまだ髄質・皮質の区別を知らない」という文章があるが、これは明らかな事実誤認である。ドイツのナーゲルがこの区別を明確にして、それに髄質、皮質と命名したのは一八三六年であり、[51]すでに第3章で紹介した通り、ヴュルピアンが最初から皮質を丁寧に除去して、髄質のみを研究材料にしたのは一八五六年のことである。

10　長井の教えに忠実だった上中

一九〇〇年七月二十一日アドレナリンの粗結晶を試験管の底に見つけた上中は、そのころを、ある対談で次のように回想している。

「一番初めにつかまえたのは試験管の底でした。それにつけても思い出されるのは長井先生の教えです。先生はアルカロイドでもなんでも、反応をみるには、試験管を使わずにワッチ・グラース〔浅いガラスの皿、和訳語は時計皿〕を使われたのです。例えば白い紙の上に、一〇センチぐらいのワッチ・グラースを並べ、その中へ検体を入れ、濃淡さまざまにこしらえた試薬を細い管から、一滴、また、次には薄いやつを一滴と入れてゆく、その試薬がずーっと沈んでゆく時の色で、どの程度の試薬が一番適当かを決めるのですが、これが非常に有効だったのです[32]」。

これを読んだ筆者は、西洋と東洋の天然物へのアプローチの違いは、狩猟民族と農耕民族のそれかもしれないと思った記憶がある。何が何でもこの副腎髄質を征服したいという意気込みで、猟銃を背に愛馬を駆るハンター、エイベルの勇姿と、やるべき

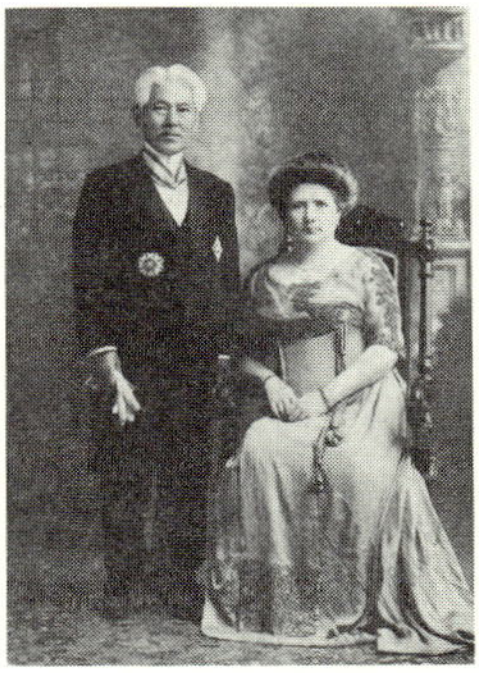

図58　上中啓三の師：東京大学薬学部長・長井長義とテレーゼ夫人（日本薬学会提供）

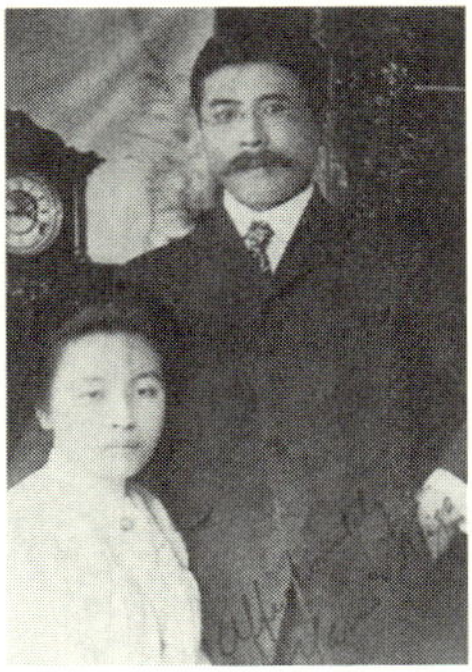

図59　新婚当時（一九〇五年）の上中啓三・八重野夫妻

ことはやった後、畑や田圃にしばし佇み、ある時は晴れ間を、ある時は旱天に慈雨を祈るかのように活性成分のお出ましを待つ農民姿の上中を連想したのである。長井のエフェドリンの論文[52、53、54]を読むと、精製操作をいわゆる西洋人には耐えられないほど辛抱強く繰り返している。その姿を見ながら東大薬学選科で修業した上中は、ニューヨークの半地下実験室でこの長井の姿を思い浮かべていたのではないだろうか。

しかし上中は、単に長井長義［図58］に教わった通りにやっていたわけではなかった。晩年の回顧談で次のように語っている。「今あいにく人に貸してないのですが、そのころアメリカで買った本に、今お話ししたようにして出来た沈殿のうちから結晶のできたものを選び出し、結晶状態から推して、アルカロイドの種類を見わける試験法がでているのです。この方法を多くの人は使いませんでしたが、大変、有効なもののようでした」。

11　上中は共著者であるべきか？

歴史的な第一報[36]を含めて、アドレナリンの結晶化に関するすべての論文で、著者が高峰譲吉一人で、上中啓三［図59］が共著でなかったことに対して、日本人からの非難が少なからずある。それもかなりストレートでない論調である。しかし、当時の世界の科学界の共通認識を検証して論じたものは少ない。そこで、同時代の指導的立場にあった研究者が、共同研究者や助手を著者としてどう判断していたかについて考察してみたい。

上中にとって最も身近な恩師東大教授・長井長義はどうであったろうか。長井の名前を一躍世界的なものにした植物「麻黄」のアルカロイド「エフェドリン」の研究論文を見てみよう。エフェドリンの天然物有機化学としての見事な彼の論文は、トータルで五報あり、合計ページ数は相当なものであるが、すべて著者は長井一人である。彼はその最初の報告の序文に、「山科元忠が大阪試験所で麻黄の分析を試み、一種のアルカロイドを採取したが、微量の針状結晶の析出した抽出液を残して彼が急逝したので、堀有造を助手にして引き継いで研究した」と書いている。[52] すでに結晶まで析出させていた山科も、著者にしていない。エフェドリンのサンプルを受け取って薬理試験をした東大医学部の三浦謹之助博士は、瞳孔散大効果の報告をドイツのベルリン臨床週報[55]に提出したが、著者は三浦単独である。

次に、長井のベルリン大学での指導者ホフマンはどうであったろうか。ホフマンは若いころ父に連れられて旅行したイタリアに魅せられて文学を志したのだが、生まれた町ギーセンで最先端の化学を教えていたドイツ有機化学の祖リービヒ (Justus Freiherr von Liebig) の講義と実験のとりことなってしまって、有機化学の分野で名を残す存在となった。

ホフマンは二五年間に一五〇編に及ぶ報文を出しているが、その中で共著はわずかに九編で、残りはすべてホフマンの単著であるという。当時のドイツでは、学生の場合は共著となるケースがあるが、卒業して有給助手となると、教授の研究を実質的に担当しても共著者にはなれなかった。給与を支給した者に自分の研究を実施させた場合、それは単なる労働者と解釈するのがこの時代の常識であった。[56]

続いてエイベルを調べてみると、彼のエピネフリンの論文は、最初のもののみクロフォードとの共著であるが、他は協力者の名前は判っているものがあるものの、著者にはされていない。

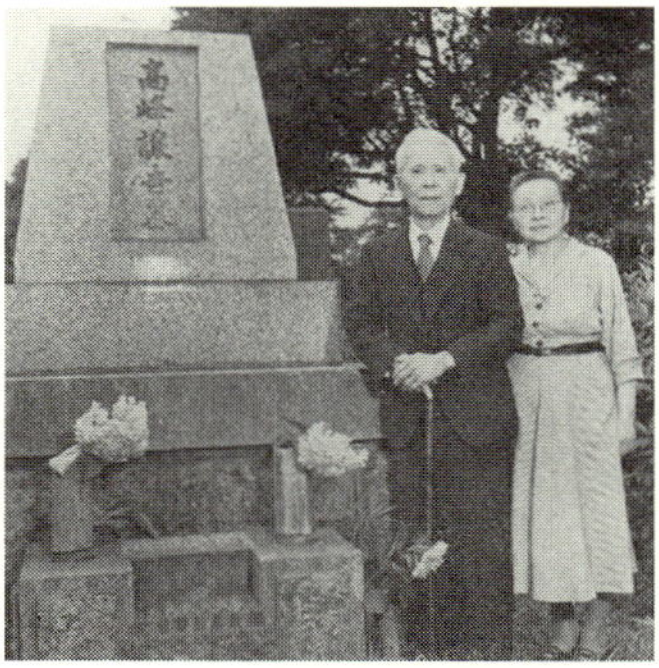

図60　東京青山墓地に高峰譲吉の墓を訪ねた上中夫妻

筆者の認識は次の通りである。アドレナリンの抽出・純粋化の仕事は、高峰とPD社との契約研究であり、高峰は文献、実験材料、費用をすべて用意した上で上中を雇用している。それに当時の学会の常識として、この分野での学会報告が無い上中啓三は、アシスタント（assistant）である。少なくとも高峰が最初の学会報告で上中にassociate（共同研究者）という肩書を付しているのは、例外的に功績を伝えようとしたと解釈すべきで、高峰を非難するのは当時の標準的思考では妥当ではないと考える。もし高峰が上中を共著者にしていたら、それは非常に先進的なことだったかもしれないが、同時代の科学者の常識には、なじまなかったのではないだろうか［注52］。

上中も老後、ある対談で当時を振り返って、「例の副腎髄質ホルモンであるアドレナリンは、偶然行き当たっただけの話です」。「そういうときに私が偶然、試験しましたところ、楽にできるものですから、パーク・デイヴィスが宣伝に使うために書き立てた、（笑）われわれは横取りしてしまったような恰好です」と述べている(32)。

上中夫人が同じ対談の中で、「夫が日本で博士号を授与されないのが悔しかった」と述懐しているが、アドレナリン結晶化の価値が後世ますます高く評価されるに及ん

注52　この著者問題に関して含蓄のある見解を述べておられる方があるので、それを紹介しておきたい。「高峰は一九〇一年から一九〇二年に、さかんにアドレナリンの結晶化についての講演と論文発表を行ったが、いずれも高峰単独の発表である。この点、百年後の私たちの感覚では、上中の名を連ねてほしかったという思いがある。しかし、パーク・デイヴィスという会社の事情、当時の学会の倫理観、そして外国での発見競争に勝利するためのストラテジーなど、いろいろな状況を考えると、軽々に批判は出来ないだろう。むしろ高峰一本で勝負したのが正解であったかもしれない」(57)。

注53　高峰が上中のために用意したと考えられる仕事の一例として、「ベークライト」がある。高峰のニューヨーク化学会での親しい友人に、ベークランドがいた。ベルギーのヘント（Gent）に生まれアメリカにやってきて、最初写真の印画紙「ベロックス」で成果を上げたあと、

で、当然の思いであっただろう。上中本人も、アドレナリン抽出研究の下働きが何年にも及んだ挙句の果ての成功であれば、同じ思いを強くしたであろう。しかし二十四歳の青年が渡米半年後、本人の実感としては拍子抜けするように簡単に結晶の顔を見てしまったので、あたかもハイハードル競争で、ほとんど助走無しに軽々と飛び越えたハードルを、ゴールしてから振り返って、「ワー。ものすごく高かったんやなあ。よう飛び越えられたなあ」と思うように、歳を重ねるにつれて正確に理解していったのではないだろうか。

高峰はアドレナリンとタカヂアスターゼで得たものを、後に上中に充分に分配している。この二つの画期的な新薬の日本における独占販売権を与えた三共（株）に、仕事をつけて上中を送り込み、最晩年まで丁寧に処遇させた［注53］。

このような高峰の配慮に対して、上中も貢献に見合った待遇を受けたと終生感じていたようである［図60］。

フォルマリンとフェノールを縮合させて世界最初のプラスチック「ベークライト」を創造した。これに大変な興味を抱いた高峰に、親友ベークランドは特許料無しで技術を供与し、日本（三共株式会社）での国産を許可した。明治四十四（一九一一）年のことである。故国を離れ新大陸の厳しい社会で夢を実現しようと懸命に生き抜いていたベークランドと高峰の二人には、お互いを支えあおうとする気持ちが強かったに違いない。一九一六年に帰国して三共株式会社で医薬の業務に専念していた上中は、一九二六年には「ベークライト」の生産技術問題で米国に長期出張するなど、高峰の没後もその遺志を継いで活躍している。この我が国最初のプラスチック事業は、現在住友ベークライト株式会社に引き継がれ、ワールドワイドに事業展開されていて、上中の子息も同社に勤務していたことがある。

12　実学と理学

科学の進歩には、論理と実地応用の両輪が必要である。高峰と上中の成功は、後者に属する。彼らはもちろん、彼らと研究契約を交わしたＰＤ社も、興味は純粋に取り出した活性成分を治療薬として販売することにあり、ホルモンの学理面での関心は二の次であった。アドレナリンの分子式に対する無頓着さもそうである。論理と実地応用は併行して科学を進化させて行くものであるが、それを担ってゆく人の性格とその背景には違いがあることを、アドレナリン結晶化の事例は示しているように思える

[注54]。

高峰は基礎学問を工部大学校で学んでいるが、英国留学以後は終生実地応用に立脚して仕事をした。助手上中が、ある対談でこう語っている。「アメリカでは大学には全く関係されなかったのです。」「(高峰博士は) グラスゴー大学に留学中は勉強されましたがね。それからは(博覧会、人造肥料会社などで)随分多方面の仕事に先鞭をつけられた大実業家的科学者であられたと思います[32]」。

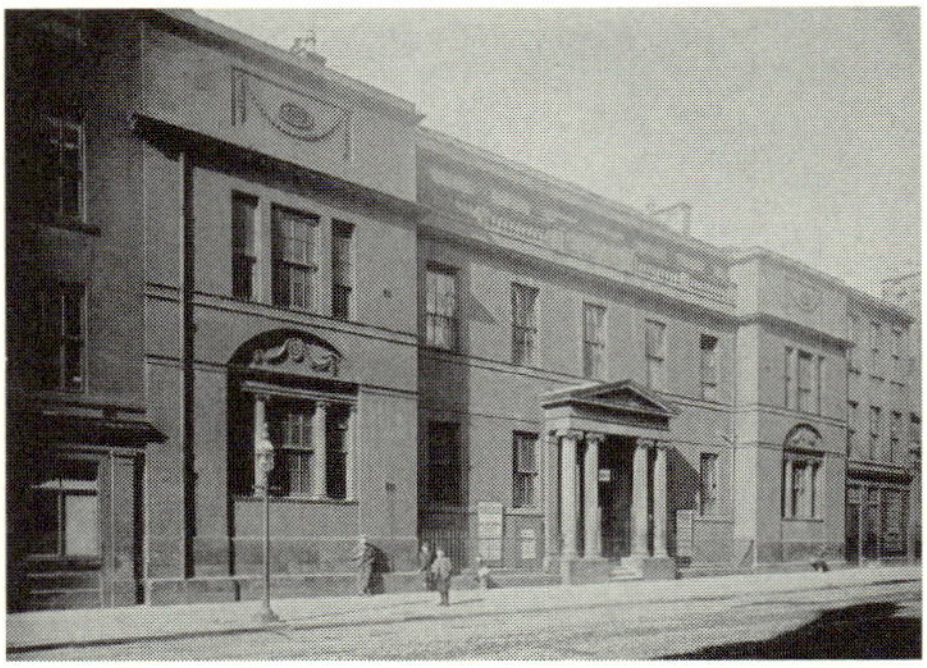

図61　グラスゴーのアンダーソン・カレッジ正面前景
(1895年ごろ、Strathclyde 大学 Archives 提供、OP2/1/6)

図61の写真は、前途有為な青年高峰が主として化学工学を学んだグラスゴーの当時のアンダーソン・カレッジである。

越中高岡に生まれた高峰の母親の実家津田家は、酒造業を営んでいた。小さい時から酒造りを見て育った彼は、このカレッジでは、ミルズ博士(E. J. Mills)から基礎化学の講義を受け、最新の発酵学も学んだ[9]。この組み合わせが、タカヂアスターゼの成功につながった。

当時、先進国の留学先の恩師やその国の代弁者のような言動をする帰国留学生が少なくなかったが、高峰にはそのような影響を受けた形跡が全く見られず、知識と経験のみを重視し、それを自分で選んだテーマにフルに活用する、自立した科学者であっ

注54　実学と理学の関係で興味深い歴史が一つある。留学先の恩師ウィルヒョウの刺激学説を動機としたコールタールの連続塗布により、世界で初めて人工発癌に成功した山極勝三郎は、ノーベル賞を受けるべき人であった。山極はこの歴史的な大発見のあと、発癌の原因物質を解明するよりも、癌を治療する方向に進んで行って[58]、コールタールの中に含まれている特定発癌物質の探求に成功したのは、英国のケナウェイ(E. L. Kennaway, 一八八一〜一九五九)らであった。これについて、吉田肉腫で高名な吉田富三氏が示した見解が小高健氏によって紹介されている。吉田氏の見解の主旨は次のようである。「一七〇〇年代から煙突掃除夫の皮膚癌を職業病として認識していた国は英国に限らなかったが、職業的疾患に対して国家的に関心が深く、国民性として甚だ実際的であった英国では、理論や学説よりはむしろ社会医学上の問題として、切実な研究対象であったのだろう。英国人のこの方面の論文の中に、

ウィルヒョウの発癌刺激説の文字を見出す事は先ずない。かえって、ケナウェイなどの古い仕事はしばしば工場衛生雑誌の中に見出される」(59)。ケナウェイは、煙突の部位によって内面付着物の発癌性に強弱のあることをまず突き止め、高濃度に発癌原因物質を含有するサンプルからベンツピレン（3. 4-benzpyrene）が原因化合物であることを突き止め、それを摂取しない作業に誘導することで、煙突掃除夫の皮膚癌を減らそうとした。

たと言える。

実学が生み出したアドレナリンの結晶は、その後のホルモンの学理を見事に、劇的に発展させ、多くの研究者を育て、複数のノーベル賞受賞者も生んで行く。

◇　◇　◇

フランスの科学者・愛国者パストゥールは、自分の信念を次のように表現した。

「観察の科学においては、幸運は用意の出来た才智にしか微笑まない」

「科学に祖国なしといえども、科学者は祖国を持っているのであります。彼の業績が世界に及ぶとしましても、その成果を持ち帰るべきは、その祖国に対してであります(59)」。

研究体制を整備したＰＤ社が、高峰に共同参画を呼びかけた動機は、バイオテクノロジーのパイオニアとしての魅力ある高峰の実績であり、長井長義の一助手として辛抱強く天然物取り扱い手法を磨いてきた上中の技量と共に、幸運の女神は思わずそれに微笑んだのであろう。そして二人は、多くの成果を祖国にもたらしているのである。

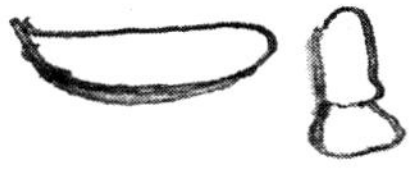

第6章 歴史的な特許係争の判決

我々の体内に生成するいわゆる天然成分が、特許として認めるべき対象であるかというテーマは、法律家にとっての難問であった。それに最初の解答を出したのは、アドレナリンの製法特許侵害訴訟を裁いた米国の判事ラーニド・ハンドであったという。自分が書いたアドレナリンの製法特許を分割するよう当局から命じられた高峰は、弁理士として高く評価される分割を行い、それらを対象に審査したハンド判事は高峰の製法に特許性ありとの判決を下し、高峰の研究成果を、それまで誰もなし得なかったものであると、法廷で称賛した。

1　信用のおけない十九世紀の薬

十九世紀後半における薬剤師と医師が直面していた困難な問題は、市販の医薬、とりわけ臓器薬や生薬の活性が不安定なことであった。それらは、役に立たないほど活性が無いものがあるかと思えば、患者の命に関わるほど強力なものがあり、とにかく品質がバラバラであった。もちろん、製薬企業は自社品で患者を死なせることを望んではいないので、どうしても活性の弱い方へ向かう傾向になりがちであった。結果としてほとんどの医師は自分で処方するか、親しい信頼できる薬剤師とだけ取引するようになっていた。分析・検定技術が全く未発達な時代には、売っている方も買っている方も、そして使っている方も「薬」を信用するのは大変困難なことであった。

ＰＤ社の経営者ディヴィスはこの状況を鋭く察知し、化学者を採用して対策に乗り出した。一八七九年には、化学検定による標準化工程を開発し、歴史上最初の「standardized medicinal drug（標準医薬）」を市場に提供した。一八八三年には、同社は二〇種の「normal liquids（標準液）」を商品リストに掲載している。

一八九〇年代の初期になると、薬学研究者は動物の腺組織が新薬の潜在的な原料となることに気づき始めた。ＰＤ社はすばやくこれに対応し、一八九三年に甲状腺異常治療用に乾燥甲状腺を発売した。生物から作ったこういう医薬は、当時の技術レベルでは到底化学分析が出来なかったので、同社は一八九七年に実験動物を用いた生理活性検定標準法の導入をスタートさせた。この品質管理体制が、オーナーのディヴィスの理解のもとホートン博士の指揮によって開始されていたことは前章で述べた通りである。それから二〇年後には、一一〇〇品目がこの方法で標準化されている(1)。

アドレナリンのように投与量を間違えれば生命に関わる用途の商品に関しては、安定した品質維持に対する医師からの要求は極めて高く、それは製薬企業の信用に関わる最重要事項であった［注55］。

注55　結晶が採れたといっても、それは必ずしも純粋であるという保証はない。しかし純化を繰り返して元素分析値が安定し、数値化した活性がそれ以上高くならなくなってくると、すなわち両方の数値がプラトーに達すると、「これぞ活性本体の純品」と、ほぼ確信を持ったに違いない。

単離競争の先端を疾走していた感のあるエイベルは、彼の報文から推測すると、実験材料など経済的には企業からの支援は受けていたようだが(2)、どの研究報告にも精製段階に対応して数値化した活性についての適確な記述を残していない。

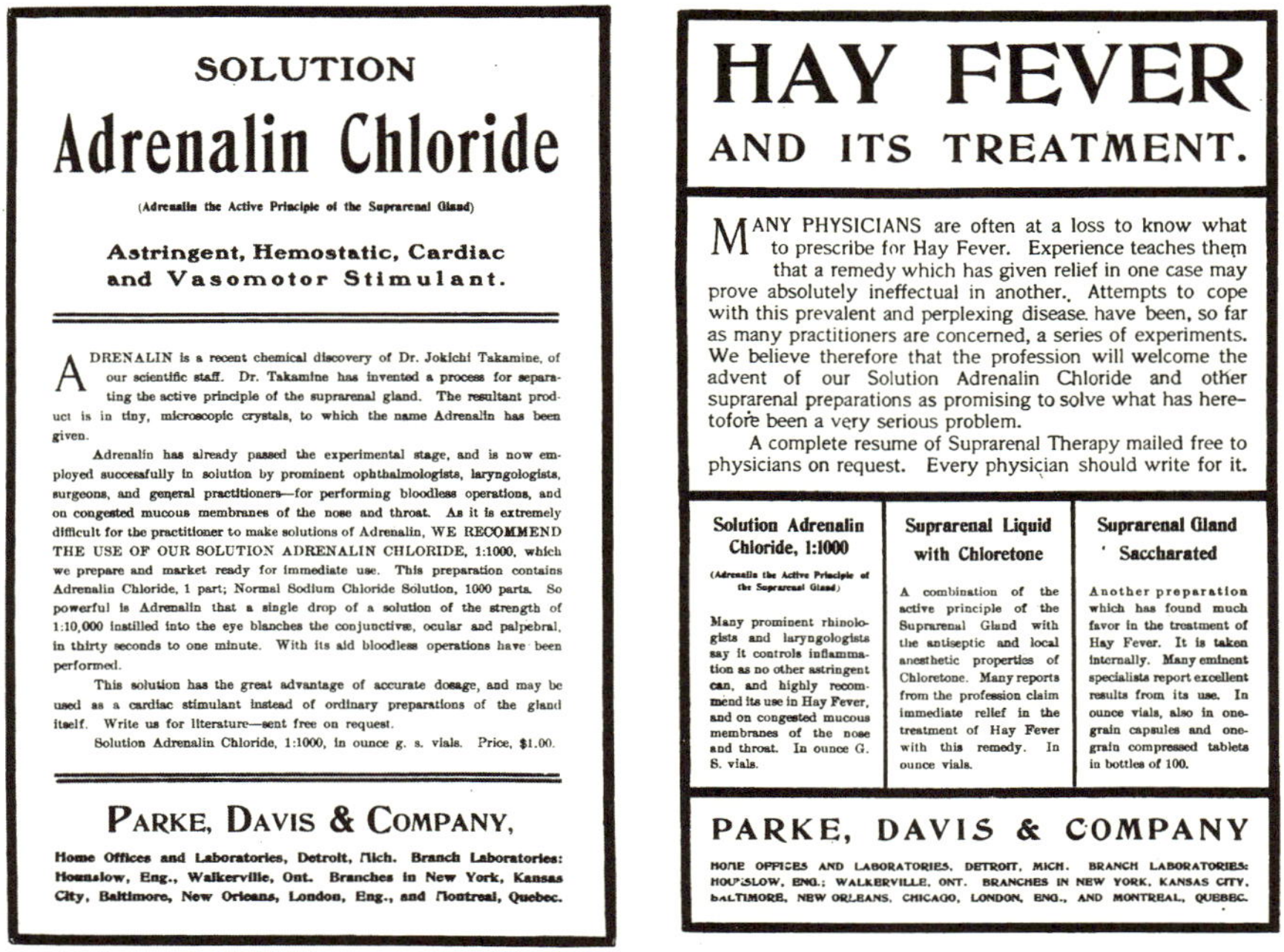

図62　左は結晶化成功の翌年に発売されたアドレナリンの液剤の広告（『*Homœopathic news*』1901年４月号）。これが、ＰＤ社の技術スタッフである高峰譲吉博士の発明であること、適応症と用法、有効成分含有量、そして１オンス瓶が１ドルであることが記載されている。

右の広告（同８月号）では、既発売の副腎臓器製剤に並べて、アドレナリンの結晶からの２種の新製品を紹介している。第３章でも紹介しているが、原野の広がる米国ではHAY FEVER（花粉症、枯草熱）に多くの人々が悩まされていて、製薬会社にとって見逃せない市場であった。

2　スムーズな商品化

このように、生物活性検定について一八九七年ごろから着々と体制を整備する一方、オードリッチをリーダーとする腎上体抽出化学グループを配備して万全を期してきたＰＤ社が、アドレナリンの液剤「SOLUTION Adrenalin Chloride」を発売したのは、上中啓三とオードリッチが結晶化に成功した翌一九〇一年であった。オードリッチは、「高峰と自分は、今後の徹底的な研究に充分なサンプル量をすでに採取している」とその年の報文に記述しているが[3]、すでに商品として市販を開始できる工業製法に確信をもっていたと考えられる。親特許はもちろん、その間に蓄積された製造のノウハウは、高峰とＰＤ社双方の社会的責任と企業の発展にとって、大変貴重なものであった。

これと同時に展開された医師、病院への情報提供も非常に積極的で、すでに販売していた副腎臓器製剤（甘味料配合品）に加えて、アドレナリン〇・一％含有液剤およびそれに防腐剤兼局所麻酔剤としてクロレトン（クロルブタノール）を配合した液剤の二種とを合わせ計三種類の製品を広告に掲載している[4][図62]。ＰＤ社の医薬情報誌には後に、基本となる塩化アドレナリン液剤（Solution Adrenalin Chloride）の組成として、生理食塩水にアドレナリン塩酸塩を〇・一％溶解し、それにクロレトンを〇・五％加えた処方を公開している。[5]

この品質の保証された新製品の発売情報は、自ら副腎から抽出した液を準備するか、イギリスのＢＷ社の「腎上体錠剤」のような臓器製剤を用いていた医師や研究者に強いインパクトを与え、彼らは遅滞なくＰＤ社の新製品に切り替え始めている。この移行期の良い例として、ニューヨークの市民病院の夜間専任外科医による治療報告を紹介しておきたい。この報告では、臨床の三例が記載されており、その二例では自ら準備した腎上体抽出液を、一例ではアドレナリン液剤の五倍希釈液を用い、いずれも期待通りの確かな薬効を示したことが記載されている。[6]

3　競合品の出現

アドレナリン液剤のラベルに記載された薬効の中には、心臓の働きの保持と機能低下の防止、手術時の止血作用、鼻かぜ炎症、花粉症などに対する効果の他に、発売初期から喘息が含まれている。これらの適応症がアドレナリン結晶化以前に発見されていたことは、これまでの章で記してきたが、ＰＤ社の高品質アドレナリンが医師の手元に届くと、臨床例が続々と報じられるようになった。その一例を挙げると、ニューヨークの慢性疾患のためのモンテフィオーレ・ホーム（病院）の二人の医師による喘息治療報告であった。

その論文には、アドレナリンの作用機構の解説と、女性三人、男性二人（年齢は十七歳から六十三歳まで）計五名の臨床例が記載されているが、喘息患者にとって大きな救いとなった効果の例を一つここに紹介しておきたい。[7、8]

「六十歳男性。小売商。ぜいぜい言って、ラ音が胸のどこでも高かった。アドレナリン液剤（Solution Adrenalin Chloride）6 minimus（約六滴）の皮下注射五分後、すべてのラ音が消え去り、患者は静かに眠った。本薬剤の皮下注射による多くの他の治療結果は、これと全く同様であった」。また結論として、「喘息が血管神経不全麻痺によるという論理と一致するように、即時に血管収縮を起こすに足る薬量を投与すべきである」と述べている。

やがてこれだけの効能のある新薬の「おいしい市場」を狙って、ドイツのヘキスト社やバイエル社のように合成品で対抗しようとする企業の他に、特許に抵触しない製法による類似品を急遽開発しようとする会社が出てくるのも、もっともなことであった。しかし後に第8章で詳述することになるが、合成品を医薬として市販するためにも高い技術開発が必要であり、容易なことではなかったのである。

一九〇六年には腎上体からの抽出精製法が、米国のマルフォード社（H. K. Mulford Co.）の化学研究所から学会に報告された。[9] それはたんぱく質をトリクロロ酢酸、次いで鉛化合物を使って除去して、複雑な過程を経て有効成分を取り出す方法であるが、引用している参考文献は、エイベルとフュルトのもので、高峰とオードリッチの研究

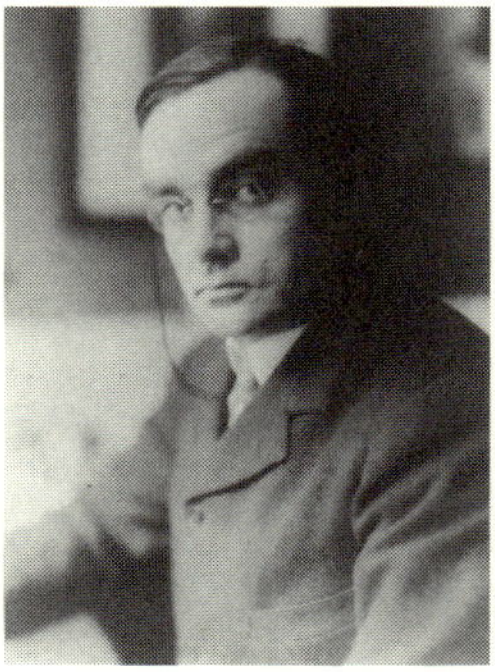

図63　アドレナリンの訴訟を裁いた名判事ラーニド・ハンド

報告には全く触れておらず、ＰＤ社を意識していたことは明らかなようである。そして、正確にいつからということを示す資料を見つけ出していないが、マルフォード社は、「アドリン、Adrin」という商品名で腎上体成分の乾燥粉末製剤を発売した。液剤にしなかったのは、なるべく類似性を避けるためであったと想像される。

4　特許係争と歴史的な判決

すでに高峰から特許実施権を譲渡されていたＰＤ社は、当然それを阻止しようと、訴訟を起こした。この特許侵害訴訟を裁いたハンド判事［図63］から、一九一一年四月二十八日巡回裁判所（S. D. New York、ニューヨーク州南部地区）において、判決が言い渡された(10)。結果はＰＤ社の勝訴であった。高峰の方法には特許性があり、マルフォード社の製法はＰＤ社の特許権を侵害するものであると認めたのである。

この裁判は、天然物は特許にならないという当時のいわば法学分野の「常識」を巡っての極めて困難な判断を要求するもので、同時に化学の深い知識がなければ到底取り組めない難題であった。

しかし、開廷されて判決文が読み上げられるや、その内容は極めて詳細かつ科学的で、ハンド判事がいかに努力して化学など必要な学問分野の勉強をしたかが明瞭であった。全文は約一万二〇〇〇語にも及ぶ詳細なもので、ムーア、フュルト、エイベルの仕事も引用され、科学的に極めて高いレベルの内容である。そのハイライトは、「高峰譲吉は価値ある発明の著者であり、多くの超専門家が失敗してきた分野での成功者なのだから」というハンド判事の意見陳述であった。

表3　高峰譲吉が申請したアドレナリンの米国特許要約一覧

特許番号	特許受理日	特許成立日	特許分割		特許の内容の要約と裁判での扱い
			分割特許受理日	分割特許成立日	
730, 175 (Serial No. 35, 546)	1900年11月5日	1903年6月2日			この特許が元特許で、分割を受けたもの。分割された他の4件の特許と同じ日付で成立している。腎上腺の抽出液から溶媒を用いて夾雑物を除く、液のpHを変える、などの手法を組み合わせて純化し、結晶を取り出す方法。特許請求項数：9
730, 176＊［図64］	1900年11月5日	—	1903年1月14日	1903年6月2日	高峰が最初に出願した特許（元特許730, 175）から分割された特許で、係争裁判で親特許（mother patent）と指定された。腎上腺活性を有し、特性呈色反応を示し、不活性かつ付随する腺組織を含まない物質。類白色粉末あるいは結晶。融点約207℃。アルカリ性反応。血圧上昇および止血作用。特許請求項数16のうち9項目が侵害と認定された。
753, 177 (Serial No. 156, 747)	1903年5月12日	1904年2月23日	—	—	元特許とは別に1903年に出願された特許で、この係争裁判で対象として取り上げられた。安定化したアドレナリン溶液剤の製法。特許請求項数8のうち4項目が侵害と認定された。
730, 196＊	1900年11月5日	—	1900年11月26日	1903年6月2日	アルコールで蛋白とミネラルを除去する、エーテルで色素を除去するなどの方法で精製し、アルカリ特にアンモニアで析出させる方法。特許請求項数：9
730, 197＊	1900年11月5日	—	1900年11月26日	1903年6月2日	アルコールで蛋白とミネラルを除去する、エーテルで色素を除去するなどの方法で精製しアルカリ性溶液から中和剤特に二酸化炭素で目的物を沈殿させる方法。特許請求項数：9
730, 198＊	1900年11月5日	—	1901年1月8日	1903年6月2日	腎上腺の水抽出液からアルコールなどの沈殿剤で処理し、粗抽出液を調製する方法。特許請求項数：5

＊印は分割されたもの。背景をグレーにした二つの特許が裁判で取り上げられた。

判決文の中には、最初の特許（元特許、特許番号730175）に対して、特許局から分割するよう指示を受け、申請者（高峰）が相当苦労し折衝した経緯まで書かれている（元特許は、合計四件〔表3の＊印〕に分割させられた）。ハンド判事は特許弁理士である高峰の作業も評価した[注56]。

本判決は、自然科学分野で天然物を含む物質に特許権を与えた歴史的なものとして多くの専門書に記載され、DNAの構造が発見されて以来、生命を支配する天然物に関連して、その判決は現在も法律の研究対象となっている[注57]。ぐっと下がって二〇一〇年十一月、アメリカ商務省特許商標庁は、DNAは特許を認めないことにしたと発表している。

ハンド判事は、法理論だけでなく広く深い一般常識を備えた優れた理想的な裁判官であった。アドレナリンの判決を言い渡したあと、彼はすぐに法廷で自分の哲学を開陳している。「条文や契約条項を文言どおりに読むことほど、混乱をもたらす確実な方法はないであろう」という警句を発して、混乱をもたらしていた当時の米国司法分野の現状を憂い、常に努力をうながしてきたハンドは、真の愛国者であった(14)（本章末尾のコラム4参照）。最近の日本における一部の冤罪が、検事や裁判官の科学知識の不足に原因していると報ぜられているが(15)、一〇〇年も前に化学を一所懸命に勉強して裁判に臨んだハンド判事の姿勢には、思わず襟を正してしまう。

米国最高裁判所判事にはならなかったが、十番目の最高裁判事と言われ、裁判史上最も影響を与えた裁判官として歴史にその名が刻まれ、アメリカに大きな影響を残したハンドは、一九六一年八月十八日に没した。

5　称賛された製法と品質の維持

勝訴した法廷での先述のハンド判事の意見陳述は、研究者高峰譲吉、上中啓三に

注56　その判決は、特許7３０１７６号(11)の特許請求項のうち九項目に対しての侵害であり、また特許7５３１７７号の特許請求項のうち四項目に対しても侵害しているというものであった。他の四件の特許は裁判の対象としては採用されなかった(12)。それは「Adrin」が乾燥粉末製剤であったので、それに対応する特許のみを侵害の対象として採用したためである。

注57　「高峰の研究成果が、発明（Erfindung, invention）であったのか、発見（Entdeckung, discovery）だったのか」という論議はこれからもずっと続けられるであろうという言葉で結んだエッセイを、インターネットで開示しているドイツ人が現在もいるが、アドレナリンの特許性はその分野の専門家にとって消えない議論のテーマのようである(13)。

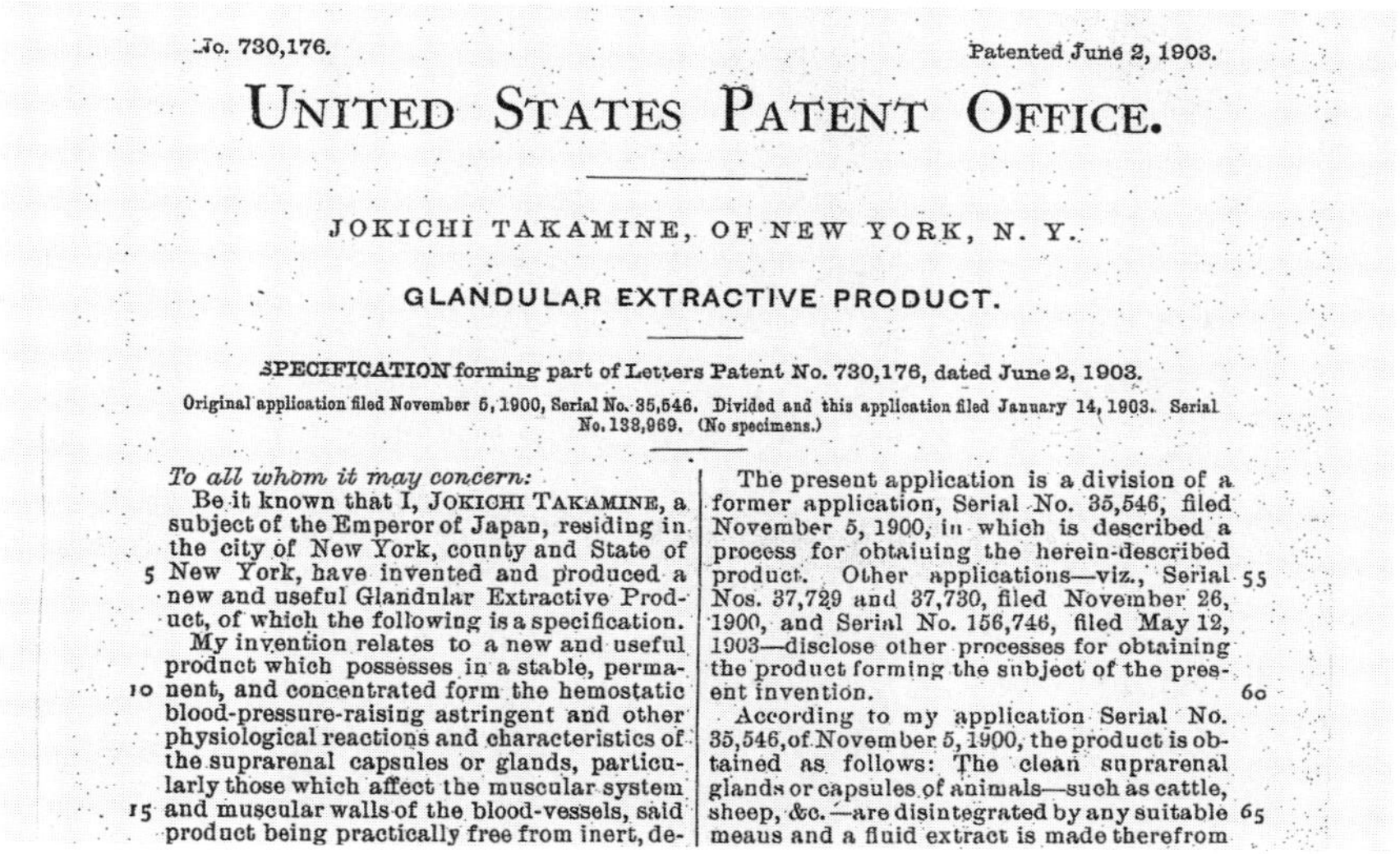

No. 730,176. Patented June 2, 1903.

UNITED STATES PATENT OFFICE.

JOKICHI TAKAMINE, OF NEW YORK, N. Y.

GLANDULAR EXTRACTIVE PRODUCT.

SPECIFICATION forming part of Letters Patent No. 730,176, dated June 2, 1903.

Original application filed November 5, 1900, Serial No. 35,546. Divided and this application filed January 14, 1903. Serial No. 138,969. (No specimens.)

To all whom it may concern:

Be it known that I, JOKICHI TAKAMINE, a subject of the Emperor of Japan, residing in the city of New York, county and State of New York, have invented and produced a new and useful Glandular Extractive Product, of which the following is a specification.

My invention relates to a new and useful product which possesses in a stable, permanent, and concentrated form the hemostatic blood-pressure-raising astringent and other physiological reactions and characteristics of the suprarenal capsules or glands, particularly those which affect the muscular system and muscular walls of the blood-vessels, said product being practically free from inert, de-

The present application is a division of a former application, Serial No. 35,546, filed November 5, 1900, in which is described a process for obtaiuing the herein-described product. Other applications—viz., Serial Nos. 37,729 and 37,730, filed November 26, 1900, and Serial No. 156,746, filed May 12, 1903—disclose other processes for obtaining the product forming the subject of the present invention.

According to my application Serial No. 35,546, of November 5, 1900, the product is obtained as follows: The clean suprarenal glands or capsules of animals—such as cattle, sheep, &c.—are disintegrated by any suitable meaus and a fluid extract is made therefrom

図64　アドレナリンの米国での親特許（mother patent；特許番号730, 176）

とって予想しなかった賛辞であったに違いない。それは、二人を勇気付けると同時に、原告のPD社はこの幸運な判決を最大限に生かして事業展開に弾みをつけて行ったことだろう。

「Adrenalin chloride（Takamine）」の品質と安定性は、医療分野だけでなく、研究の分野においても高く評価されていた。例えばそれは、米国の著名な生理学者キャノンらの研究報告にも明瞭に記述されている[16]。

当然の帰結として、「Adrenalin chloride（Takamine）」という有効成分名を商品ラベルに表記して市場を独占したPD社からは、高峰に継続して高額の特許・技術料が支払われ、タカヂアスターゼのもたらす収入と合わせて「無冠の大使」と表現された高峰晩年の日米民間外交活動に資することとなった。

◇　◇　◇

高峰は英国で特許法の基礎を学び、ニューオーリンズ万国博閉幕の後も米国の特許制度の最新情報を調査している。こういう努力はその後も続き、ハンド判事の「高峰は当局から指示を受け、相当苦労して折衝し特許を分割している」というコメントによって評価されている。しかしこうして勝ち取った特許権が、次章の商標権にからむ判断に大きな影響を与えることになる。

問が提示され、判事は知的に事案についての議論を進行させ、全く理解できない状態で事案に関する証拠を盲目状態で手探りするようなことの無い判事が招集されている。我々が徒党を組まない人の支援と権威のある科学的な援助を得ずにどれだけ長くへまをやり続けるか、神のみぞ知るであるが、しかし、すべての正義の人は、地方の法の精神習慣に慣例化されることなく、こういう進歩を成し遂げるべく団結すべきであると、私は思う次第である。〔筆者和訳、下線〕」(10)

スケールの大きい能力を示したハンド判事

- 過失に対する責任額の計算方法「典型的な設計欠陥における欠陥基準の源泉となったハンドの公式」は、製造物責任法（ＰＬ法）の基礎となる。
- 言論の自由の強烈な保護者でもあり、合衆国の魂とも言うべき言葉を多く残した。
- 論文と講演をまとめた『*The Spirit of Liberty*（自由の魂）』(17) と、一連の講義を編集した『*The Bill of Rights*（基本的人権宣言）』の二つの著書は、合衆国の大いなる遺産となる。
- 1944年５月21日、ニューヨークのセントラルパークでの彼の短いが感動的な雄弁に、何千人という聴衆は酔いしれた。彼は信義について語り、自由は我々自身の心の中にあり、それがなければ憲法も法律も裁判所も無用であると説いた。「自由の魂とは、正義と思い込むことのない魂の中にあり、他人を思いやる魂の中にあるのだ」と述べた。

　その頃、サイパン島の日本の守備軍は米軍機の連日の猛爆を受け壊滅状態となり、遂に７月７日に３千名の兵士が玉砕し、敗戦はもはや目前であった。

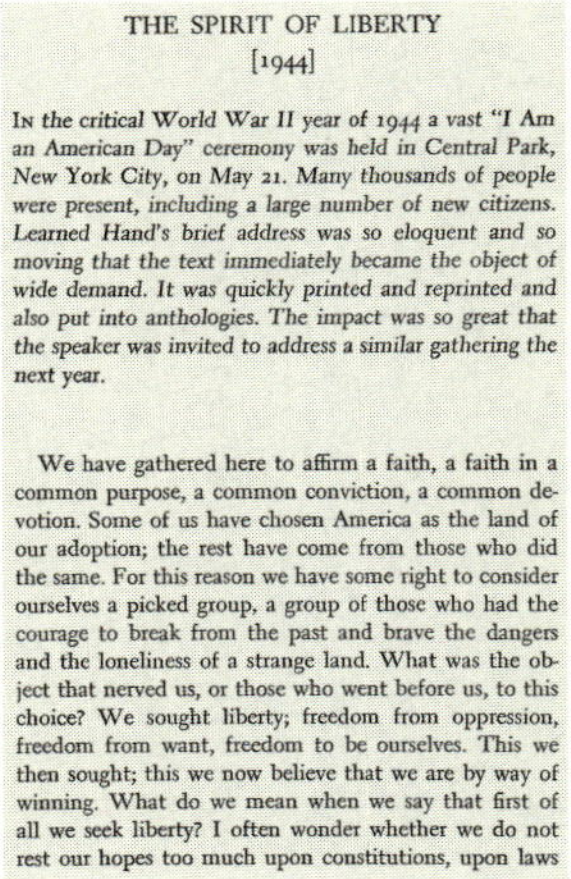

THE SPIRIT OF LIBERTY

[1944]

In the critical World War II year of 1944 a vast "I Am an American Day" ceremony was held in Central Park, New York City, on May 21. Many thousands of people were present, including a large number of new citizens. Learned Hand's brief address was so eloquent and so moving that the text immediately became the object of wide demand. It was quickly printed and reprinted and also put into anthologies. The impact was so great that the speaker was invited to address a similar gathering the next year.

We have gathered here to affirm a faith, a faith in a common purpose, a common conviction, a common devotion. Some of us have chosen America as the land of our adoption; the rest have come from those who did the same. For this reason we have some right to consider ourselves a picked group, a group of those who had the courage to break from the past and brave the dangers and the loneliness of a strange land. What was the object that nerved us, or those who went before us, to this choice? We sought liberty; freedom from oppression, freedom from want, freedom to be ourselves. This we then sought; this we now believe that we are by way of winning. What do we mean when we say that first of all we seek liberty? I often wonder whether we do not rest our hopes too much upon constitutions, upon laws

『*The Spirit of Liberty*』所収のセントラルパークでのスピーチ

コラム 4

ハンド判事の哲学

ハンド判事が法廷で述べた彼の哲学は、次の通りであった。

「主題の複雑さがどんな混乱を招こうとも、一つの事実が屹立していることを誰も決して忘れてはならない。高峰譲吉の発見以前には、最高の専門家たちが実用性ある形で活性成分を得ようと試みていたのである。腎上体を使うことは大変威力があったので、入手可能な最高の形態での通常治療法となった。高峰譲吉が彼の発見を発表するや否や、他の使い方は実質的に消滅した。私は絶対的にと言っているのではない。使い方の大部分は高峰譲吉の製品が占めていると申し上げている。これに関しての異議で有効なものは見当たらない。本当に異議は全く無いようである。事実が示す限りにおいて、昔の乾燥した腎上体の用途の中で残っているのは、誰もが危険だと認めている静脈注射のみである。これらすべての事実は、本特許の有効性に関連して考慮されるべきである。そうして高峰譲吉はこういう事実によって、いわば偉大なスタートを切ったのである。彼が保存剤の添加無しでの彼の酸性液の安定性について、オーバーに述べているのは事実である。厳密に言えば、密栓した瓶で長期間保存されるかもしれない薬局で、この剤形で適合しているわけではない。しかし、商業的あるいは実用的な安定性という表現は、弾力性のある文言であり、この事例では融通の効く文章構成が彼に当然与えられてよい。なんとなれば、彼は価値ある発明の著者であり、多くの超専門家が失敗してきた分野での成功者なのだから。

本法廷を閉会する前に法律の異常な条件について注意を喚起しておきたい。それは、たとえ初歩的な化学の知識が無くてさえ、本件のような議論を次に進めることが可能であるということである。訓練された化学者だけが本件のような事実に関して議論を進行させ得るのだから、非常に多くの時間を使うことによってのみ、結果の弊害を最小限にすることが可能となる。例えば、本訴訟でのフォン・フュルトのいわゆる「亜鉛化合物」の化学的性質、あるいは不活性有機化合物の存在という事例である。ドイツ国においては国民精神として、得られる人智のすべてを熱烈に動員して、彼らは全く違った行動をとる。そこにおける法廷では、判事には技術的な質

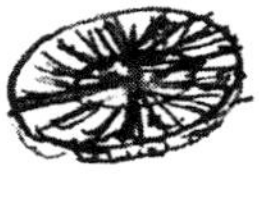

第7章 名称をめぐる混乱

「アドレナリン」には、四つの名前が与えられたという歴史がある。中でも米国のエイベルが活性本体と信じて不活性化合物に付けてしまった「エピネフリン」という名称は、世界中において、今日に至るまで大きな混乱をもたらしている。「アドレナリン」を公式に薬局方の名称に採用したいというアメリカ当局の要請を受けた時、ずっと市場を独占してきたパーク・デイヴィス社は、製法特許がすでに期限が切れていたために、商標「アドレナリン」を死守しなければならなかった。そのためこの要請を受諾できなかったことも名称混乱の一因となった。

1　四人の命名者

副腎髄質ホルモンは、分離・分析技術が未発達の時代の最初のホルモンであったため、純粋に取り出して化学物質として確認する道のりは極めて困難で長く、それに対する命名にも紆余曲折があり、一つの化合物に、それを取り出した研究者によって四つの名前が付けられた歴史がある。年代順に、スフィグモゲニン、エピネフリン、ズプラレニン、そしてアドレナリンである。

一八九四～九五年に、腎上体中に血圧上昇活性成分があることを証明したオリヴァーとシェーファーも、その成分を取り出そうとした彼らの弟子ムーアも、成分に具体的な名を付けなかった。鮮やかな止血効果を発見したベイツも同様である。それは、成分が一つか二つ以上かはっきりしないのでは、命名のしようがなかったのであろう。

最初の名前スフィグモゲニン（sphygmogenin）は、ウイーン大学医化学研究所のフレンケルが副腎からシロップ状の成分を取り出し、それが純粋であると信じて付けたのだが、純度が一定せず化学実験式も明示出来なかったので、それきりになってしまった[1]。

時系列的に次の命名は、ジョンズ・ホプキンス大学のエイベルによるエピネフリン（Epinephrin）である。研究報告の原文において活性成分をどのように命名したかは、この物語で最も重要な部分の一つなので、ここだけは必須であると考えられる文章は、原文も併記して示しておきたい。

エイベルは、彼の最重要論文[2]の中の二箇所で、名称を定義している。すなわち、本文中「Epinephrin」というタイトルの最初の節においては、「……であるから、私はヒルツルの命名法と調和させて、本血圧上昇作用物質をエピネフリンと命名する（Ich nenne daher die blutdrucksteigerunde Substanz in Uebereinstimmung mit Hyrtl's Nomenclatur Epinephrin.)」と記載し、ここでは血圧上昇物質という定義で命名している［注58］。

さて、問題はここから迷路に入るのである。エイベルは、この同じ論文の最後の要

注58　エイベルが準拠したオーストリアの解剖学者ヒルツルはギリシャ

語が好みで、腎臓を示す語幹としては、ラテン語系の「ren」ではなく、ギリシャ系の「nephr」を採用していた。ちなみに、このヒルツルと第3章でクロマフィン反応を使って副腎の組織を追究したことを紹介したドイツのヘンレ、この二人の偉人の著した解剖書は、明治四年（一八七一）に大学東校（東大医学部の前身）で始まったお雇い外国人教師による医学教育に教科書として採用されたが、日本全国から集められたおよそ三百人の若い俊秀も、理解するのに苦労したということである[3]。

約（Zusammenfassung）の文中では、「$C_{17}H_{15}NO_4$で表現される物質を、私はエピネフリンと命名する（die Formel $C_{17}H_{15}NO_4$ ausgedrückt wird und welche ich Epinephrin nenne.）」と書いた。

本文中では「活性成分」に対して命名しているので、化学構造を確定した後でこれを活性成分の名前に採用しても何ら差し支えなかったのだが、同じ論文の最後の要約に至って、分子式を明記して具体的にその化合物にエピネフリンと名前をつけたので、「活性成分」という抽象的なものにではなく、「ある分子」の名称がエピネフリンになってしまった。不幸にして、その「分子」には活性が全く無かったのである。エイベル本人はその分子が活性本体であると信じていたから仕方がなかったのだが、この名称の二重性が、後々本人も想像できないような大きな混乱を招くことになる。

一九〇三年にエイベルの助手であったアンベルクが、「エピネフリン（アドレナリン）の毒性」という短い報告を出した[4]。そのタイトルに、師エイベルが命名したエピネフリンとアドレナリンとを併記しているのは興味あることだが、それを読んだドイツのフュルトがエピネフリンは真の活性成分ではないので、この用語を私は使わないと厳しい宣言を発している。

三番目はドイツのフュルトによるズプラレニンである。彼は一八九七年から副腎生理活性成分探索研究について、ドイツの生理化学雑誌に連続して報告し、一八九九年の第三報で、「私が活性ありと見なす物質を簡潔に表現するために、ズプラレニン（Suprarenin）という名称を利用する（Der Kürze wegen will ich für die von mir als wirksam angesprochene Substanz die Bezeichung Suprarenin benutzen）」と記述した。

図65　アドレナリンの日本商標登録 第一七二四五号（明治三十五年五月三日登録）

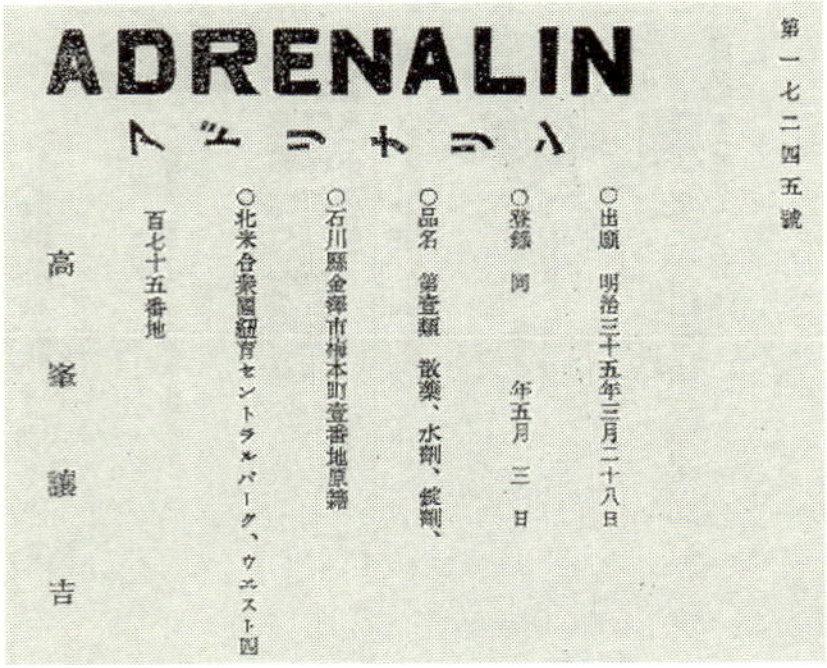
第一七二四五號

ADRENALIN

アドリナリン

○出願　明治三十五年三月二十八日

○登録　同　年五月　三　日

○品名　第壹類　散藥、水劑、錠劑、

○石川縣金澤市梅本町壹番地原籍

○北米合衆國紐育セントラルパーク、ウエスト四百七十五番地

高峯讓吉

注59　その後、大正十二年（一九二三）の関東大震災で登録原簿が消失したため、大正十三年十月十一日三共株式会社が「ADRENALIN アド

最後の四番目は、最初のスフィグモゲニンから五年後に高峰が発表したアドレナリン（adrenalin）である。一九〇一年刊の学会誌に掲載された高峰の論文には「……であるから、私は私が単離した私の物質を「アドレナリン」と命名する（I have therefore, termed my substance, as I isolated, “Adrenalin”)」と書かれている。高峰は、どういう分子式かということには関係なく、自分が単離し、その活性を証明した物質（厳密に化学式で示す化合物でない）に名前をつけているのである。[5] 先述のように彼が提示した化学式が間違っていたことがすぐに明らかになったが、アドレナリンは高峰がある特定の分子式に付与した名称ではなかったので、問題にはならなかった。

2　商標権

友人のウヰ《ママ》ルソンから助言を得て、高峰がアドレナリンという名前を決めたことは、第1章で述べた。高峰が米国で申請した商標「ADRENALIN」は、一九〇一年四月十六日に登録された。その商標の権利は、それから五年後の一九〇六年五月十四日、パーク・デイヴィス社（PD社）に譲渡された。[6]

この商標権は、それから二〇年後にアドレナリンが米国薬局方に初めて収載される場面で、大変重要な判断につながってくる。

高峰は日本においても、「ADRENALIN アドリナリン」の商標を明治三十五年（一九〇二）三月二十八日に出願し、それは同年五月三日に登録になっている［図65］［注59］。

この「アドレナリン」とは対照的に、「エピネフリン」は大学教授エイベルが造語した名称で、彼には商標権を取る意思はなかった。

リナリン」を申請して大正十四年四月二十三日付で登録が回復している。この回復原簿には登録消滅の記載がない。二〇〇四年二月三日、筆者が特許庁に閲覧申請して担当官に説明を求めたところ、権利消滅の記入を忘れたらしいとの回答を得ている(7)。現在日本では「アドレナリン」の商標登録は認可されないことになっている。

3 用語をめぐる論争

エイベルの付けた「エピネフリン」という名称を最初に問題にしたのは、ドイツのフュルトであった。彼は自分の学術報告(一九〇三年)の一つの脚注に、エピネフリンという用語は適切でないので、それを使用することを避けると述べている。そこでは、エイベルが単離したという物質が天然活性物質ではないことがその理由であると断言している(8)。

この最初の異議に続いて翌一九〇四年、ドイツのパウリは、「アドレナリンに関する知見」と題する学会誌報告の中の二六行の長い脚注で、エイベルのエピネフリンおよびエピネフリン水和物に対する言葉の概念が曖昧である上、活性物質本体をつかんでいないため、またエイベルが副腎活性成分を最初に採ったと他の研究者が誤解している例もあり、用語は不適切であるという意見を述べた(9)。

続いてロンドンで一九〇六年に起こったアドレナリンかエピネフリンかの議論は、用語をめぐる論争の中でも、その激しさと内容の濃さにおいて他を圧する感じがあるので、少し詳しく書いてみたい。

それは多くの売薬行商人や妙薬の売人による、いかさま、いんちき、ごまかしの時代から、道徳的な製薬、販売への移行期において起こった大変興味深い事件であった。

製薬のウエルカム社の生理学研究所(生物製剤や治療血清開発のため一八九四年設立)のデールが行ったライ麦の麦角《ばっかく》(ergot、種子に子嚢《しのう》菌が感染して生ずる)の生理学的、薬理学的研究報告の中に、アドレナリンを使用した実験結果が含まれていたことが

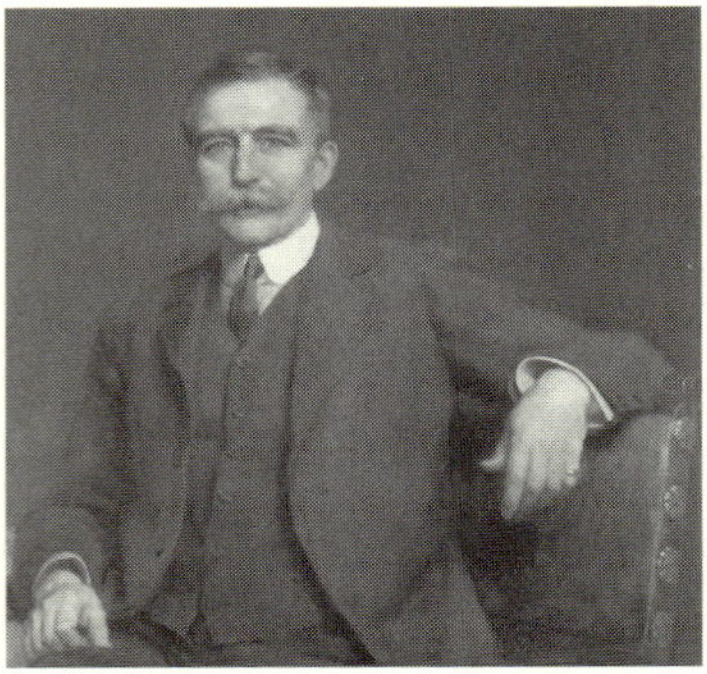

図66　英国製薬最大手バロウズ・ウエルカム社の創業者ヘンリー・ウエルカム

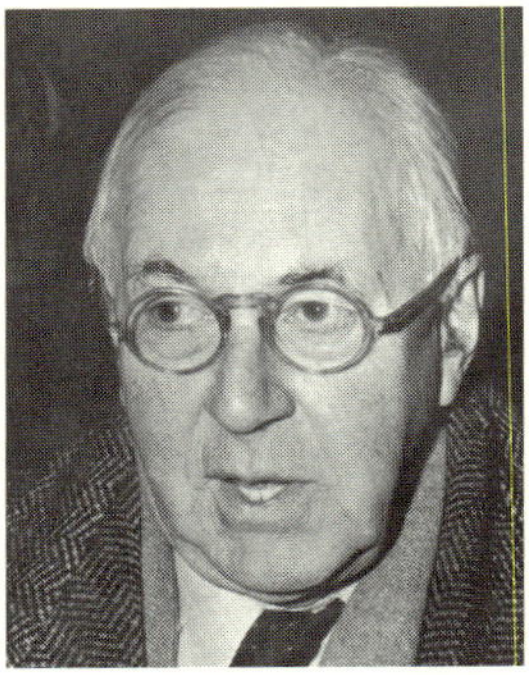

図67　一九三六年にノーベル生理学・医学賞を受賞した英国のヘンリー・デール

きっかけで、その事件は起こった。それから六週間、四〇通以上の手紙交換を含め、文字通り激しい論戦が繰り広げられた。それは、「一つの名称の中に何が？　ヘンリー・デールとアドレナリン、一九〇六」というタイトルで、ウエルカム医薬史研究所のタンジイ氏（E.M. Tansey）によって報告されている。思わず引き込まれて読み切ってしまう短編小説のような物語で、その内容は一八ページにおよぶ、極めて詳細な検証結果である。[10]

まずデールは、研究結果を発表するために、研究所長のダウソンに学会誌投稿許可願を提出した。それを知ったオーナーのウエルカム氏［図66］は、「アドレナリン」は米国PD社の登録商標であるので、それを避けて「エピネフリン」を使用するように指示した。デール［図67］は、それを拒否した。ウエルカム氏は、附属研究所は日常の企業活動から独立して運営され、研究員は自由に活動すべきという哲学を持っていたが、世界をリードする科学者とはいえ、従業員がオーナーの命令に従おうとしなかったのである。このときからちょうど三〇年後にノーベル賞をとるデールでなければ到底示せない、信念と闘志であった。理由は極めて明快で、英国の生理学会では腎上体髄質の生理活性物質は「アドレナリン」と表記することになっており、それは特定の会社の製品をさすものでないことは常識である。「エピネフリン」の使用は、不適切かつ不正確であるというのである。

彼の上司ダウソン所長の懸命の応援にもかかわらず、オーナーが「エピネフリン」使用の指示を変えなかった上、化学研究所（生理学研究所の一年後に設立）の副所長で「エピネフリン」をすでに自身の研究報告で使用していたジョウェットが議論に参加してきて、オーナーの希望に従うようダウソン所長に勧告した。

しかし、デールはどうしてもこの命令を受け入れることは出来なかった。彼はケンブリッジ大学のエリオット博士の研究報告やラングレー教授の公式見解による支援を受けて、ねばった。しかしそれでも認められなかったので、最後に、研究所には留まれない、退社は避けられないと意思表示した。その結果事態は一変し、オーナーはデールの投稿を許可した。

これで一件落着と思われたのだが、何と驚くことに二十四時間以内に、オーナーからダウソン所長に再び不許可を通告する電報が来た。ジョウェットが商標をめぐる訴訟の可能性をほのめかしたのである。

このあと多くの知識人をも引きずり込んだ長い論争に紙幅を費やす余裕はないが、遂にオーナーは、研究報告の脚注に注意深く商標とは無関係であることを明記する条件で、デールの投稿を許可した。この決定の後も、化学研究所のジョウェットは数か月間エピネフリンを使用すべきとのキャンペーンを継続したが、生理学研究所はそれを全く無視し続けた[10]。

ジョウェットは、一九〇四年に「エピネフリンの化学組成」と題する論文で、この活性成分にはいろいろな名前が付けられているが、たとえ不純な抽出物であったにしても、最初に命名したエイベルの「エピネフリン」を使用すべきであると冒頭に書いている［注60］。

一九〇七年トーマス・マベン（Thomas Maben, 身分がF. C. S. としか書かれていないが、英国化学会員かと思われる）が、英国薬学誌に副腎活性物質の研究史を簡潔かつ正確に

注60　この論文で興味あることは、最後にわざわざ追加項目を設けて、エイベルはまだ1/2・H_2Oを含む「水和物」の存在に執着しているが、ここに示した我々の実験で、そんな結晶水は存在しないことは明らかであるとジョウェットが主張していることである。彼はエイベルの化学が正しいと思っていなかったにもかかわらず、生理活性などには無関心であるかのように、エピネフリンという名称を正統としている。生理活性こそ大切とするデールとは、まったくかみ合わない化学者であった[11]。

しかし奇妙なことに、同じころジョウェットは、生理学研究所のバーガー（G. Barger）との共著で「エピネフリン関連物質の合成」というタイトルの論文を提出し、その最後に「生理活性試験を実施していただいたデール博士に感謝」とコメントを付け加えているのである[12]。

記述し、近年名称「アドレナリン」が「エピネフリン」より下に扱われているが、この物質に対する名称はアドレナリンしかないことを解説した上で、このジョウェットの「エピネフリン正統論」には無理があると述べている。[13] 彼はアドレナリンの正当性を主張するこの論文の最後に、アドレナリンに対して商標権を主張しないで一般名として使えるようにして欲しいという願望を述べているが、商標が財産である実業界では、それを受け入れることが出来なかった。その理由を、この章の後半に詳しく述べたい。

マベンはこの六年前、一九〇一年一月に高峰がニューヨークの学会で口頭発表するや否や、三月にはエディンバラの薬学会でアドレナリンについて簡にして要を得た紹介講演をし、三日後その概要を同会誌に掲載させたというスピードを誇りに思い、かつ責任も感じていたのである。[14]

ごく短くオーナーのウエルカムについて付け加えるならば、彼が友人バロウズ（Silas Burroughs）に誘われて二人でロンドンにバロウズ・ウエルカム社を創設したのは一八八〇年、バロウズの死後ウエルカム社としてそれは世界屈指の大製薬会社に成長したのだが、二人は共にアメリカ人であった。ウエルカムは、ウィスコンシン州北部の貧農でアドヴェンティスト派の巡回牧師の両親に厳格に育てられ、やっとそこから抜け出してフィラデルフィアの薬科大学を出て持ち前の才能を発揮し、最後には英国に帰化し貴族となった立志伝中の人物である。

ウエルカムはロンドンにやってくる前、米国の薬業トップ二社の製品の巡回販売人をやった経験があり、バロウズ・ウエルカム社を飛躍させた「タブロイド製剤」では、商標「Tabloid」の権利保持で大変な苦労をしたことと併せて、当時としては工業所有権に最も敏感で、米国製品に対して大変慎重な経営者であったことも、彼がデールに対しての判断に迷った理由ではないかと考えられる。同社が「Supra-renal Tabloid」という腎上体錠剤を販売していたことはすでに第4章（96ページ）に記述した通りである。

このウエルカム社の名称論争は、法的、科学的そして人間的ないろいろなレベルの教訓を含んでいると、著者のタンジイ氏は論文の結びに書いているが、これだけの問題を起こしていたという事実が、果たしてエピネフリンの命名者、米国のエイベルに伝わっていたかどうかを記録した資料に、筆者はまだ遭遇していない。

4　研究者の苦心——五番目の名前

このような経過を経て登場した複数の名称をいかに使い分けるかは、学者、研究者の頭痛の種になったようである。

五番目の一般名として「アドレニン（adrenine）」が出現したのは、英国であった。一九〇七年八月三日の薬学会誌に、おそらく高峰が大変興味を抱いたであろう研究報告が掲載された。アドレナリンの添加によるヴュルピアン反応を利用して、不飽和脂肪酸の一つであるオレイン酸の薬用商品中の鉄分を検出する手法に関する研究で、その一部はすでに第5章で記したものである。その最初のページの脚注に次のように書かれている。「この実験で使用した物質は、まとめてアドレニン adrenine という名称で表現するが、それらは adrenalin, suprarenin, suprarenalin および各社の副腎抽出液

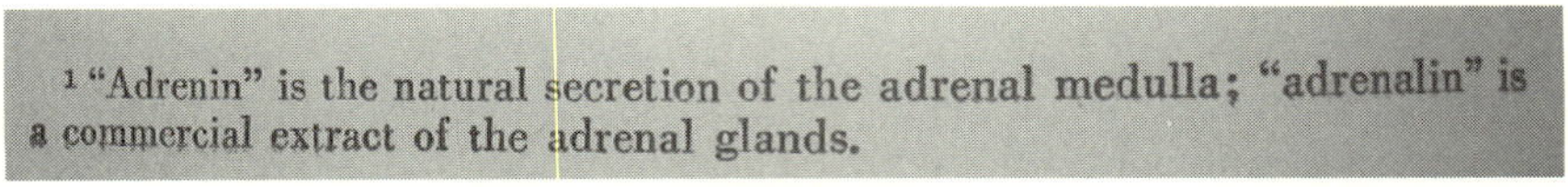
[1] "Adrenin" is the natural secretion of the adrenal medulla; "adrenalin" is a commercial extract of the adrenal glands.

図68　米国の生理学者キャノンの畢生の名著『*The Wisdom of the Body*（からだの知恵）』の44ページ脚注

を含んでいる」。前後するがこの論文では adrenine がタイトルの中に使われている。[15]

これ以後英国の論文にはアドレニンが広く使用されたようであり、[16] 血圧上昇効果の発見者の一人であるシェーファー教授も、ある招待講演でそれが妥当だと述べている。[17] また、ヘキスト社の合成品「ズプラレニン（suprarenin）」には、副腎から取り出したアドレナリンの半分しか活性がないことを証明したロンドン大学薬理学研究所のクシュニイ（A. R. Cushny）が書いた短報（一九〇八年五月二十三日付け）のタイトルが、「合成 suprarenin あるいは adrenine」となっているのもその一例である。[18] 彼はこれの本報では、タイトルにアドレナリンを用い、その脚注では、「実験にはズプラレニンのサンプルを使用したにも関わらず名称としてはよりよく知られているアドレナリンを用いる」と断っている。[19]

それから三年後の一九一一年、第6章で述べたように、米国においてアドレナリンの製法に発明性があると認定する歴史的な特許訴訟の判決があった。

時は進んで一九一三年、米国の生理学者でホメオスティシス（生体の恒常性維持）という概念を提唱したことで著名なキャノンは、最後の仕事としてアドレナリン作動性神経のインパルスの化学伝達物質がエピネフリンであることを証明しようとした。それは成功しなかったが、「動脈圧に対するアドレナリンの抑止効果」と題する報文では、adrenalin（小文字aで始まり、語尾のeなし）を使い、実験にはPD社の新鮮な製品を使ったと明記している。[20]

しかし、それからおよそ二〇年後に彼が出版した生理学の名著『*The Wisdom of the Body*（からだの知恵）』の44ページから始まるアドレナリンの解説文の欄外［図68］

には、「アドレニンは腎上体髄質からの分泌物質で、アドレナリンは腎上体から抽出した商品である」と簡潔に定義している[21]（傍線筆者）。彼は、エピネフリンは使ってはならない名称と認識していたのではないだろうか。

関連して、ちょっと驚くことがある。商品名として「アドレニン」を持つ三つの剤型の医薬品が、現在（二〇一二年）日本で市販されているが、それらがアドレナリンもノルアドレナリンも含有していないという事実である。

交感神経系の研究をライフワークとしたミシガン大学教授ダヴェンポートは、一九八二年「Epinephrin(e)（エピネフリン）」というタイトルで薬史総説を書いた。彼は同大学の初代薬理学教授であったエイベルを尊敬していた。ダヴェンポートはその総説の中で、「私が若かったころ」という書き出しで次のように回想している。「PD社のアドレナリンを使った時以外は、エピネフリンと記述しなくてはならなかった。加えてアドレナリンにまつわる盗作スキャンダルの噂があり、誰も真実を知らないのだが、その噂の元を探ろうとすることは神経をピリピリさせることであった[22]」［注61］。

これに関連して特筆すべきことがある。一九二七年、エイベルは「インスリンおよび他のホルモンに注目した生物学・医学に関係する化学」と題する長い総説論文を、有名な科学誌『*Science*（サイエンス）』に発表した。その中で彼は二つ重要な記述を残している。その一つは、彼が腎上体と文字通り悪戦苦闘していた時に高峰の訪問を受けた場面である。これが後々大きな誤解を生むことは、多くの解説書やエッセイが示している。もう一つ、余り気づかないが見逃せないセンテンスがある。同誌341ペー

注61　この回想と、PD社が「局方名にアドレナリンを」という提案を拒否して、「エピネフリンを採用されたい」と米国薬局方名称委員会に回答した手紙［図69］の日付一九二一年、および薬局方初収載の一九二六年とを比較すると、問題は誰も正しいと考えることを伝えず、そのため無意味な箝口令が布かれていたように考えられる。

付け足しのようであるが、著名なメルク・インデックス（『*Merck Index*. 13th Edition』2001）のNo.3650: Epinephrine の項に出ている名称は次の通りである。Epinephrine: adrenaline: levorenin: Bronkaid Mist: Epiglaufrin: Eppy: Glauposine: Primatene Mist: Simplene: Susphrine: Suprarenaline（計一一種）。一方そこに「動物の副腎からの単離」として引用されている文献は、高峰とオードリッチの論文それぞれ一編で、本書第4章の引用文献53と25とに相当する。Epinephrine という収載項目にもかかわらず、命名

者エイベルの名前も彼の報文もそこに記載されていない。

このダヴェンポートの総説[22]で、一か所重要な事実誤認が記載されている。「高峰は一度も出発材料の出所を示していない」という書き出しのあるパラグラフである。そんなことはない。一九〇〇年十一月五日に出願した米国特許730176号に、高峰は「牛、羊などの動物の副腎から」と動物の例をあげてから抽出操作を記述している。学者にとっては特許明細書を手に入れることは難しかったのかもしれないが、高峰の名誉のためにあえて記しておきたい。さらに付け足せば一八五六年のヴュルピアンの呈色反応の論文には、この反応を示す分泌物が発見できる多くの動物種名が記載されており、簡単に入手可能な家畜であれば特に種類を特定する必要も無いことは半世紀も前から明らかであった。

ジの左コラムの下方であるが、「腎上体からの分泌物質――アドレナリンあるいはエピネフリン（米国薬局方）[adrenalin or epinephrine (U.S.P.)]」という記述である。エイベルはアドレナリンを先に、その後に「あるいはエピネフリン」と記述しているのである[23]。この総説の出る前年に米国薬局方に「エピネフリン」という名称で初収載されたことも認識した上で、アドレナリンを先に書いている。エイベルが高峰に悪意を抱いていなかったことは、この書き方から明らかである。

5　一通の手紙と米国薬局方

米国でアドレナリンは、一九二六年に「エピネフリン」という名称で薬局方に初めて収載された。なぜ活性のないエピネフリンが副腎ホルモンに対する薬局方名に採用されたのであろうか？　長い間日本で多くの学会、行政、企業の関係者を悩ませてきたこの疑問を解く鍵が、ごく最近明らかにされた。ある雑誌[24]に掲載された高峰譲吉の遺書に関するエッセイの中で、一通のビジネス書簡［図69］の存在が明らかにされた。その書簡についての記述の重要な部分を以下に抜粋する。

「……現に当時のParke, Davis社のO. W. Smith社長の一九二一年十一月十九日付の高峰への書簡によれば、商標登録が一、二年の内に切れそうであるから商標を再登録するよう要求し、また、アメリカの局方改訂委員会が改訂版に「Adrenalin 溶液」としてこの商標の〝Adrenalin〟の名前を使おうとしているので、Rosengarten 委員長に〝Adrenalin は未だに有効な商標である事〟を示唆し、これを使わずに〝Epinephrin〟を使うよう申し入れたとある」（傍線筆者）。

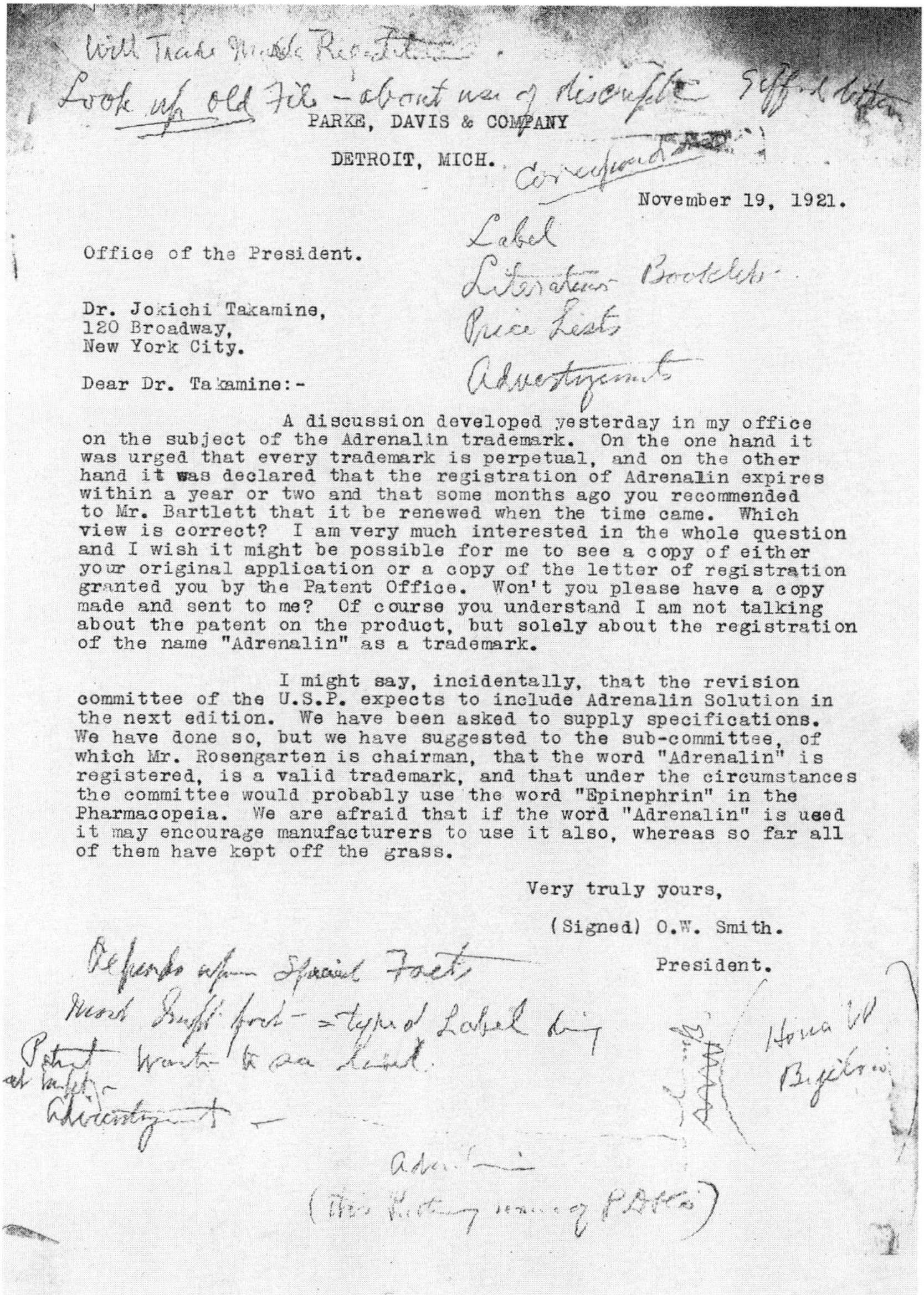

PARKE, DAVIS & COMPANY

DETROIT, MICH.

November 19, 1921.

Office of the President.

Dr. Jokichi Takamine,
120 Broadway,
New York City.

Dear Dr. Takamine:-

A discussion developed yesterday in my office on the subject of the Adrenalin trademark. On the one hand it was urged that every trademark is perpetual, and on the other hand it was declared that the registration of Adrenalin expires within a year or two and that some months ago you recommended to Mr. Bartlett that it be renewed when the time came. Which view is correct? I am very much interested in the whole question and I wish it might be possible for me to see a copy of either your original application or a copy of the letter of registration granted you by the Patent Office. Won't you please have a copy made and sent to me? Of course you understand I am not talking about the patent on the product, but solely about the registration of the name "Adrenalin" as a trademark.

I might say, incidentally, that the revision committee of the U.S.P. expects to include Adrenalin Solution in the next edition. We have been asked to supply specifications. We have done so, but we have suggested to the sub-committee, of which Mr. Rosengarten is chairman, that the word "Adrenalin" is registered, is a valid trademark, and that under the circumstances the committee would probably use the word "Epinephrin" in the Pharmacopeia. We are afraid that if the word "Adrenalin" is used it may encourage manufacturers to use it also, whereas so far all of them have kept off the grass.

Very truly yours,

(Signed) O.W. Smith.

President.

図69　P D社 O. W. Smith 社長から高峰への書簡（山本綽氏提供、本文中の「一通の手紙」）。この手紙に高峰が書き込んだと想像されるメモ（判読不可能な字は＊で示す）上部：With Trade Mark Registration、Look up old File - about use of descript ＊＊、Gifford letter、Correspondence、Label、Literature、Booklets、Price Lists、Advertizements、下部：Depends upon Special Facts、 Most ＊＊、typed Label being、Patent、Want to see limit、Advertizement、Adrenalin（This ＊＊＊＊＊＊ name of PDavis）、（Hissa Bigelow）。

当時すでに高峰から商標権を譲渡されていたPD社が、アドレナリン液剤の独占市場を守るために、当局に対し〝Adrenalin〟の採用を拒否する代わりとして、〝Epinephrin〟を推薦した結果、それが米国薬局方名として採用されたことを、この書簡は明確に示している。

アドレナリンが結晶化された一九〇〇年と、この局方初収載一九二六年とのほぼ中間時点の一九一一年に、高峰とPD社にとって極めて重要な特許係争があった。アドリン（Adrin）という類似商品を発売したマルフォード社（H. K. Mulford Company）を相手取り、高峰より特許権を譲渡されていたPD社が特許侵害訴訟を起こし、勝訴したことは、第6章で詳しく述べた。優れていると法廷で認められた高峰・上中の抽出法によって製造されたPD社商品の品質の高さが、世界に広く示されたこともお伝えしたところである。

こうした経過を経て成立した製法特許も一九二〇年に法定期限が切れ、そのあとは独占市場への他社商品の参入を防ぐ唯一の方法は、広く浸透した商標Adrenalinの権利死守であった。企業としてとったこの判断には問題が無く、決して責められるべきものではなかったが、PD社が効果のない「Epinephrin」以外の名称を当局に推奨していれば、これほどの混乱は避けられたかもしれない[注62]。

6　日本薬局方・名称の変遷

二〇〇六年の第十五改正日本薬局方において、過去一〇年間採用されていなかったアドレナリンという名称が復活し、初めて正式名称として記載された[図70 a]。アド

注62　ちなみに各国での薬局方名は、多くはアドレナリンか類似名が採用されているが、大論争のあった英国では、Adrenalineを上に、その下に同じ大きさの文字でEpinephrineを記載し(25)、ヨーロッパ薬局方（*European Pharmacopoeia*5.0）ではAdrenaline, Noradrenalineのみで、Epinephrine, Norepinephrineは記載されていない(26、27)。

レナリンという名称の正当性を主張してきた有識者八名のアピールが勝ち取った大きな成果であった。[28] 三五年間正式名称であったエピネフリンは、小さな活字の副名称となり、収載品の目次から消え去った（表４参照）。しかし、アドレナリンが結晶化されたお膝元の米国では、薬局方名は初収載（一九二六年）時点からエピネフリンであ

アドレナリン
Adrenaline
エピネフリン

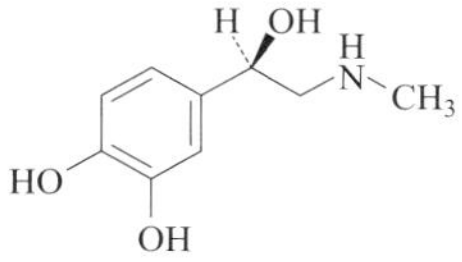

$C_9H_{13}NO_3$：183.20
(1*R*)－1－(3, 4－Dihydroxyphenyl)－2－(methylamino)ethanol
[*51－43－4*]

本品を乾燥したものは定量するとき、アドレナリン（$C_9H_{13}NO_3$）98.0%以上を含む。

図70a　第15改正日本薬局方（2006年）に正式名称として初収載されたアドレナリン

EPINEPHRINA
Epinephrine
Epineph.—Lævo-Methylaminoethanolcatechol
$C_9H_{13}O_3N$

Description and physical properties—A white or light brownish, microcrystalline, odorless powder, gradually darkening on exposure to the air.
Epinephrine is very slightly soluble in water and in alcohol. It is insoluble in ether, chloroform, acetone, and in fixed or volatile oils.
Tests for identity and purity—Epinephrine combines with acids, forming salts which are readily soluble in water, and from these solutions the base may be precipitated by ammonia or alkali carbonates.
The acid solution is not affected by solutions of trinitrophenol, tannic acid, phosphomolybdic acid, mercuric potassium iodide, or platinic chloride.
A saturated aqueous solution of Epinephrine is slightly alkaline to litmus paper.
A slightly acid, aqueous solution of Epinephrine (1 in 1000) gives with ferric chloride T.S. an emerald-green color, turning to cherry-red and finally to brown on standing. Other oxidizing agents produce red, pink or violet colors which change to brown. Fixed alkali hydroxides cause the solution to darken on standing, but do not precipitate the Epinephrine.
The ash from 0.1 Gm. is negligible.
Preserve in well-closed containers, protected from light.
AVERAGE DOSE—Hypodermic, Metric, 0.0005 Gm.—Apothecaries, 1⁄120 grain.

図70b　1926年１月１日施行の米国薬局方のエピネフリンのページ（以後名称の変更なし）

表 4　副腎活性物質の日本薬局方名称の変遷

薬局方改正	年度	正式名称	副名称＊＊
第 5 改正	1932	**エピレナミン**＊	なし
第 6 改正	1951	同上	なし
第 7 改正	1961	同上	なし
第 8 改正	1971	**エピネフリン**	エピレナミン
第 9 改正	1976	同上	エピレナミン、**アドレナリン**
第10改正	1981	同上	同上
第11改正	1986	同上	同上
第12改正	1991	同上	同上
第13改正	1996	同上	なし
第14改正	2001	同上	なし
第15改正	2006	**アドレナリン**	エピネフリン
第16改正	2011	同上	同上

太字はその名称の初収載。＊副腎活性物質初収載。＊＊副名称は目次に記載されない（索引には掲載）。
ノルアドレナリンも、アドレナリン同様第15改正から正式名称となった（それまでの正式名称ノルエピネフリンは副名称に）。

り、今日まで一度も変更されたことがない［図70 b］。

一八八六（明治十九）年に制定された日本薬局方に、アドレナリンに相当する腎上体活性物質が初めて収載されたのは一九三二年の第五改正薬局方で、名称は、「塩酸エピレナミン液 Epirenamine」であった。それはギリシャ語の epi（上）、ラテン語の rēn（腎臓）そして amine（化学名）を組み合わせた日本独自の造語である。「アドリナリン」は当時日本では三共株式会社の登録商標のために採用できず、「エピネフリン」は活性本体で無いことも認識していたので、「エピレナミン」は提案者苦心の作だったのだが、ヨーロッパの二大言語、ギリシャ語とラテン語のこの組み合わせには、西洋の科学者は抵抗感を抱いたに違いない。

それから三九年後の一九七一年、第八改正で局方名が突然「エピネフリン」に変更された。そのときは敗戦からすでに二六年が経過しており、戦後しばらくのような米国の影響は無かったはずで、なにかそれなりの理由があったに違いない。アドレナリンの歴史を正確に調査していれば、こんなに簡単に改訂するはずはないが、その理由をいまさら詮索する必要もないであろう。

この時点では、高峰はもちろん、上中もすでにこの世にいなかった。歴史に「たられば」はないが、上中が生きていたら、理を尽くして異議を唱えていたかもしれない。

7　残念な誤解

『高峰譲吉の生涯』という共著書(29)の313ページに次のような文章がある。「(前略) 十月末までの間に彼は、『アドレナリン』という名称をでっちあげ (coin) て、十一月五日には米政府への特許申請を出したのである。(後略)」。この文は、ミシガン大学教授ダヴェンポートが書いた「Epinephrin(e)(エピネフリン)」というタイトルの薬史総説(22)の中で、エイベルの長文の総説(23)の中の回想部分を紹介した文章の一部を翻訳したものである。ここで「彼」は高峰のことを指す。

この「coin」という言葉を、「でっちあげ」と翻訳したことには問題があったようである。なんとなれば、エイベルも自分の総説に「私は『エピネフリン』という名称をでっちあげ (coin) た」と書いたことになるのである。すなわちエイベルはこの自分の総説で、腎上体活性成分の抽出研究を振り返っているのだが、340ページの最初の項で、「エピネフリンが米国薬局方の名称に採用されているが、それは自分によって三〇年前に造語された (This name was coined by me thirty years ago at a time when I supposed that (後略、傍線筆者))」と書いている。「coin」を「でっち上げ」と翻訳すると、エイベルも「エピネフリン」という名称を「でっち上げた」ことになってしまう。「coin」は「造語する」という動詞であって、普通の英和辞典に「でっち上げ」という訳語は載っていない。

動物生理学者でもあるこの著書の分担執筆者が、このように翻訳された背景には、次のようなことがあったのではと筆者は考える。日本から「adrenaline」という文字を含む研究報告を米国の学会誌に投稿すると、必ずそれを「epinephrine」に訂正するよう指示があり、そうしないと学会に受理されない、日本の学会誌にもその影響が及んで来るということを聞く。医学者や医師にとって、腎上体に関する用語がほとんどすべてラテン語由来の「adrena」という語幹を含んでいるのに、原稿の中に一つだけ「epinephrine」というギリシャ語幹（感）の異なる用語が混じってくることに違和感を覚えていたことは、容易に理解できることである。そもそもエイベルが「epinephrine」と名付けた物質には生理活性が全く無いのである。まして日本でも薬局方でアドレナリンが採用されていないことに、多くの関係者は疑問を覚える状況が長く続いていた。しかし、前述（165ページ）の「一通の手紙」が示すような状況を誰も知り得なかったのだから、どうしようもなかった。医師、医学者そして関係者の長い間の強いこだわりは、この章の「用語をめぐる論争」の節で描写した英国の生理学者デールの抱いていた割り切れない気持ちと、ほとんど同じではなかったかと推察する。

そこへダヴェンポートが書いた前出の薬史総説に、エイベルの追想として、「一九〇〇年のある秋の日に高峰がエイベルを研究室に訪問し、腎上体成分抽出研究の状況について説明を受け、多くの質問をして帰って行った」ことが記載された。それを読んだ人々は、あたかも高峰がそのエイベルの手法を盗んだ、すなわちアドレナリンは「盗作品」であるという噂が流れたと解釈するようになった。この総説の最初のページには、エイベル、高峰、オードリッチ、ホートン計四名の登場人物の略歴が一表にして掲げられ、年代を追ってアドレナリンの歴史が記述されている。引用文献も四五報記載されていて、重要な総説と評価してよいものである。もちろんここでは、ダ

注63　ダヴェンポートは、彼がエピネフリンに興味を抱いた一つの動機が、アメリカの世界的な生理学者で交感神経系の研究をライフワークとしたキャノンが、最後の仕事としてアドレナリン作動性神経インパルスの伝達物質がエピネフリンであることを証明しようとして成功しなかった事実を知り、その原因を知ろうとしたことであったと、この総説の冒頭に書いている(22)。その栄冠はノーベル賞となって、スエーデンのオイラーの手に落ちたのだが、オイラーは「ノルアドレナリンの二〇年」と題するある記念講演で、この分野におけるキャノンの大きな功績を称えている(30)。

ヴェンポートはエイベルの活躍を詳細に記している。しかしこの中に書かれた流説が日本人に誤解を与える恐れが無きにしもあらずと考えた筆者は、英語ネイティヴな人がどのように読むか確認しておきたいと思って、滞米五〇年以上になる理科系大学教授である親しい日本人の友人と、米国籍で日本語の読めない彼の令嬢とに読んでもらって読後感を聞いた。ダヴェンポートさんは穏やかな人物で、高峰盗作といった印象を与えるような総説ではないということであった［注63］。

ダヴェンポートは、おそらく本人の意思に反して誤解を生んだ、そしてエイベルも望んでいなかったと思われる表現を含んだこの総説を発表してから九年後、「神経刺激の化学伝達の概念に関する初期の歴史」と題する広範な科学史を書き、再びアドレナリンに触れることになる(31)。ところが奇妙に思えるのだが、その中ではエイベルという名前は本文にも引用文献（計八四報）にも書かれていない。高峰の名前は本文に五か所出てくるが、一つは「The man who succeeded was Jokichi Takamine（成功したのは高峰譲吉である）」という七語の明解な単文の中である。ダヴェンポートは、尊敬するエイベルが、こと副腎の化学史に関しては取り上げるべき功績を残した人物でないと、歴史の進行と共に認識するようになったと思われる。

繰り返すようであるが、もし高峰が盗んで成功するような独特の手法をエイベルが持っていたら、それを使ってエイベル自身がすでに結晶を採っていたはずであり、「盗作」は矛盾する解釈であったからである。高峰が訪問から帰ってからでも、十分な時間がエイベルにはあり、彼の学界における地位から考えて、その成果は間髪を入れず学会誌に掲載可能であった。エイベルが最後までアドレナリンを単離出来なかったことは、詳述してきた通りである。

アドレナリンの単離が専門分野でどう理解されているかを示す書物を一つだけ紹介して、この章を締めくくりたい。すなわち、米国生理学会刊行の『生理学ハンドブック』という大著には、アドレナリンを腎上体から取り出した研究者としては、高峰とオードリッチの二人のみが記載されており、エイベルの名前もフュルトのそれも見当たらないのである。[32]

◇　◇　◇

一つの生体成分の命名に、これほど複雑な歴史を持つものは、副腎髄質ホルモンの他には無いだろう。単離競争開始から五つの名称が提案された一世紀半を経過して、アドレナリンとエピネフリンの二つが世界で生き残った。盗作説や人種偏見から、アドレナリンという名称が嫌われ、エピネフリンがアメリカ薬局方の名称に採用されたという長い間の誤解を、この章で「一通の手紙」とエイベルが書き残した文章とを詳細に紹介することによって氷解出来たとすれば幸いである。

第8章

結晶化のあと

分離・分析技術が未発達の二十世紀初頭において、微量高活性の天然物が結晶で手に入るということは、今日では想像できないほど画期的なことであった。簡単に購入できるアドレナリンの結晶は、有能な研究者に思う存分腕をふるわせ、理論と実用の両面において、多くのノーベル賞につながる業績を含めて、医学、生理学、薬学を大きく、また広く進展させることになる。

アドレナリンは、同じ高峰の発明であるタカヂアスターゼと共に、一〇〇年を超えてなお、無くてはならない医薬品として活躍している。

1　エイベルのつらい幕引き

アドレナリンの結晶化以後、現代まで続く研究の歴史を詳述するのは本書の目的ではないので、興味をひくと思われる話題に限って記して行きたい。

エイベルは、自称の「ヘマ」から抜けだそうと努力を続けたが、そのほとんどは空しい結果に終わった。一九〇三～〇四年に、彼がエピネフリンには1/2・H_2O の結晶水が付着していると報告[1、2]したことに対して、イギリスのウエルカム化学研究所のジョウェットが、わざわざ自分の論文の最後に追記の節を設けて、そんなものは存在しないと厳しく指摘していることなどはその一例である。[3]

一九〇一年から一九〇五年の間に、エイベルが発表した計一〇編の論文[1、2、4、5、6、7、8、9、10、11]は、技術レベルから考えてほとんど無意味であるが、努力の人エイベルのために、これだけはと考えるところを二つだけ紹介しておきたい。

一九〇三年に米国薬学会誌に掲載された報告の中で、彼は自分の実験の不手際を次のように記して、手法が徹底していなかったことを反省している。すなわち「活性成分が塩基性化合物なので抽出液にアンモニアを添加することで、柔毛状の沈殿を生成させ得ると、高峰と同じように考えてやってみたのだが、抽出液の濃縮度が足りなかったのか、アンモニアの添加量が不足していたのか、成分は私の手から逃げたようだ」と。[2]

そしてもう一つは、これと同じ年にドイツの学会誌に提出した論文[9]である。エイベルはその中で、「アンモニアおよび他のアルカリによって腎上体の抽出濃縮液から成分を結晶状態で沈殿させるという重要な観察結果は、高峰に負うものである（高峰に感謝を表す義務がある）」と明瞭に表現し、そこに高峰の一つの論文[12]を引用し、「さらに遅れて同じものをオードリッチも採取した」と記述した。

エイベルのこの文章は、一部に流布されてきた「高峰盗作説」と「エイベル悪者説」を否定するものである。一九〇〇年の秋に訪問してきた高峰が、すでに結晶を採取したと、なぜ話してくれなかったのだろうかという残念な思いをエイベルは内心持っていただろうが、それがこういう噂になって今日まで暗い影を落すことになったのは、エイベルにとっても心外なことであったに違いない。

エイベルは一八五七年五月十九日、米国オハイオ州クリーブランドで、農民ジョージ・エイベルとマリー・ベッカーの子として生まれた。十五歳のとき、八人目の子供を生んだ母を産褥熱で失っている。クリーブランドの高校をトップで卒業し、一八七六年にミシガン大学に入学、三年生終了時、お金がなくて中退し、以後三年間教師、校長、およびインディアナ州ラポルテ（La Porte）の教育長を歴任した。ここで高校教師をしていた未来の妻マリー・ヒンマン（Mary Hinman）と巡り合った。

ラポルテに滞在した三年の間に、彼は医学の道に進むことを心に決めた。彼は、最初から実技よりも研究を志していた。一八八二年にミシガン大学に戻ったエイベルは、学部コースを修了するのだが、そのほとんどの時間を、医学部の生理化学者ボーン（Victor Vaughan）と生理学者スウォール（Henry Sewall）の元で学んだ。一八八三年に卒業し、ヒンマンと結婚し（のち子供三人）、ボルチモアに引っ越す。そこで彼は、ジョンズ・ホプキンス大学の生理学者マーチン（Henry Newall Martin）の研究室で一年間働いた。

一八八四年、薬学研究の世界の中心として評判が高くなってきたドイツに魅せられ、ライプチッヒの著名な生理学者ルードヴィッヒ（Carl Ludwig）の研究室に職を得た。しかし、彼はすぐに高度な医学研究を実施するには基礎が出来ていないことを自覚し、基礎的な生理医学研究の知識を強化するためにライプチッヒの医学校に入学する。通算六年半ドイツ、オーストリア、スイスの大学で勉強したのち、一八八八年にドイツ、シュトラースブルク大学から医学博士号を取得している。

　このように苦学して研鑽を積み、故国で花を咲かせたエイベルは、立派な教育者としてアメリカの薬学史に長く語り継がれている。研究の面で特筆すべきは、多くの研究者が挑戦して叶わなかった膵臓ホルモン・インスリン（糖尿病の薬でもある）の結晶化に一九二六年に成功し、それはタンパクの構成単位である一種のペプチド（アミノ酸の連鎖）であると報告したことである。当時アドレナリンのような小さな分子でないペプチドは、生理活性を示すことはないというのが学界の常識で、彼の提示は批判的な目で見られたが、エイベルの正しいことがやがて証明されることになった(13)。アドレナリンの結晶化であれほど、もがきにもがいても成功しなかったエイベルに、神は微量の亜鉛の混在した試薬——その亜鉛を核として結晶化が始まるのであるが——そういう溶剤を用意し、インスリンを結晶化させるという恵みを与えたのかもしれない。エイベルは実験中の爆発事故で片目を失い、片腕に傷を負いながらも実験を止めなかったという凄い頑張り屋であった［注64］。

2　広がる研究分野

アドレナリンが炭素九個から成る単純な骨格の有機化合物であるということが判明したことは、世界の生理学者の興味を強く引き付け、それぞれの専門分野での研究を展開させた。表5に記載した報告のタイトルと発表年から、研究の発展状況が推定で

注64　エイベルの一〇編の最後の論文(10)、それは今や意味の無い内容のものであるが、一九〇五年の学術誌に掲載された。その年にエイベル自身が創刊した生化学会誌 *The Journal of Biological Chemistry* の第一巻、第一号、第一ページに現れた「エピネフリン水和物の分解について」というタイトルの研究報告である。

　その翌年英国で生化学会誌 *Bio-chemical Journal* が創刊された。この学術誌は、第4章（76ページ）でその業績を詳しく紹介したベンジャミン・ムーアによる創刊であった（ホイットレイ（Whitley）との共同）。かって腎上体活性成分の純粋化でしのぎを削ったこの二人によって、ほぼ同時に創刊されたこの米英の二つの雑誌は、その分野を専門に選んだ研究者が一度は自分の論文を掲載してほしいと願う有名な学術誌に成長し、百年を超えて今もその名声を誇っている。多才なムーアは一九二二年三月、五十五歳で没したが、二週間後には、英国の誇る科

表５　各国でのアドレナリン作用研究の急速な進展

国	年代	論文のタイトル	文献
仏	1902	触媒作用性成分の有機体機能に対する影響：スペルミン、セレブリンおよびアドレナリン塩酸塩	1）＊
仏	1902	アドレナリンの実験的研究	2）
独	1902	副腎糖尿病の理論に関する研究続報	3）
英	1903	アドレナリンによる糖尿の性質について	4）＊
独	1903	アドレナリンの注射によって発生する兎の大動脈硬化について	5）＊
墺	1903	胃中に取り込まれた毒物の吸収を腹腔中へのアドレナリン注射が遅延させることについて	6）＊
米	1903	アドレナリン投与の血糖値および血管外血液凝固に関する研究	7）＊
独	1903	アドレナリン投与後の糖分排出と他動的発熱の影響	8）
独	1904	アドレナリン（ズプラレニン）に関する知見	9）
英	1904	アドレナリン中毒が肝臓に及ぼす影響・特にグリコーゲンに焦点をあてて	10）＊
米	1905	大脳血管に対するアドレナリンの作用	11）＊
独	1905	アドレナリンに関する実験的研究	12）＊
英	1905	鳥類の尿中への糖分および窒素化合物の排泄に対するアドレナリンの影響	13）＊
英	1905	アドレナリンに間接的に関連する物質の生理活性について	14）
英	1905	アドレナリン関連物質の合成	15）
英	1905	アドレナリン関連物質の生理作用	16）
独	1906	アドレナリンの作用に注目しての血管筋肉組織の性質について	17）＊
独	1906	アドレナリン分泌の生理学と実験病理学について	18）
独	1906	合成ズプラレニンと若干のその誘導体の薬理作用	19）
独	1906	アドレナリン類の合成と化学構造	20）
独	1906	アドレナリンの化学構造	21）
英	1906	アドレナリンの皮下注射に関する研究	22）＊
独	1907	クロム親和性組織抽出物（アドレナリン）の眼圧に対する影響について	23）
独	1907	排尿に及ぼすズプラレニンの作用について	24）
英	1907	アドレナリンとその合成	25）

墺＝オーストリア。文献１）〜25）の書誌データは241ページの図表出典一覧・表５参照。
＊印は、ＰＤ社のアドレナリン製品を使用した実験（計11）。

きる。

この表で、米国ＰＤ社のアドレナリン製品を使用した引用文献は、＊印の一一報で、その他の報告で利用された市販品の記述が七種類あり、自分でわざわざ抽出物を調製しなくても仕事ができる研究環境が次第に整い、研究の速度と精度が格段に上がったことがうかがえる。

学誌『ネイチャー』に追悼記事が掲載されている(14)。奇しくもその年の秋、高峰譲吉がこの世を去った。それから五年後、生化学の創始者であり、先輩に当たるノーベル賞受賞者ホプキンス（F. G. Hopkins）によって、ムーアの死を惜しみ功績を称える論文が、肖像写真と共に学会誌に寄せられている(15)。

エイベルの腎上体成分に関する最後から二つ前の研究報告(1)では、高峰、オードリッチ、フュルトおよびパウリの提出したC、H、Nの元素分析値と自分のベンゾイル誘導体のそれとを対比して、サンプルの調製法および元素分析法の違いなどを論じている。すべて決着がついたと大方が判断していたころに、ここまで語らなくてもよいのにと気の毒に思うような労作である。どこまでも真面目な学者・研究者であったのだろう。

ドイツ・ヴュルツブルク大学生理学研究所のマイヤー（Oskar B. Meyer）の長文の研究報告(16)では、ウエルカム社の錠剤製品から抽出した液を用いての実験結果を一四項目に分けて簡潔に要約しているが、その一つには「血中にアドレナリン類似の物質が発見された」とある。それはノルアドレナリンの存在を予言しているようであり、もう一つには、アトロピン、コカイン、クラーレは、それぞれ違った強さで血管拡張作用を示したが、それはアドレナリンと拮抗する作用であると述べている。

3　ホルモンという名称

アドレナリン単離の最初の発表を高峰が行ってからちょうど一年後、イギリスの生理学者ベイリス［図71右］とスターリング［図71左］が、犬を使った実験で、二番目のホルモンを見つけた。ベイリスの妹がスターリングの妻であるという間柄の共同研究者であった。二人は、犬の小腸に希塩酸を注入すると、アルカリ性の膵液がドッと出てきて、それを中和する。この反応が、当時信じられていたように神経の反射で起こるのではなく、腸の粘膜に未知の物質が発生して、それが血液中を流れて膵臓に刺激を与えるということを見つけたのである。セクレチン（secretine）の発見である。

ベイリスとスターリングの二人が、このセクレチンや、すでに注目の的であったアドレナリンのような内分泌生理活性物質に対してホルモンという名称を提唱するのには、それからまだ三年の月日を要した。彼らはその造語にあたって、英国ケンブリッジ大学の生理学者、ハーディーの示唆を受けた。

そのハーディーがどのようにしてこの名称を想起したのだろうか。それについての

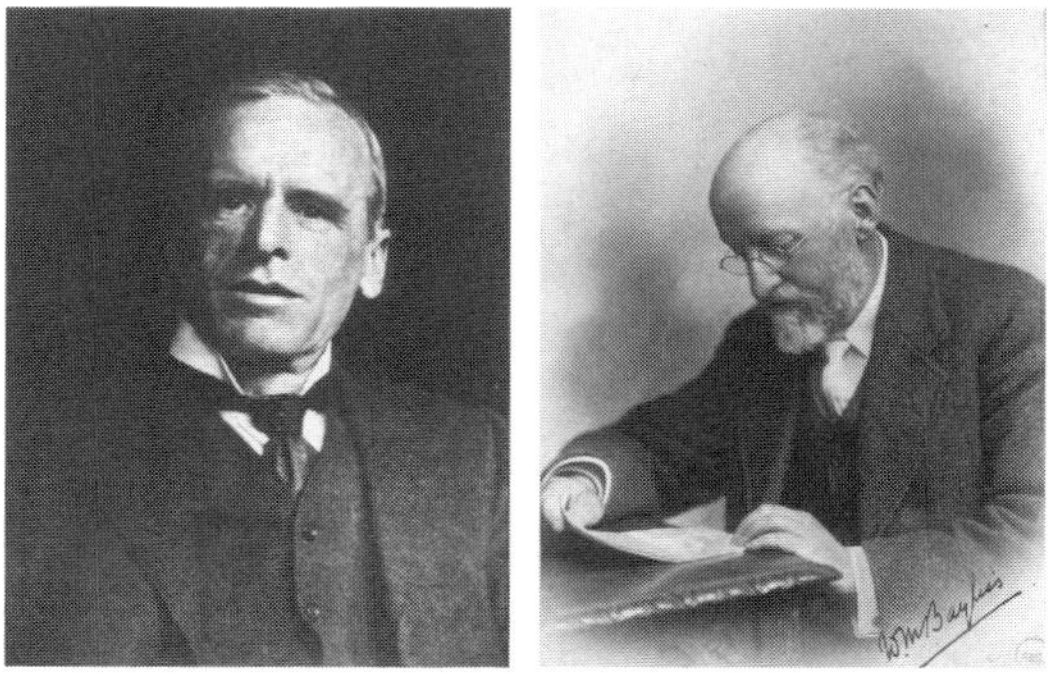
図71 「ホルモン」の共同命名者、ウィリアム・ベイリス（右）、アーネスト・スターリング（左）

貴重な記述が、ニーダム（Joseph Needham、中国人生化学者、ケンブリッジ大学特別研究員）によって残されている。[17]

大学の町ケンブリッジでの、ある日のことである。スターリングがハーディーに招かれて、キーズ・カレッジ（Caius College）のレストランで夕食をご馳走になっていた。二人は、血液中に分泌されて身体の他の部位に刺激をあたえる活性物質に対して、適切な用語が必要であるということで意見が一致。早速古典学者ヴェシー（W. T. Vesey）に相談する。ヴェシーは刺激する、あるいは喚起するというギリシャ語の動詞「ormao」を教えた。それに基づいてスターリングとベイリスの二人で、「Hormone（ホルモン）」という名称を造語したのである。

4　合成と化学構造

（1）　合成による構造決定

ドイツの染料および精密化学工業の最大手ヘキスト社は、フュルトが取り出した副腎髄質活性成分を「ズプラレニン Suprarenin」という商品名で、一九〇〇年に発売した。それが高峰・上中が単離したのと同等の効力、副作用、安定性を保証する製品であったかは不明であるが、あらゆる医療場面での止血剤として推奨された。当然のことのように、競合品がたちまち市場に出現し、ある会社は、くる病や癲癇《てんかん》にも効くと宣伝した。[18]

ヘキスト社は、続いて研究所化学部長のシュトルツをリーダーとするアドレナリン合成プロジェクトをスタートさせ、一九〇三年の八月から十二月の間に出願した三件

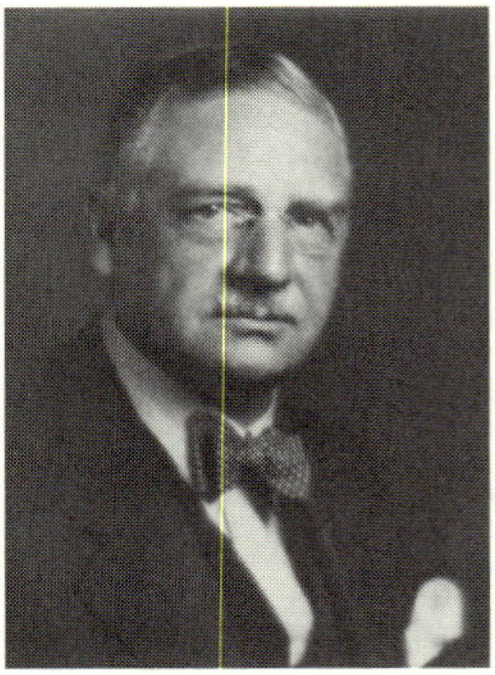

図72　ドイツの生理学者オットー・レーヴィ。神経刺激の化学伝達によって、ヘンリー・デールとともにノーベル生理学・医学賞を受賞した。

注65　同じ国際学会でマイヤーの勧めに従ってローザー（Roser）が合成に成功したと発表したことが、一九〇四年十月十二日付けの薬事時報（*Pharmazeutische Zeitung*）に報じられているが、その後の発展については全く調査の手掛かりがない(22)。

の特許(19)によって合成研究を完成させた。最初の二件は中間体の合成法で、三件目は最終産物としてアドレナリンを生成させる工程であるが、二件と三件目との間に学会に論文も提出するという、企業らしいプロジェクト管理であった(20)。彼らは用語としては、特許の文面ではすべて化学名を用い、学会への論文では自社のズプラレニンではなくアドレナリン（語尾にeなし）を用いている。

シュトルツの合成したサンプルは、ドイツ・マールブルク大学のマイヤーとレーヴィによって活性試験が行われ、一九〇四年ベルギーのブリュッセルで開催された国際生理学会で、八月三十日に合成品の現物の展示と共に暫定的な口頭発表が行われた(21)[注65]。

マイヤーとレーヴィは完成させた研究成果を、ウイーン大学薬理学研究所に移籍した翌一九〇五年に学会誌に発表した(23)。その中では、合成品は臓器から採り出した標品と同じような血圧上昇活性を有するが、その効力は後者に劣ることを確認している。

この研究は、レーヴィがシュトラースブルク大学で博士号取得後、一八九八年にマイヤー教授の助手となり薬理学者としての第一歩を踏み出した最初の研究業績であったが、レーヴィ[図72]は後に、アセチルコリンの研究などの「神経刺激の化学伝達に関する研究」によって、一九三六年度のノーベル賞を、第7章（158ページ）に記述したデールと共同受賞している。

合成品と天然物の効力差については、一九〇三年すでにボン大学のパウリが、副腎から採取したサンプルは光学活性で、その旋光度（182ページ参照）を測定し、生体内の物質が光学的に活性で、その旋光度が〖$[\alpha]_D^{23.5}=-43°$〗（左旋性）であることを確認しており[24]、一年後には同業のイギリス・ウエルカム研究所のジョウエットによって、同様な光学活性の数値が発表されているので[25]、シュトルツは合成品の中には活性の無い光学異性体が混在する可能性があることは当然と受け止めていたに違いない［注66］。

シュトルツの合成に一年遅れ、しかし独立して英国リスター予防医学研究所・病理化学研究室のダーキン（H. D. Dakin）がアドレナリンの合成に成功し、生理活性も確認している[27]。このような活動を知ったドイツのバイエル社は、遅れてはならじと合成研究を開始し、一九〇五年から一九一三年にかけて合成法特許を四件出願した[28]。さらに、常に天然物化学に強い興味を抱いていた東京大学薬学部教授・長井長義も、その蘊蓄《うんちく》を傾けて、アドレナリン全合成の特許を一九一七年に出願している[29]［注67］。

（2）光学異性体の分割

二つの光学異性体のホルモン活性については、切れ味鋭く問題が解決したわけではなかった。当時ドイツ領にあったブレスラウ大学薬理学研究所のビバーフェールト（J. Biberfeld）が、兎への静脈注射での血圧上昇効果の比較データで、合成品と天然物との間に効力差の無いことを報告した[31]。

一方、ロンドン大学薬理学研究所のクシュニー（A. R. Cushny）は、一九〇八年に犬を用いて両品を比較し、合成品の効力が弱いと発表した。彼は、d体（右旋性）が不活性であるとしなければ、つじつまが合わないと結論を出したのである。彼は、この光学異性体と活性の関係は、抗コリン作動性天然成分 atropine（アトロピン、右旋性と左旋性の等量混合体＝ラセミ体）と hyoscyamine（左旋性で活性本体）との関係と同

注66　歴史的な成果を挙げたシュトルツは、藍色染料インディゴの合成で有名なミュンヘン大学のバイヤー教授（シュトラースブルク大学でも教鞭をとっていた）の助手として勤務したあとヘキスト社に入り、アミノピリン（解熱鎮痛剤）の開発や複雑な化合物の構造決定にもその名を残している[26]。

注67　化学者が競って開発したアドレナリンおよびその誘導体の合成の歴史は、シュトルツの合成からの五十周年を記念して、一九五四年にドイツのレーヴェ（Hans Loewe）によってまとめられ、五百編以上の論文を引用した立派な総説として出版されている[30]。

コラム 5

同じ元素組成で生物活性が全く異なる光学異性体（optical isomer）

生体を構成する化学物質のほとんどは、平面でなく立体構造（３D）をとっている。

たんぱく質の素材であるアミノ酸、炭水化物の基本単位である糖類は、平面に書いた分子式では表せない空間構造を持っている。その例としてアラニン（alanine）というアミノ酸を図示して、簡単に解説すると以下のようである。図で点線は紙面の下向きに、黒塗りの細い三角は紙面の上向きに結合手が伸びている様子を示している。真ん中の縦の直線は鏡の面である。左のアラニンの鏡の映像が右の分子である。構成元素は全く同一である。この二つを重ねようとしても、結合手が逆になって重ならない。この二つの分子が光学的に同一でなく異なることから、お互いを「光学異性体」と呼ぶ。NH_2が結合している方の炭素原子が持つ結合手についている四つの部分（置換基）が同じでないことが特徴で、こういう炭素を不斉炭素原子と呼ぶ。

身近な例をもう一つ。両手を前に出し、掌（手のひら）を合わせてみると、左と右は同じ形をしているようであるが、それを重ね合わせることはどうしても出来ない。掌は同じ素材で出来ているが合体させることが出来ない。鏡に自分の顔を写してみると、これと同じように、左の耳に鏡の中の左の耳を合わせることは出来ない。この二つの例示から、こういう物体は対掌体あるいは鏡像体と呼ばれる。

このような立体構造をもつ分子は、光に対して特徴を示す。一定の面内で振動している光、すなわち「偏光」を、この分子に通過させると、偏光面が回転する。その角度を旋光度という。左に回転させる分子を「左旋性」、右に回転させる分子を「右旋性」を持つと表現し、それぞれ *l* 体（laevum）、*d* 体（dextrim）と記す。

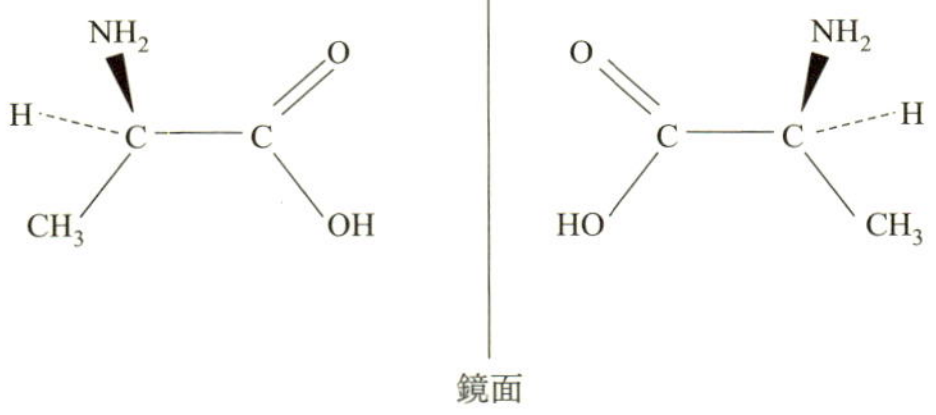

じであると説明した(32、33)。クシュニーは、ビバーフェールトが検定動物として用いた兎は、アドレナリンに対してすぐに抵抗性を示すため不適当であったのだろうという解釈を示している［注68］。

　アドレナリンの全合成に成功はしたが、シュトルツは、活性のある光学異性体を分割して手にするまでは完勝と言えないことに苦悩していた。彼は一九〇六年の九月に、シュツッツガルト市で開催されたドイツ自然科学者と医学者の合同集会で講演を行った。高峰のアドレナリン結晶化以後の化学史を丁寧に解説したその最後に、ズプラレニン（アドレナリン）の合成研究は、二つの光学異性体に分割出来なくては完成したと言えない、しかし、ズプラレニンがどうしても結晶になる塩《えん》を作ろうとしないので、この困難の克服は容易ではないと述べている(35)。ヘキスト社のプロジェクト・チームにとっては、何としても征服しなくては面目の立たない障壁であった。

　この厚い壁を打ち破って、合成品の効力が天然のアドレナリンに比べて低い理由を明確に証明したのは、シュトルツの部下のフレッヒャーであった。

　フレッヒャーはベルリン大学化学研究所アブデルハルデン教授の下で学んでいたときに、合成ズプラレニンのd体（右旋性）とl体（左旋性）の分割の指導を受け、卒業後ヘキスト社に入って、研究所化学部のズプラレニン・プロジェクトに参加した。彼はまず、フランスのパストゥールが用いた手法を応用した。パストゥールが一八四八年に、貯蔵ぶどう酒の底に析出する酒石の主成分酒石酸を詳細に研究し、有機化合物の立体構造（3D構造）に起因する光学異性体を発見したときに開発した歴史的な実験手法である。

注68　これと同時と言ってもよいころ、ヘキスト社のシュトルツとフレッヒャー（Franz Flächer）が「合成ズプラレニンについて」というタイトルの共著で、当時の活性に関する学術報告の理解の難しさを記述している。すなわち、合成品と天然物の比較において、検定する標品の純度がはっきりしないことが多く、結局比較にならないというのである(34)。

　動物実験でしか光学異性体の区別が出来なかった時代、分析技術が未発達の時代には、本当に暗中模索としか言いようのない困難をなんとか克服しようと、俊秀がもがいていた。現代なら、大学院の学生が一週間もあれば完璧な答えを出せる実験に対してである。

その方法の一つは、微生物によって一つの異性体のみを消化分解させ、もう一つの異性体を残す手法である。結果として、フレッヒャーが用いた糸状菌が弱くて死滅してしまうため目的は達せられなかった。しかしその実験中に、幸運なことに彼は、副腎から抽出した活性物質が酒石酸と結合して塩《えん》を作り易いということを発見したのである。

そこで彼はパストゥールが考案した第二の方法、すなわち目的物と光学活性のある酒石酸との塩を合成し、出来た塩の溶解性（結晶性）の差を利用して光学分割する方法を適用した。フレッヒャーは、d体の酒石酸と活性のあるアドレナリンとで形成される塩が、メタノールの中では不活性なアドレナリンとの塩よりも溶解性が低く結晶になり易いことを発見し、見事にd体とl体の分別結晶化に成功した。そして、天然と同じ生理活性のあるl体の旋光度は〘$[\alpha]_D^{20°}=-50.40°$〙、分別した活性の無いd体のそれは〘$[\alpha]_D^{19.8°}=+51.88°$〙であると報告した。一九〇八年に学会誌に掲載されたこの報告は、全合成を成し遂げたシュトルツの業績と共に製薬産業史の輝かしいページを飾るものとなった(36)。こうして、ヘキスト社は天然のアドレナリンと同じ活性のある合成製品を発売することが可能になった。

このように、活性本体と同一物質を人工的に製造する工程を開発したのはヘキスト社の二人であるという事実が歴史に刻まれたのであるが、興味あることに、実はフレッヒャーの師であるアブデルハルデンが、ほぼ同時並行的にこのテーマに精力的に取り組んでいたのである。アブデルハルデンはグッゲンハイム（Marks Guggenheim）と共著で、一九〇八年八月二十六日に、それはフレッヒャーの報告(36)より三か月早く、

注69　アブデルハルデンは、続いて実に精力的に光学異性体、dとlの生理作用について比較研究を行い、一九〇九年一年間に同じ学術誌に連続四報論文を提出した。用いた動物種は、蛙、兎、犬、マウスと多く、測定している生体反応の項目は、瞳孔拡大、尿量、尿中のチッソ含量、

糖濃度、分刻みの体温測定、体重変化など多彩で、とりわけ不活性な*d*体が生体内で変化して活性を示すことがないか、*l*体の活性を弱めることがないかなど、飽くことなき追究を行った。その結果、*d*体が全く不活性であるという結論を得ている[39、40、41、42]。

合成品の効力が天然物に比して弱く、それは*d*体（右旋性）が不活性であるとしなければ説明がつかないとロンドンのクシュニーが結論を出していたが（181ページ）、彼はその後ヘキスト社から*l*体と*d*体の純品の提供を受け、アプデルハルデン・グループと同時並行的に生理作用を研究し、その結果を報告した。すなわち、①*l*体の血圧上昇効果は*d*体の一二・一五倍高い、②糖尿を起こす活性は一二・一八倍高い、③毒性もほぼこの比率で*l*体が強い、④交感神経節接合部（sympathetic myoneural junction）の受容体に作用する以外に作用点があることを示す証拠はない、と明解に説明している[43]。

---

*l*体と*d*体の旋光度〔$[\alpha]_D^{20°}$〕が、それぞれ「−50.72°」「＋50.49°」であるという論文を学会に提出した[37]。それからわずか七二日後に今度はミュラー（Franz Müller）との共著で[38]、*l*体、*d*体および、それらの同量混合体すなわち*dl*体の静脈注射による血圧上昇効果の研究結果を学会事務局に届けた。そしてさらにそれから二〇日後に学会が受理したのが上記のフレッヒャーの歴史的な論文であった。これら三件の報告はその年、一九〇八年中に同じドイツの定評ある生理化学会誌に踵を接して掲載された。

通常なら「光学分割」の名誉（credit）は、当然*l*体と*d*体の旋光度を明記している師のアプデルハルデンに行くべきところであった。しかし、彼のグッゲンハイムとの共著論文には、欄外に「*l*体と*d*体との分割法の詳細は、間もなく報告されるであろう」と注記されていて、実験方法および結果の記述が全く無かったのである。

もしアプデルハルデンとフレッヒャーがつながりの無い競争相手なら、一悶着あるところであったが、さすがに師匠は、二つ目の共著論文の中に、「ヘキスト社のフレッヒャーが、最近収率の良い*l*体と*d*体との分割に成功した」と記述して弟子の功績を認め、さらに実験用の合成ズプラレニンの標品は、ヘキスト社のアンメルブルク博士（Ammelburg）の好意で手に入れたとも記していた[注69]。

第4章（95ページ）で、上中啓三がアドレナリンの結晶サンプルを、フュルトの助手か共同研究者か、「フレヒター」という人物にも提供し、その人から「元素分析をした上で、新しく聚造〔合成〕してみる」というお礼の返事をもらったという回顧談を紹介した[44]。当時ヘキスト社はズプラレニンを商品化するためにフュルトと緊密な共

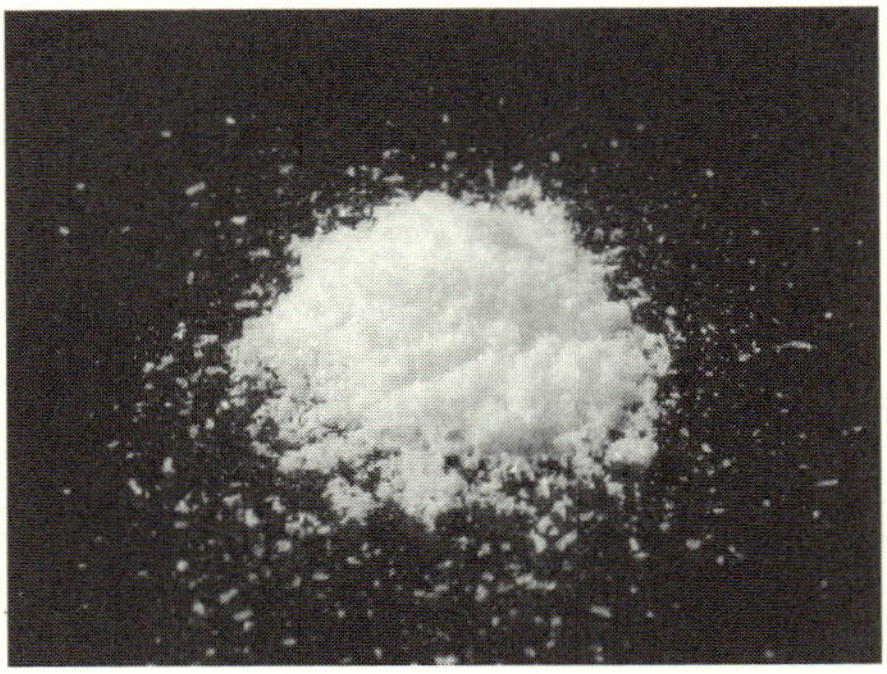

図73　アドレナリン酒石酸塩の結晶

同研究を実施していたと考えられるので、上中のいう共同研究者「フレヒター」はひょっとすると「フレッヒャー」であったかもしれない。上中は別の対談で、エイベルのことを「アメリカのエベルス」、ヴュルピアンのことを「ワルピアン」と言ったと記録されているので、言い間違えたか、あるいは雑誌記者の聞き違いかもしれないが、フレヒターはフレッヒャーであった可能性もあるように思える。[45]

　活性のあるlアドレナリンは空気中で不安定なため、現在は安定なl体の酒石酸塩として市販されている[図73]。純粋なl体は、必要な時にこの塩から遊離させて調製され、すぐに実験に用いられる。

(3) 生体内での分解と合成

　副腎活性物質の単離で大活躍したフュルトは、一九〇四年に「生体内におけるズプラレニン（アドレナリン）の分解について」という標題の論文を発表した。[46] オリヴァーとシェーファーの発見から、アドレナリンを注射するとたちまち血圧が上昇するが、それが長続きしない理由について多くの生理学者が思索を続けていたようである。フュルトの報告を受けて、当時のプロイセン・ケェニッヒスベルク（現ロシア・カリーニングラード）大学生理学研究所からも同じ問題を追究した研究報告が出されている。[47] この著者は脚注で、フュルトはズプラレニンを、我々はPD社のアドレナリン塩酸塩溶液を使用したと断っている。

　これらの内容は今日、放射性同位体標識法を用いて大学院学生が簡単に仕上げるような研究と比較するのは気の毒で、紹介をためらうレベルのものであるが、彼らが次々とアドレナリンの作用と挙動を探究していたことはお伝えしておきたい。

次にアドレナリンが生物体内でどのように作られるかという命題に取り組んだ研究者が、シュトルツの全合成によって化学構造が確定された二年後の一九〇六年に現れた。ウイーンのシュピーグラー財団研究所のハーレ（Walter L.Halle）は、第4章（78ページ）に登場したウイーン大学医化学研究所のフレンケルの指導を受けて、まず生物体内の合成経路を次のように想定した。①フェニルアラニン→②チロシン→③ドーパ（DOPA）→④ドーパミン→⑤ドーパミンのNH_2のメチル化物→水酸化されてアドレナリンとなるというプロセスである［注70］。

ハーレの推定合成経路は④までは正しかった。現在解明されている経路では、④は先に水酸化されてノルアドレナリンになり、最後にアミノ基がメチル化されてアドレナリンとなるのである。このノルアドレナリンは、やがて非常に重要な神経伝達物質として登場してくる。

ここに紹介したハーレの研究報告は、構造確定からわずか二年後、光学異性体の分割が報告されるより二年も前に出されており、当時のドイツ語圏の化学、生化学のレベルの高さを示しているといえる[48]。生合成経路が確立されるのは、それから三〇年以上の連綿とした研究者の努力のあとになる。

（4）一〇〇年の研究を振り返って

ここまで連綿とアドレナリン研究者の足跡をたどって来たが、最後にそれを概観するために、アドレナリン合成五〇周年記念のための総説[30]に引用されている文献を、年

注70　ハーレは、この想定の下に豚あるいは牛の副腎をすりつぶした液にチロシン（②）を添加して、37℃で七日間静置した後、液中のアドレナリン含有量をチロシン無添加と比較した。結果は添加区が一四～三三％高かった。

表6　アドレナリン発見から約100年間の腎上体髄質ホルモンの研究報告

論文発表年	期間年	論文数	備考
1856〜1899	44	19 (4.3%)	1856：アドレナリン発見 1893：血圧上昇作用発見
1900〜1909	10	65 (14.8%)	1900：アドレナリン結晶化 1903：アドレナリン全合成 1908：光学活性体分離
1910〜1919	10	24 (5.5%)	生理作用の研究
1920〜1929	10	183 (41.6%)	神経伝達物質の探究
1930〜1939	10	133 (30.2%)	1936：デールとレーヴィがノーベル賞受賞
1940〜1953	14	6 (1.4%)	1943〜46：ノルアドレナリンの存在証明
1856〜1953	計98	430 (100%)	—

（合成の成功から50年を記念した論文の引用文献リストより作成）

代で区切って集計した表を掲載しておきたい（表6）。

結晶になったアドレナリンが容易に手に入るようになってから、その化学の研究が先行し、一九一〇年代に一休みしてから、一九二〇年からの二〇年間に九八年間の研究報告総数の七〇％が発表され、その後は火が消えたように推移している様子がおわかりいただけることと思う。

5　神経伝達物質ノルアドレナリンの発見

神経のパルス伝達が体液を通じて行われるという概念は、エリオットに始まる。当時まだ二十歳台後半であったケンブリッジ大学の彼は、一九〇四〜五年に、交感神経はその末端で化学物質を放出し、それがエフェクター細胞(effector cell)を活性化することによって体内でその作動を開始するという、素晴らしい着想を提示した。その物質はアドレナリンであるとエリオットは考えていたが、事実それに代わるような物質はずっと長く発見されなかった。[49, 50] 第7章の名称問題にも関連するが、彼はこの二つの報告で、語尾にeの付かない「adrenalin」を活性成分の名称として使っている。彼がPD社のアドレナリンが手に入るようになってから、猛烈なスピードで研究を展開させていった様子は、デールがノーベル賞を受賞した翌一九三七年十一月に行ったエディンバラ大学シャーペイ・シェーファー記念講演会での「天然の刺激化学物質」と題する演説で紹介されている。[51]

しかし五年後、どうもそうではなさそうだという驚くべき発表があった。バーガー

(G. Barger) とデールが、交感神経のパルス伝達物質がアドレナリンであると認めるのは困難である、他のある種のアミン（複数）の作用が交感神経（様）作用である可能性が、アドレナリンのそれよりも高いと主張したのである(52)[注71]。

この論文では、化学構造式と活性の関係（構造活性相関）についての発見を詳しく述べているが、その中でも、カテコールには活性が無い（それはアミンの部分が必須であることを示す）こと、およびメチルアミノ基を持つカテコール（アドレナリンなど）は、交感神経系に阻害的に働くのに対し、メチルの付いていないアミノ基（一級アミン）を持つカテコールは、作動的に働くことを記述している[図74]。後者の代表がノルアドレナリンであり、この発見は五六年後にオイラーの総説(53)の中で、神経伝達物質研究の「最初のヒント」であったと高く評価されている。

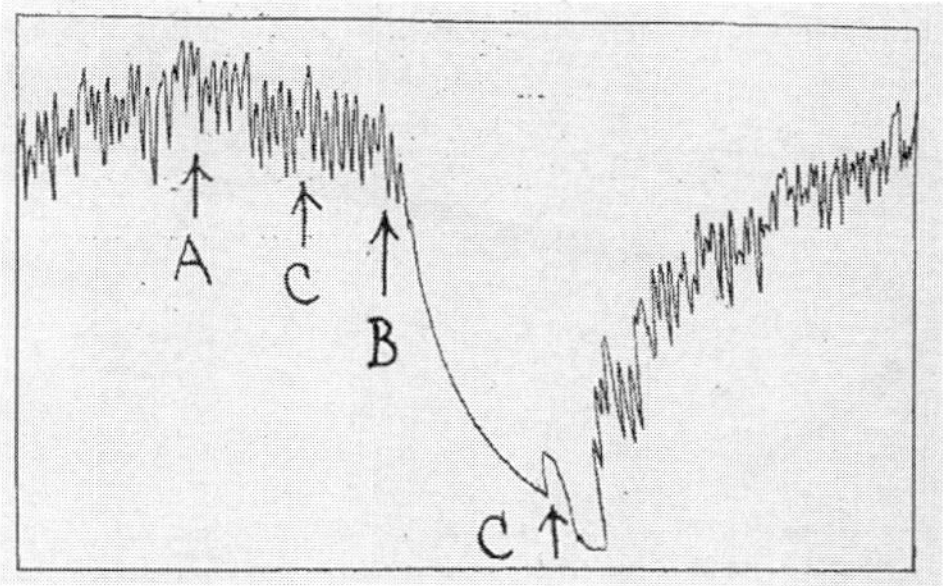

図74　非妊娠兎の子宮のガラス容器内での収縮。Aはノルアドレナリン添加点、Bはアドレナリン添加点、Cは生理的食塩水による洗浄点

デールは、勤務先のオーナーとの激しい論争の原因となったアドレナリンを使用したライ麦の麦角の生理学的、薬理学的研究から、上記の仕事を含む広く深い研究に発展させ、「神経刺激の化学伝達に関する発見」の功績で一九三六年度のノーベル賞を受賞する。そのときの共同受賞者は、ドイツのレーヴィであったが、彼もシュトルツの合成ズプラレニ

注71　「アミン類の化学構造と交感神経（様）作用」というタイトルのこのバーガーとデールの研究は、ロンドンのウエルカム生理学研究所から報告されたもので、化学に関することはバーガーと助手らしきエヴィンス氏（J. Ewins）に、生物検定に関することはデールに全責任があると論文中に明記している。

アドレナリン、ノルアドレナリンを含む五四種の変化に富んだアミン類を集めて、徹底してそれらの活性を調べているのは、企業研究らしく、学理だけでなく実利として薬になる可能性のあるアミンを探索する狙いもあったのかもしれない。バーガーは、一九〇五年に同社の化学研究所のジョウエットとの共著論文を出しているので(51)、アドレナリンという名称の使用をめぐって、デールとオーナーのウエルカムが激闘した、そのほとぼりが冷めた後、生理学研究所に移籍し化合物の担当になったのかもしれない。

ンは、臓器から採り出した標品に比して効力が劣ることを確認したマールブルク大学マイヤー研究室時代からの研鑽が評価されての受賞であった。

話を元に戻すと、パルス伝達に関するこの重要なバーガーとデールの説は、そのあと多くの研究者に継続的に支持されていたが、ようやく一九三三年になって神秘の扉をたたく研究者が現れた。ロンドン郊外ハンプステッドの国立医学研究所（初代所長はデール）のシルト（H. Schild）は、猫を用いた非常に注意深い生物検定で、腎上体抽出液の血圧上昇作用は、その抽出液中のアドレナリン含有量から期待される上昇作用より強いことを観察した。しかし、アドレナリン以外の活性物質（ノルアドレナリン）を発見するチャンスを目の前にしながら、その扉を開けることは出来なかった。彼の論文には、一九一二年から約二〇年間に開発された主として呈色反応による定量法についての論文に関する考察が記述されているが、それらの論文の著者は日本人も含めて二五名に上り、クロマトグラフィーが実用になる前の研究者達の苦闘を示している。(54)

その頃から、アメリカ・ハーヴァード医科大学生理学研究所のキャノンを指導者とするグループ、ドイツ・ロストック大学の生理化学および薬理学教授ホルツのグループ、およびスエーデン・ストックホルムのカロリンスカ研究所のオイラーの研究陣による、三極構造の激しい研究競争が展開される。

まずキャノンは、ベルギーのリエージュ（Liége）から留学してきたバック（Z. M. Bacq）との共著で、一九三一年に「平滑筋の交感神経様作用によって生成する一つのホルモン」というタイトルで未知のホルモンについて発表し、それに対してシンパチン（sympathin）という名称を提案した。[55] キャノンは続いて二年後、ローゼンブリュート（A. Rosenblueth）との共著で、シンパチンに二種類あり、それを「E」と「I」に区別するという報告を出した。[56] リエージュに戻ってフレデリック研究所（Institut L. Fredericq）において仕事を続けたバックがその翌年、シンパチンIが阻害性のあるアドレナリンで、作動性のあるシンパチンEがノルアドレナリンであると発表した。[57]

その翌年、キャノンは再びローゼンブリュートと共同で、シンパチンとアドレナリンの眼球の虹彩に対する影響の詳細研究報告を出している。この実験では「アドレニン」と表記し、実際にはＰＤ社のアドレナリンを用いたことを明記しているが、シンパチンの方は心活動促進神経（cardio-accelerator nerves）と肝臓の神経を刺激して放出させたものを用いたと記しており、化学的な素性が明らかでなく、当時の研究の難しさを示している。[58]

シンパチンEがノルアドレナリンであるというバックの仮説を慎重に再び取り上げたのは、アメリカ・テネシー州の名門ヴァンダービルト大学薬理学部のグリヤー（C. M. Greer）ら四名の研究グループで、少なくともある種の交感神経効果は、伝達物質がノルアドレナリンであると仮定すると整合性が生まれるという、確かな証拠を提示した。[59]

その翌年キャノン・グループが学会誌に発表した「アドレナリン作動性ニューロン（神経単位）中のアドレナリン存在の証拠」というタイトルの論文では、アドレナリンとシンパチンの違いを示しつつも、シンパチンを特定できず苦闘している。[60]

注72　奇妙なことに、この論文は掲載学術誌が、一九四四年十月八日に受理したと明記しているにもかかわらず、実際に掲載されたのは三年後の一九四七年であった。ホルツらは、それからの五年間に一七編の論文を発表するという、猛烈な勢いで仕事をしている[30]。

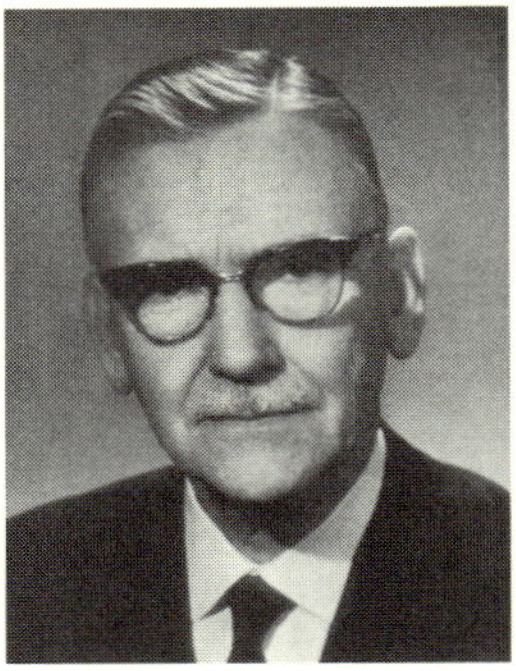
図75　神経伝達物質ノルアドレナリンを発見し、一九七〇年にノーベル生理学・医学賞を受賞したスエーデンのウルフ・フォン・オイラー

のちにこの分野で完璧な仕事をしてノーベル賞に輝いたオイラーも、ちょうどこの頃このシンパチンの探究を行っていたが、彼のグループはノルアドレナリンを見逃していた。それは腎上体中にほとんどノルアドレナリンを含まない兎を彼らが実験に使用していたためであった[53]。これと同じ流れで、一九三七年レーヴィ（180ページに前出）は、蛙の心臓中にアドレナリンが存在することを発見し、それが交感神経系伝達物質であると主張したが、それは蛙が例外的にアドレナリン作動性神経系にはアドレナリンしか含まれないことが原因であった[61]。こういう様子をカナダ人二人とフランス人一人の研究者仲間が一九三〇年代に、「自然は気まぐれだ、なぜメチル基の付いていない化合物（ノルアドレナリン）の方がシンプルなのに、わざわざメチル基を付けてアドレナリンを用意し、それに同じような作用を持たせて共存させるのか」と表現しているのは興味深いことだと、後にオイラーが述べている[53]。分離技術の未発達時代を象徴するような研究者の苦悩に満ちた姿を、浮き彫りにしているようなコメントである。

そしていよいよ、歴史的な転換点となる発表が踵を接して出現する。口火を切ったのはアメリカ・ヴァーモント州の医科大学のラーブ（W. Raab）であった。彼は「血液および組織中のアドレナリンとその関連物質」というタイトルで、交感神経伝達物質はアドレナリンではない、脾臓抽出液中にはカテコール基含有物質が含まれていると学会誌に発表した[62]。

次に現れた重要な研究発表は、ホルツらによる「尿中の交感神経様作用性成分（ウロシンパチン Urosympathin）について」という論文で、その中で彼らは猫の副腎と正

注73　生物検定という面倒な手法で長年にわたってアドレナリンとノルアドレナリンを分離定量してきたオイラーが、一九四九年にハンベルク（Ulla Hamberg）との共著で発表した牛の副腎成分のペーパークロマトグラフィーによる分離が鮮やかなので、それを図76として掲載しておきたい[67]。

図76　牛の副腎成分のペーパークロマトグラフィーによる分離
a：bとcの混合品
b：牛の副腎抽出液をアルミナに吸着させて精製した標品
c：ノルアドレナリンとアドレナリンの1：2の混合標品
◎展開溶媒は酸性の *n*-butanol
◎上のスポットはノルアドレナリン、下がアドレナリン

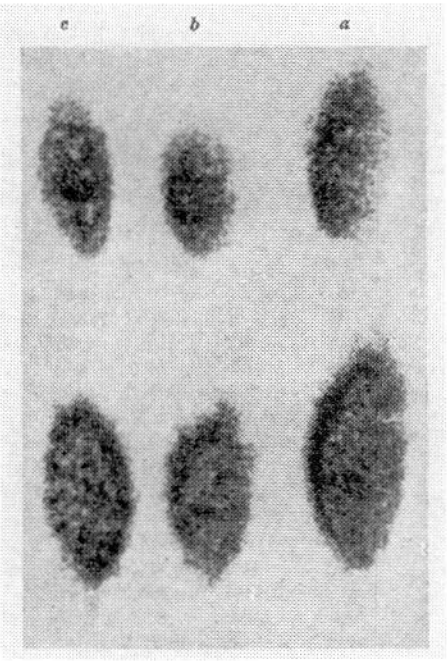

常尿の中にノルアドレナリンが存在することを証明した[63]［注72］。

二年後、ついに決定打が放たれた。一九四六年、オイラー［図75］がノルアドレナリンに非常に類似した物質が、新鮮な雄牛、牝牛の脾臓および雄牛、馬、猫の心臓の抽出液の中、そして交感神経連鎖の中にも存在することを生物学的手法で実証した[64]。この発見は、天然のカテコールアミン類の研究史での転換点となり、先述のバーガーとデールの観察が、完全に評価されることになった。オイラーは続いて一九四八年に、「牛のアドレナリン作動性神経への作動体エルゴン（ergone、シンパチンN（sympathin N））は、左旋性ノルアドレナリン（Laevo-Noradrenaline）と同一」という長い標題の決定的な論文を出した[65]。

同じ年、通常副腎中のカテコールアミン類としてはアドレナリンとノルアドレナリンの二つしか存在しないことが、オックスフォード大学植物学部のジェイムス（W. O. James）によって証明された[66]。彼はこの二つのカテコールアミンを、一九四八年に初めてペーパークロマトグラフィーで分離したのである［注73］。

アドレナリンの結晶を上中が手にしたのと同じ一九〇〇年に、帝政ロシアのツウェットが植物色素を分離するためにクロマトグラフィーの技術を発明したことは第4章（75ページ）で記したが、それから半世紀後に、ツウェットと同じ植物学分野の研究者によってアドレナリンとノルアドレナリンが疑問の余地なく明確にクロマトグラフィーによって分離されることになり、上中の採った結晶にはノルアドレナリンが混在していたことが証明された。歴史は、興味深く巡って行くものである。

さらにオイラーは一九四九年、非常に緻密な生物検定法を開発した上で、脾臓およ

び脾臓神経の内部のアドレナリンとノルアドレナリンの含有量を分析し、アドレナリンは脾臓抽出液中の全カテコールアミンの七・二%、脾臓神経中でのそれはわずか二・二%に過ぎず、ほとんどがノルアドレナリンである、その一部がメチル化されてアドレナリンになっていると報告した(68)[図77]。同じ年、臓器と薬局方品の中のノルアドレナリンの測定結果が、大学と企業からも報告されている(69、70)。

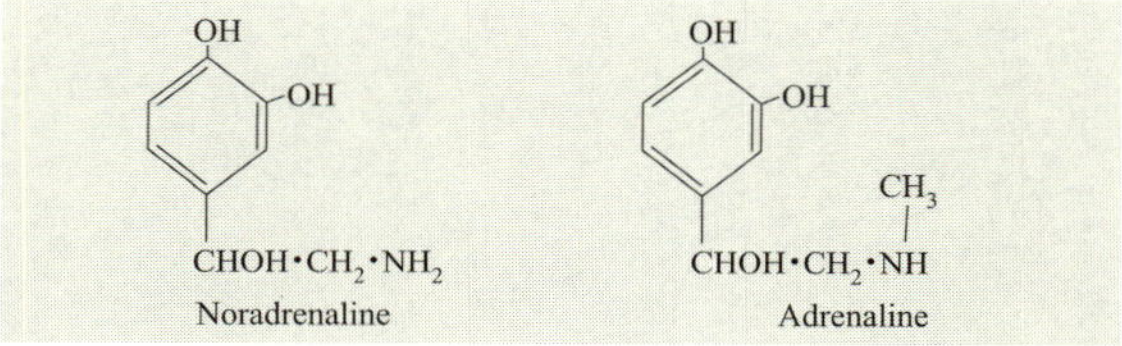

図77　ノルアドレナリン（生体内で NH_2 をメチル化）→アドレナリン
（１級アミン）　（２級アミン）

6　さらに続くノーベル賞

以上に記したオイラーの研究のほとんどは、すべて生物を用いた極めて精密な検定で構築され、クロマトグラフィーやスペクトル分析といった化学的分離・分析手段の全くない研究室で遂行されたもので、彼が一九五一年に集大成として書いた総説論文は、引用文献が二四三篇におよぶ内容の濃いものである(71)。このような業績によってオイラーは、一九七〇年に、米国のアクセルロッド、英国のカッツと共同で、ノーベル賞を受賞した。それから一五年後に彼のまとめた「ノルアドレナリンの二〇年」というタイトルの論文は、理解しやすく興味深い総説である(53)。オイラーはその中で、自分たちの研究が受け入れられたのは、先述の三極のグループをはじめ多くの先達のすぐれた業績があったればこそであったと、謙虚なコメントを最初に記している。慎み深い科学者であった[注74]。

注74　共同受賞のアクセルロッドは、ポーランドから米国に移民してきたユダヤ人の子であった。一九七〇年十二月二十一日に行った受賞講演の演題は、「ノルアドレナリン――その運命と生合成の制御」で、なるほどと思える内容の濃いものである。米国の研究者が「ノルエピネフリン」という名称を使わず「ノルアドレナリン」で世界に向かって受賞の報告をしているのは印象的である。

三人目の受賞者カッツは、ドイツ・ライプチッヒのユダヤ人一家に生まれたが、二十四歳の時ナチから逃れて英国に亡命した。賞は、神経末梢部（シナップス）における伝達物質の挙動研究での大きな功績に対するものであった。彼は、晩年英国貴族に列せられている。

ちなみに、この三人の受賞者が生まれた頃にこの世を去ったドイツのパウル・エールリッヒは、六二年前に免疫に対する功績でノーベル賞を受賞しているが、彼の一家もユダヤ系であった。

注75　参考文献[72]に、「オイラーの祖父P. T. Cleveがerbium（Er）を発見した」とあるがこれは間違いで、ErはC. G. Mosanderによって一八四三年に発見されている。

オイラーは科学の申し子のような生い立ちで、ドイツ生まれの父（Hans von Euler-Chelpin）は、一九二九年ノーベル化学賞（「アルコール発酵の研究」で英国のハーデンとの共同）の受賞者、母は化学をはじめ植物学、地質学分野での教育者であった（結婚後一〇年で離婚）。そして母方の祖父ペール・テオドール・クレーヴェは二つの希土類元素、ツリウム（Tm）とホルミウム（Ho）の発見者という家系である[注75]。

分析法の発達は次第に興味ある真実を明らかにしてゆく。その例を二つ（和訳）挙げると、まずニューヨーク・コロンビア大学附属病院の四人が、ペーパークロマトグラフィーで出したデータである（表7参照）。薬局方の標準品、市販の医薬の組成が一定でないことにまず驚くのであるが、この研究報告がいわゆる戦後の一九四九（昭和二十四）年であることに気づくと、当時は未だこの程度のレベルの製薬技術および規制であったのかと二度驚くことになる。この研究では、クロム親和性細胞に腫瘍が生成したときには、多量のノルエピネフリンが細胞に含まれることも明らかにされている[73]。

もう一つは、動物種によってこの二つの活性成分の存在比率が大きく異なることを、英国のクイーンズ・カレッジのウエスト博士（G. B. West）が、文献調査で一九五五年に明らかにした表8のデータである[74]。一八五六年にヴュルピアンが、一四の動物種の副腎髄質でアドレナリンの呈色反応を確認していることから、含有量は大同小異だろうと勝手に認識していた筆者にとっては、まさに「目から鱗」であった。

ＰＤ社が牛の副腎から抽出して生産していたアドレナリン液剤「SOLUTION

表7　医薬品とがん細胞中の副腎活性成分存在比

分析したサンプル	検品番号	エピネフリン %	ノルエピネフリン %
米国薬局方の標準品	1	81.5	18.5
	2	64	36
	3	84	16
米国薬局方認可の市販エピネフリン剤	1	88	12
	2	100	0
クロム親和性細胞腫 (pheochromocytomas)	1	47	53
	2	12	88
	3	10	90

表8　動物種とアドレナリン、ノルアドレナリン含有量

動物種	アドレナリン mg/gr	ノルアドレナリン mg/gr	ノルアドレナリン %
クジラ	0.15	1.5	91
鳥類	2.02	8.08	80
ツノザメの１種	0.9	2.4	73
ライオン	0.2	0.3	60
猫	0.6	0.37	38
羊	0.5	0.25	33
犬	1.16	0.4	26
雄牛	1.2	0.42	26
マウス	0.75	0.25	16
ラット	0.91	0.1	9
兎	0.48	Trace	2
モルモット	0.21	Trace	2
ひひ（狒狒）	0.83	0	0

Adrenalin Chloride」が、どれほどノルアドレナリンを含有していたかの記録は知らないが、上表の雄牛のデータから推測すると、活性に有意に影響がある含有量であったのではないかと推測される。さらに薬効および副作用の保証となると、動物種を変更することはリスクが大きくてまず不可能であるし、同じ動物でも性差、年（月）齢なども考慮の必要があったのではないだろうか。臓器薬の難しさである。アドレナリンが合成で安価に製造できるようになってからも、ＰＤ社が抽出製剤から合成品への切り替えを長期間にわたって躊躇したのは、ノルアドレナリンを含んだ製剤を活性検査で長年保証してきた効力に、狂いを生じるようなことを避けたかったためであると

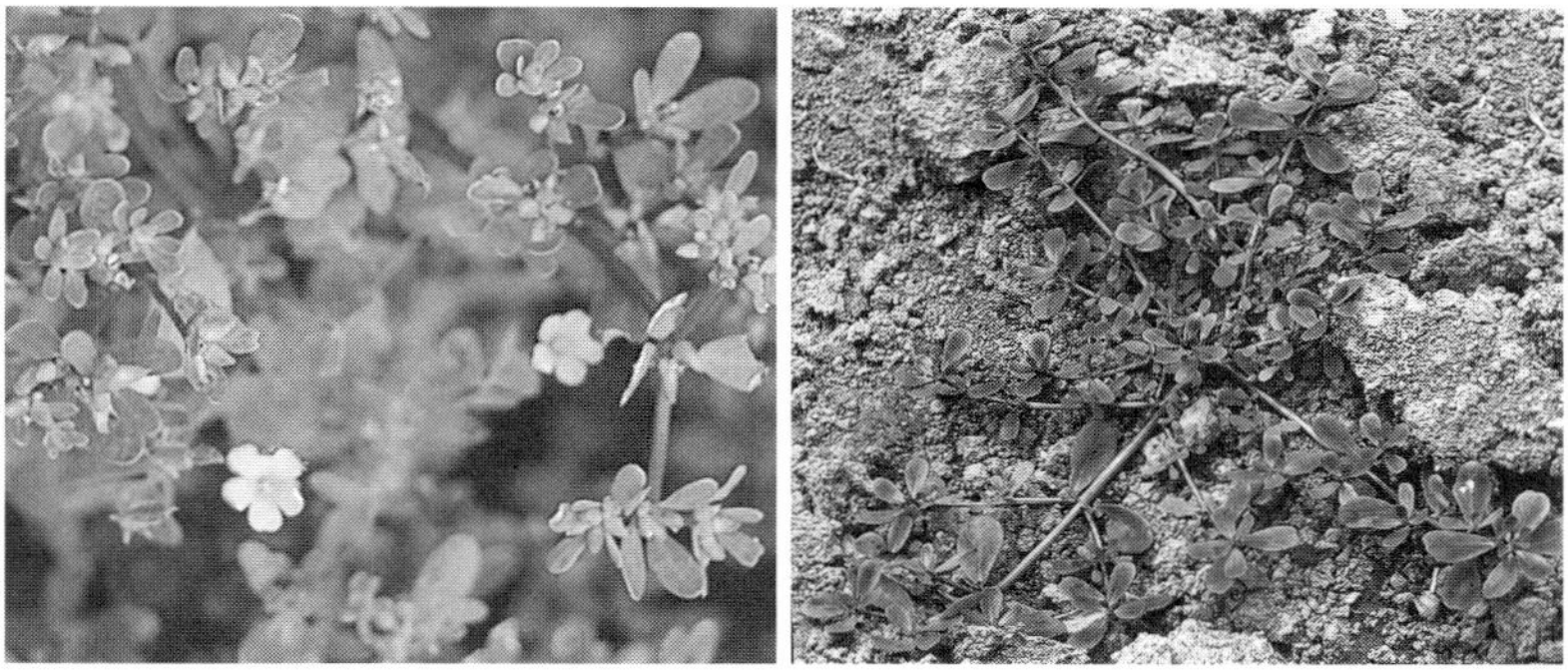

図78　ノルアドレナリンを高濃度に含有するスベリヒユ（高垣順子氏提供）

推察される[75]。

余談になるが、これに関連して大変興味のある事実をオイラーが紹介している。ストックホルムのカロリンスカ研究所の彼のところに一九五〇年ごろ留学してきたグドール博士（Goodall）は、自家用機を持ちこんできてアフリカに飛び、いろいろな動物種の腎上体を集めて分析し、獰猛な動物種ほどノルアドレナリン含有量が高く、その動物種に襲われる弱い方の動物種は、逃げる決心を強くうながすアドレナリンが多く含まれているという自説を検証したというのである。すごく裕福な家に育った研究者も、世の中にはいるものである[53]。

自然界は不思議なもので、このノルアドレナリンは植物界にも存在する。その発見は、ジャマイカの大学の薬学部二人と化学部一人の共同研究であった。ジャマイカの民間伝承で心臓血管病（cardio-vascular disease）に治療効果があると言われている植物の一種、スベリヒユ（*Portulaca oleracea* L.）〔図78〕の中に、かなりの量のノルアドレナリンが含まれていることを彼らは発見した。その量は、植物の新鮮重一グラム当たり二・五ミリグラム（〇・二五％）で、動物の副腎中の含有量より多いのではないかと記している。その他の植物では、バナナ、別種のバナナ、そしてジャガイモにも存在するとも記されている[76]。

ノルアドレナリンを最初に合成したのは、やはり最初にアドレナリンを合成したドイツ・ヘキスト社のシュトルツであった。しかし彼は、それが重要な生理作用を持つ化合物と意識して合成したわけではなかった。研究の過程で、還元すればアドレナリ

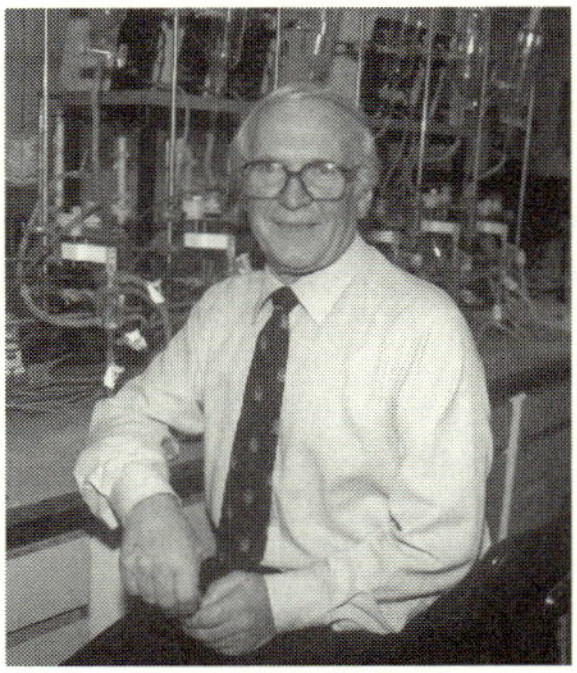

図79　アドレナリンの化学構造変換・修飾で新薬を開発したスコットランドのジェームス・ブラック。一九八八年にノーベル生理学・医学賞を受賞。

ンになる化合物（前駆体）をアンモニアで処理したときに生成した化合物を「遊離塩基」と記し、その元素分析を二回行い、その値を理論値と併記した論文を一九〇四年に提出している。[20] そこに示された分子式は炭素が一個多すぎて、筆者が計算してもそれは明らかな間違いであり、数値も当時のレベルの低い精度であるが、後世の研究者は、化学反応から考察してこれが最初の合成品であると認めている。[30, 53] ヘキスト社は、これに「アルテレノール Arterenol」という商標を与えており、その名称を使った論文も散見される。

生物界では当たり前のことだが、ノルアドレナリンも左旋性の光学活性体（*L*-noradrenaline）に生理活性があるのだが、シュトルツが合成した右および左旋光性混合体（ラセミ体）が右と左に分割されたのは、フレッヒャーによるアドレナリンの光学分割以来なんと四〇年後、米国の製薬会社スターリング・ウインスロップのタラー（B. F. Tullar）らによってであった。[77, 78] さらに一〇年余り後に、その活性のあるノルアドレナリンの立体的な構造が、イタリアのパヴィア大学のプラテシ（P. Pratesi）らによって解明されている。[79]

以上アドレナリン結晶化後の多くの生理学者、化学者の奮闘の後を辿ってきたが、オイラーによってノルアドレナリンの作用の重要性が解明されると、その分野の研究が爆発的に広がり、一九四〇～五〇年代の二〇年間に驚くべき進展を遂げた。それは、パリ大学医学部のマルメジャック（J. Malmejac）による「腎上体髄質の活性とその制御」と題する長文の総説（英国の学会誌に英語で発表）によって報告されているが、引用された文献は三六五編を数え、その中に著者本人の論文が七六報も含まれている。[80]

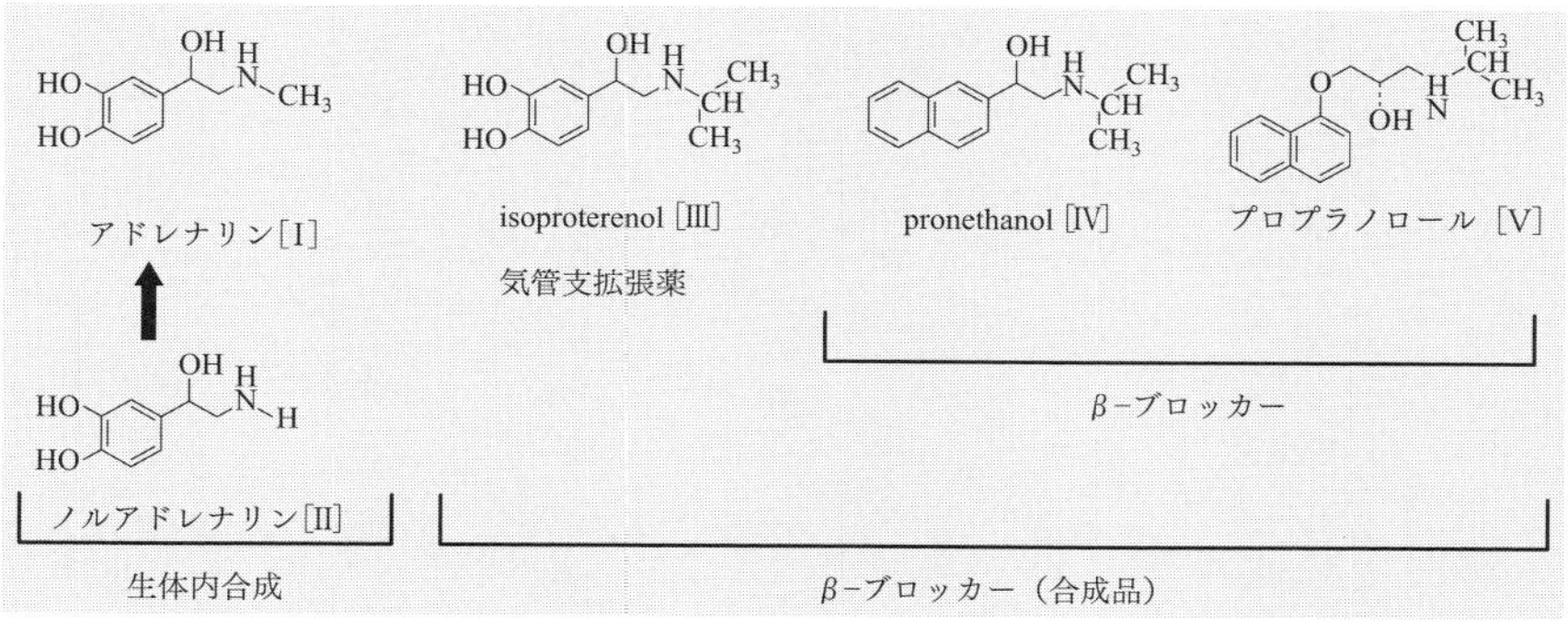

図80　化学構造の変換・修飾による新薬の創製

7　化学構造を変換して生まれた新薬

最後に、デール、レーヴィ、オイラーに次ぐ四人目のアドレナリン関連研究のノーベル賞受賞者の発明であるが、これはスコットランド生まれの化学・生理学者ブラック［図79］によってなされた。彼はそれまでに暗中模索されてきたアドレナリン類似化合物によるアドレナリンのβ作用の阻止作用物質（β-ブロッカー）の探求史に、見事に金字塔を打ち立てたのである。簡単に言えば、心臓学分野の難問であった狭心症治療の特効薬の発見である。

少し専門的になるが、ある意味で医学、薬学の研究者が辿る発想と試行錯誤の過程をイメージで示すことも読者の参考になるのではと考え、化学構造式をひとまとめにして並べてみた。

ブラックは図80の化学構造式が示すように（画として眺めてください）、ごくわずかの構造変換（専門的に表現すればCH_2Oの挿入）で、自らの発明になる［IV］の致命的欠陥であった発癌性を無くすことに成功し、見事「プロプラノロール［V］」に到達したのである。

このβ-ブロッカー「プロプラノロール」は、上記のような治療効果のほかに、トラウマを思い出した直後の服用で、悪い記憶の強度を和らげる作用があり、芸能人が舞台に上がる前に緊張を緩和するために服用することもあるということである。

彼のＩＣＩ社時代のプロプラノロールの発明と、ＳＫＦ社時代の胃潰瘍の薬「シメティジン」の開発の二つの業績に対して、一九八八年ノーベル生理学・医学賞が授与

注76　ブラックは、セント・アンドリュース大学で医学を学び、同大学の生理学部から研究生活に入った。一時クアラルンプールのマラヤ大学の講師を務めた後、グラスゴー大学に戻り、生理学部の創設に携わった。彼はＩＣＩ、ＳＫＦそしてウエルカムの製薬会社三社に勤務したあと、ロンドン大学とキングス・カレッジの薬理学教授を引き受けるという多才ぶりであった。

された(81)［注76］。

8　米国の紳士たちのその後

（1）　オードリッチ

高峰には少し遅れたが、全く独立してアドレナリンの結晶を単離したオードリッチは、彼が提出したアドレナリンの分子式が正確であったことで、化学者として燦然と輝く名誉を残したが、その後どんな仕事をしたのだろうか。文献から少し探ってみた。

生体成分とは異なった分野での研究では、一九一一年に brometone（$(CH_3)_2C$（OH）CBr_3）という試薬の製法研究(82)、一九一二年には家畜の甲状腺のヨウ素含有量の分析(83)、そして一九一五年には実験装置の試作(84)などを行っているが、主として従事した仕事は、やはりホルモン関係であった。

まず一九一二年には子犬の脳下垂体前葉と生育の関係(85)、一九一五年からは脳下垂体後葉に関する予備的な研究報告が出されている(86)。

それから一六年後の一九二八年に、五名で構成されたＰＤ社の脳下垂体ホルモン・プロジェクト研究のメンバーの一人として、業績を発表した。脳下垂体後葉から分泌される二つの生理活性物質ヴァソプレッシン（Vasopressin、血圧上昇作用物質）とオキシトシン（Oxytocin、陣痛促進剤）を分離同定した画期的な仕事であった。この二つの物質は、共に九個のアミノ酸で構成され、一つの環状構造を持ち、反応性を決める末端構造が同じという酷似したペプチドで、当時の分離技術では容易に達成できない成果であった(87)。

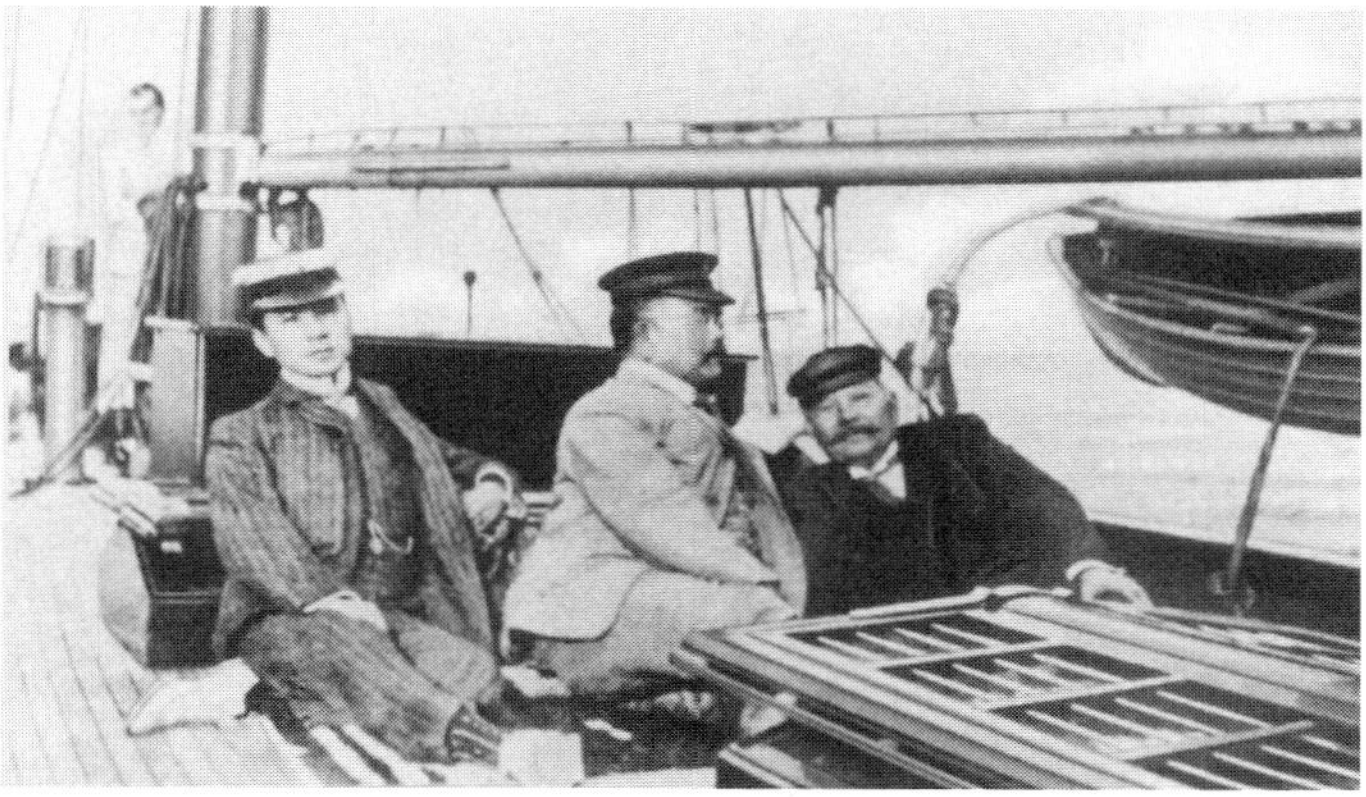

図81　一九〇四年ミシガン湖上のヨットでくつろぐ、右から高峰譲吉、北里柴三郎、塩原又策（三共専務）

（2）ホートン

腎上体成分の活性検定を指揮したPD社生物研究陣の指揮者ホートン博士は、一八六七年にニューヨークで生まれ、二十二歳でミシガン大学に入り、一八九三年に薬化学・医学で博士号をとり、二年後PD社に迎えられていた。

一九〇四年三月二十四日、米国訪問中のドイツの医科学者パウル・エールリッヒがPD社に招待されて講演した。エールリッヒは免疫の化学を創始し、ジフテリア治療血清の生産技術を完成させ、一九〇八年にはノーベル生理学・医学賞を受賞した「生涯研究者」と称される偉人であった。PD社は米国で最初にジフテリア治療血清の生産を開始したので、その一翼を担ったホートンはエールリッヒと親しく語ったことであろう。

エールリッヒと日本の病原学者北里柴三郎は、「黄金の一八八〇」と称された年代に、ベルリンのコッホ研究室で同時に抗原・抗体（毒素）反応の原理を確立した仲間であった。同じ年高峰に案内されて訪問した北里とも、ホートンは出会ったかもしれない。北里を米国で案内して回った高峰が、PD社のトップの所有するヨットでミシガン湖上に遊んだ写真が残されている［図81］。

ホートンは、自動車王ヘンリー・フォードも住んでいたデトロイトの心臓部にあるセレブの街区「ボストン−エジソン」のロングフェロー通り（Boston-Edison, Longfellow）六八〇〇番地の邸宅［図82］に一九〇五年に転居し[88]、一九三七年に亡くなっている。

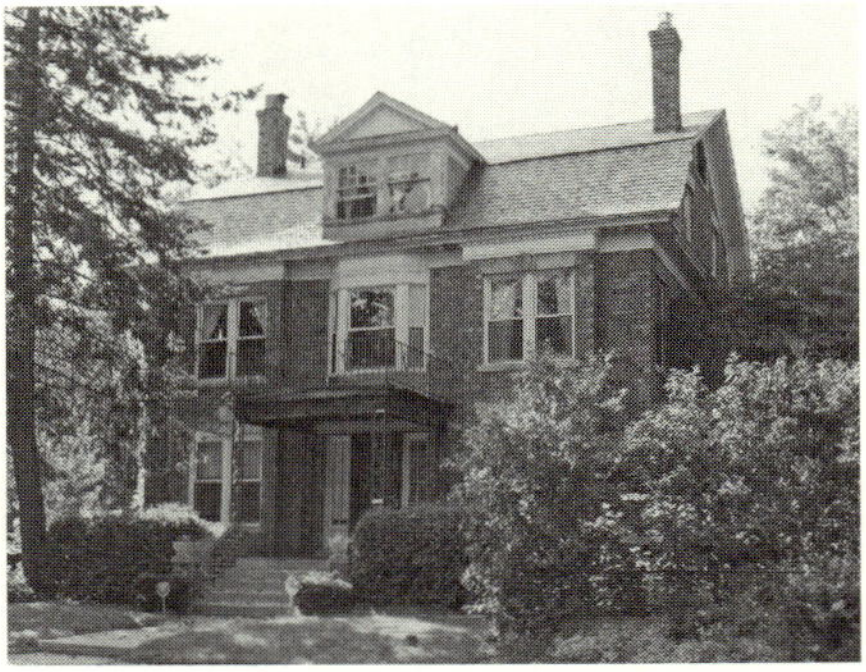

図82　アドレナリンの活性測定に大きな貢献をしたエリジャ・ホートンの晩年の居宅（植民地時代の建物を復元した形式。現在歴史的建造物）

9　長井、高峰、上中をつなぐ環《わ》

アドレナリンの結晶を初めて採り出してホルモン科学を飛躍させた上中が、東京大学医科付属の薬学選科に入り長井長義教授の下で天然物化学について研鑽を積んだことは、折に触れて記述した通りである。そのときは、長井を広く世界に押し出した漢方薬「麻黄」の活性成分エフェドリンの研究も、学会誌への報告も完了していたので、上中は直接その仕事に携わることはなかったが、当然エフェドリンの抽出精製を指導してもらって体験することも修業の一つとして可能であっただろう。たとえそれが無くても、機会あるごとに天然物の取り扱いの例として、詳細を聴きとっていたと考えられる。上中が晩年、成功の鍵は「それにつけても思い出されるのは長井先生の教えです」と述懐した通りであった[注77]。

この上中の挙げた成果が、ホルモンの学問と実用を急速に展開させたのであるが、その一つとして、アドレナリン（Adrenaline chloride）の皮下注射が喘息に大変有効であることが、一九〇三年ニューヨークの医師ブロヴァ（Jesse Bullowa）とカプラン（David Kaplan）によって報告され、喘息治療にアドレナリンの注射が広まった(91、92)。事実、アメリカでの発売初期一九〇五年のアドレナリン液の効能書には、第一適応症に「喘息に（For Asthma）」と記載されている。

一八九七年にアメリカのソリス−コーエンが、呼吸困難な二十二歳の女性に、バロウズ・ウエルカム社の腎上体錠剤を投与して劇的に回復させ、アドレナリンが喘息に有効と報告を出していたことは、すでに第3章で紹介したが、品質の安定したPD社

注77　長井のエフェドリンは、薬としては少し屈折した成長過程をたどった。漢方薬としての麻黄の効能は、一七八五（天明五）年、安芸の国（広島県）の医師吉益東洞《よしますとうどう》によって、彼の著書『薬徴』に「喘息（喘《ぜん》咳《がい》）、浮腫（水気）」と明記され、広く知られるようになるのだが(89)、長井も長井から薬効試験を依頼された医学・生理学者も、そして眼科医も、不思議なことに瞳孔拡大効果試験を実施したのみで、喘息には関心

がなかった(90)。一三年に及ぶドイツ留学で、天然物有機化学を修めてきた長井は、モルヒネのようなアルカロイド全般に関心があり、とにかく採り出せるものを採り出して、それから用途を発見しようという考えであったのかもしれない。ちなみに、東洞の息子、南涯の弟子の一人が麻酔手術で有名な華岡青洲である。

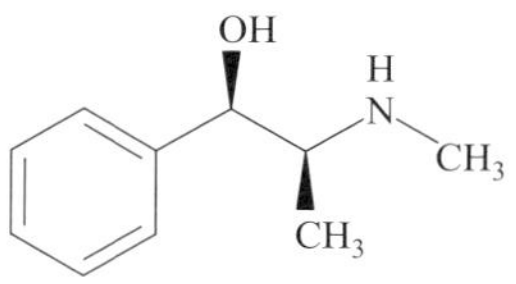

図83ａ　長井長義の取り出した植物のアルカロイド「エフェドリン」

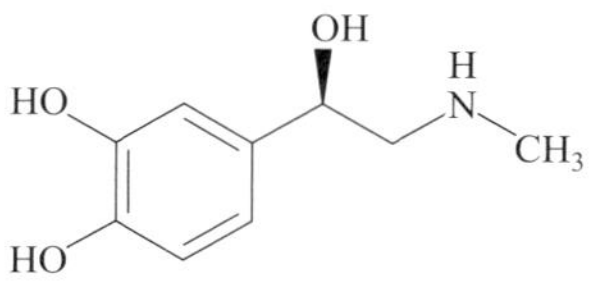

図83ｂ　高峰譲吉・上中啓三が単離結晶化した副腎髄質ホルモン「アドレナリン」

の製品が有効との情報は、呼吸科の医師に歓迎されたに違いない。

さてこのように、アドレナリンが喘息に卓効があることが報告されてから約一〇年後、化学構造の類似性から［図83］、最初にエフェドリンの薬理作用を本格的に研究した人たちがいた。京都医科大学薬物学教室の助手であった天津創と久保田晴光である(93、94)。まことに残念なことに、喘息に有効なことを実験動物で証明した彼らの二編の研究報告は、日本の医師によって人間の喘息の臨床実験に活用されることが無く、また日本語で書かれたこの報告は世界にも伝わらなかった。それから一〇年後、中国北京市ユニオン医科大学のチェン（Chen、陳克恢）とシュミット（Carl F. Schmidt）が一九二四年、エフェドリンの喘息に対する卓効を英語で発表し、この業績はこの二人のものになってしまった(95)。それは、チェンが報告に天津と久保田の業績を引用していたにもかかわらずであり、学際研究の後進国、言語小国日本の天津、久保田二人にとっての不幸であった。

それはさておき、エフェドリンに象徴される長井の天然物研究の手法が、海を越えたニューヨークの高峰研究所で上中に受けつがれてアドレナリンの結晶化という成果をもたらし、アドレナリンが喘息に卓効を示すという情報が海を越えて日本に里帰りし、京都の若い二人の医学研究者によってエフェドリンの気管支平滑筋に対する薬効が発見されるという循環を生んだ。すでに紹介したように、長井と高峰は、一八八八（明治二十二）年以来、東京化学会をそれぞれ会長、常議員として発展させてきた仲であった。

蛇足かもしれないが、アドレナリンの全合成に成功したヘキスト社化学部門のトップ、シュトルツ博士は、最晩年にエフェドリンの化学研究に専念したと伝記に書かれている。[26] シュトルツは一番遅くこの世を去ったが、長井、高峰とは最後までまことに不思議な糸で結ばれていたのであった。

10 「アドレナリン」は今も現役

上中啓三がアドレナリンの結晶を手にしてから百年以上にわたる多彩な研究活動の成果を圧縮して記してきたが、そこで主役を演じてきた二つの姉妹ホルモンの現在明らかになっている生理作用と医療における役割を次にまとめておきたい。

(1) 生理作用

アドレナリンとノルアドレナリンの作用は心筋に直接作用して収縮力を高め、心拍数を上げる点でよく似ているが全く同じではない。アドレナリンは心臓促進作用、血糖上昇作用が強く、ノルアドレナリンは血管収縮作用が顕著である。

アドレナリンとノルアドレナリンは、カテコールアミンというグループに分類されている。体組織にはホルモンを受容して作動する部分があり、それをレセプターと称する。カテコールアミンのレセプターにはαとβの2種類がある。α-レセプターはアドレナリンとノルアドレナリンを受容し、β-レセプターはアドレナリンを受容する。

α-レセプターが作動したときは血管収縮が起こる。一八九三年にオリヴァーとシェーファーが血圧計の水銀柱が飛び上がって肝をつぶしたのは、このα-レセプターが作動して血管平滑筋が収縮し、血圧が急上昇したためであった。

β-レセプターが作動したときは血管拡張、心臓促進、気管支拡張などが起こる。このαとβのレセプターはさらに詳細に研究され、αにα_1とα_2が、βにβ_1とβ_2があり、その作動性が明らかにされている。

（2）日本薬局方の要点——効能と製剤

（a）アドレナリン

［適用症状］気管支喘息、百日咳などに伴う気管支痙攣に皮下注、筋注又は吸入する。各種原因による低血圧又はショック時の補助治療、心停止の補助治療、インスリン低血糖時の改善に皮下注又は筋注する。蘇生などの緊急時に静注する。手術時の出血予防と治療あるいは局所麻酔薬の作用持続増強を目的に局所注入する。耳鼻咽喉科領域での局所出血、粘膜の充血・腫脹に局所適用する。

［製剤］アドレナリン液（*l*-アドレナリン〇・一%含有液）、アドレナリン注射液（*l*-アドレナリン〇・一%液）

（b）ノルアドレナリン

［適用症状］ショック、急性低血圧の補助治療として、血圧を絶えず観察しつつ、点滴静注あるいは皮下注射する。

［製剤］ノルアドレナリン注射液（*dl*-ノルアドレナリン含有液で含有量の規定はない）

11　誰でも知っている「アドレナリン」

第7章で相当な紙幅をつかって副腎髄質分泌ホルモンに付された名称について、その複雑な歴史を説明した。公式名は、いわゆる先進国ではアメリカ合衆国のみがエピネフリンで、他はほとんどがアドレナリンである。今日、国際標準化がどの分野でも促進されているが、最初のホルモンであり、かつ百年を超える超長寿命の医薬であるアドレナリンは、その例外となっている。

オックスフォード大学臨床薬理学部アロンソン博士（Jeffrey K. Aronson）が二〇〇〇年に、それまでの副腎髄質ホルモンの名称の歴史を丁寧に総覧・解説した論文[96]で、「Epinephrine を使用する歴史的正当性はない。歴史的事実は正にこの名前を使うことは正しくないことを示している」と断言し、最後に、「与えられるべき名称は、一つを選ぶとすればそれは Adrenaline、それ以外はない」としめくくっている。これは、百年ほど前にトーマス・マベンが主張した「アドレナリンの正当性[97]」を再確認するものであった。

話はガラッと変わって、図84の三つの写真をご覧いただきたい。これらは、滞米五〇年以上になる日本人の親友と一緒に、二〇〇七年にニューメキシコ州のサンタフェに旅行したときにドライヴインで遭遇した缶入りドリンク（もちろんアドレナリンは入っていない）と、それまでに彼が収集しておいてくれた広告と商品である。元気の出る商品には何でも「adrenaline」を使えばよく売れるようである。

ロンドン生まれの中堅俳優ジュード・ロー（David Jude Heyworth Law、一九七二年十二月二十九日生まれ）が、「アドレナリンを満タンにして」舞台に上がった幼き頃を、次のように回想している。「十二歳から演技を始め、映画に出演する前は多くの舞台に出ていた。初めての舞台では、〝アドレナリン、ファイト、ファイト、ファイト〟と言って走り回る役だった[98]」。

　これだけ「医薬」以外の分野で広く使われるようになっている「アドレナリン」を、米国の公的名称に戻して使用すれば、大変な混乱を招くことは必至である。アメリカ合衆国で誕生した「アドレナリン」というホルモン（有機化合物）の名称が、行政（薬

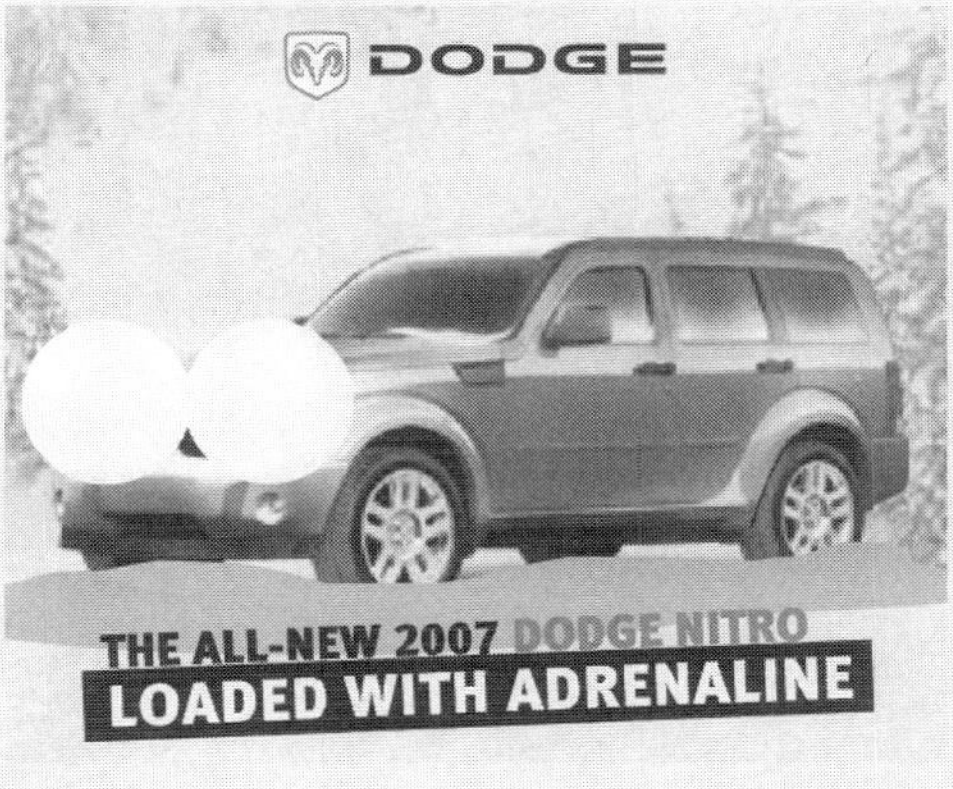

図84a 「アドレナリンを満タンにして go!」

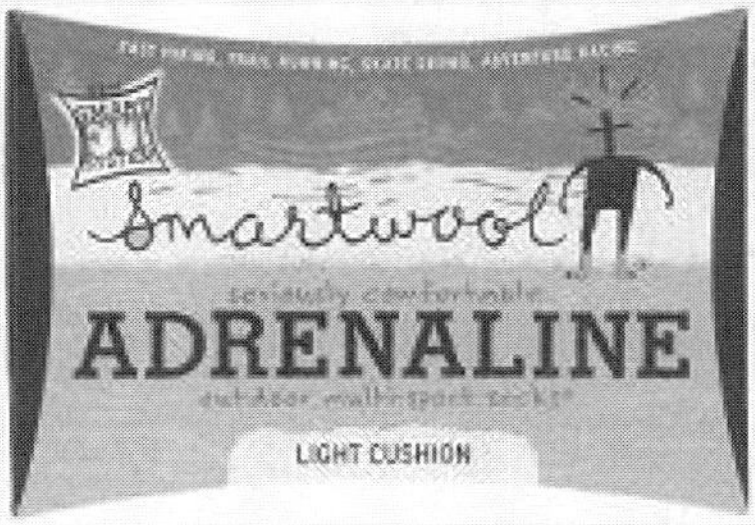

図84b 「どんどん歩けるソックス」

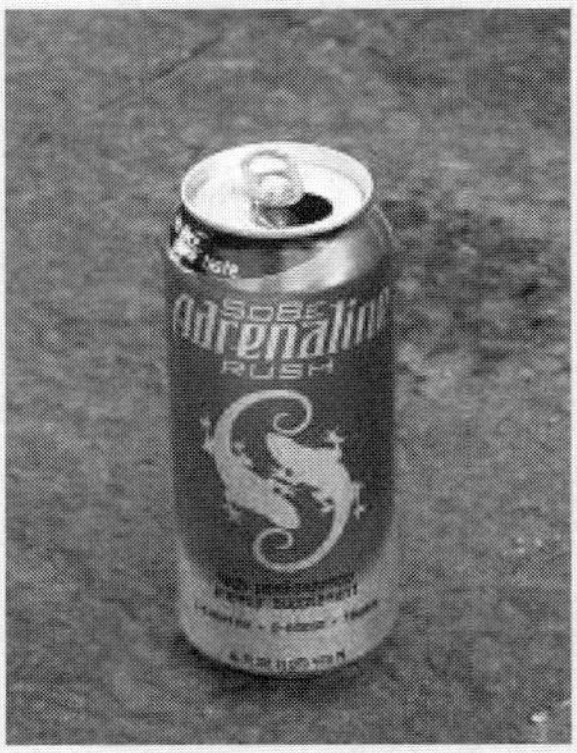

図84c 「眠気防止のドリンク Adrenaline」

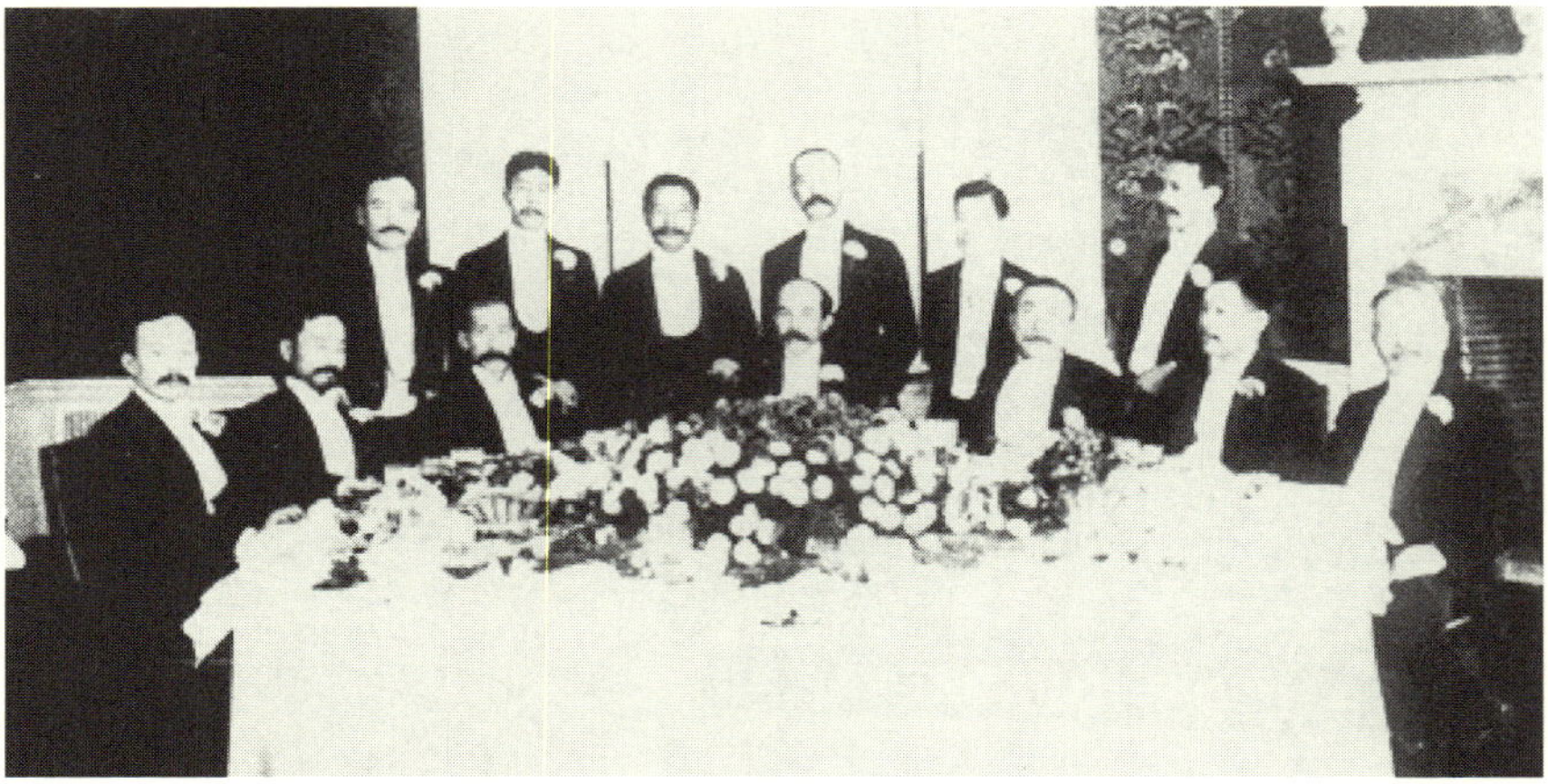

図85　1905年ニューヨーク・メトロポリタン・クラブにて日露講和全権団と高峰譲吉。座っている人（右から）高峰譲吉、立花小一郎、高平小五郎、金子堅太郎、小村寿太郎（全権大使）（松村正義氏提供）

局方）と学術の分野において、その生誕の地で二度と使用されないであろうことは、本当に残念だと筆者は思う。

12　無冠の大使

図85に掲げる一葉の写真は、日本の命運を背負ってポーツマスにおける日露戦争講和談判に臨む直前の全権団の集まりに、唯一の民間人として高峰譲吉が激励に参加している様子を示している。

ルーズベルト大統領とハーヴァード大学で同窓だったというただ一つの理由で、アメリカの世論を、それまでの「ロシア贔屓《びいき》」から「親日」に転換するようにという重い使命を背負わされて、総理大臣伊藤博文に送り出された金子堅太郎が、夫人を帯同しなかったので、全米各地での金子の講演会には、高峰キャロラインが同行して代理を務めた。後に金子は「高峰夫妻の協力なくしては、自分は到底責任を果たせなかったと思う」と述懐している。

主席全権小村寿太郎は、ロシアから賠償を取れずに帰国すれば、真相を知らされること無く完勝と信じ込んでいる日本国民に殺されるかもしれないと言い残して、ポーツマスに向かったという。一方、国家の命運をかけた戦いであることをよく認識していた在米の高峰は、母国のため、どんな支援も惜しまなかった。

高峰と小村は若かりし頃、同じ教師に英語の手ほどきを受けている。それは長崎の英語学校致遠館のフルベッキ先生であった。[99] 小村が小倉處平の支援を受けて入学したときには、高峰はすでに加賀藩に戻っていたので、同級生ではなかったが、それから三六年後、奇しくも二人は日本の浮沈をかけた日露の最後の「戦い」の場面で、長崎での青春の思い出を語りあい、高峰は致遠館の後輩小村を心から激励し、全権団の幸運を祈って送り出したに違いない。

二〇一二年は、ワシントンのポトマック河畔に日本の桜が植えられて百周年になる。この桜の寄贈は、高峰讓吉の寄付の申し出が原動力になって実現した。[100] このとき寄贈側の日本でリーダーの役割をしたのは、外務大臣小村寿太郎であった。

13 われらがホルモンハンター、ここに眠る

一九二二（大正十一）年七月二十二日の早朝、二年におよぶ闘病生活も薬石効なく、高峰讓吉は妻と二人の息子、実妹竹橋順子、上中啓三らに看取られながら、六十七歳の波乱に満ちた生涯を閉じた。

高峰はずっと日本の故郷で生涯を終わりたいと念願していたのだが、義理のある財界巨頭渋沢、益田の二人に、どうしてもアメリカに踏みとどまって日米親善外交に尽くして欲しいと懇願され、遂に帰国をあきらめざるを得ないという悲しい最期であった。

死の三日後、ニューヨークのセント・パトリック教会で行われた葬儀には、半数のアメリカ人を含む六百人余りの会葬者があり、式は荘厳にして盛大なものであったという。日本人倶楽部で行われた追悼式に献花に訪れた数百人の中の一人、無名のアメ

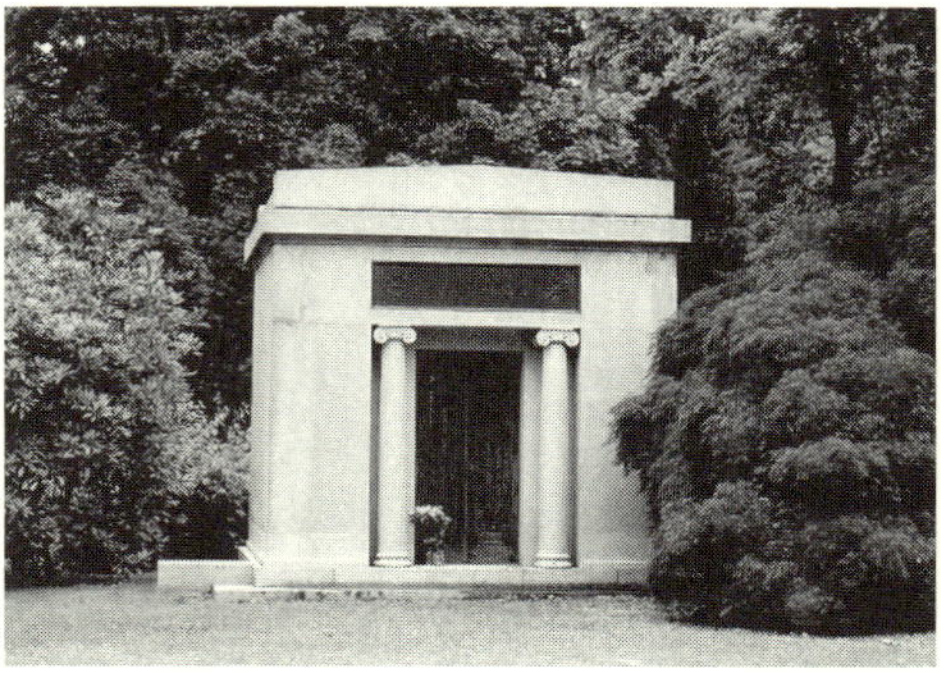

図86　ニューヨーク郊外のウッドローン墓地にある高峰家の墓室（筆者写す）

リカ婦人が捧げた花束に添えられた紙片には、アドレナリンのお陰で再び生きる喜びを与えられた感謝の思いが込められ、博士の霊よ永遠に平和なれと書かれていたという。アドレナリンという名前は多くのアメリカ人に浸透し、その効用は高く評価されていたのである[101,102]。

死の翌日のニューヨーク・タイムズ紙の訃報の見出しは、高峰の評価を適確に示しているので、列記しておきたい。すなわち、「高名な化学者・高峰譲吉死す」、「アドレナリンとタカヂアスターゼを発見した日本人は二年間病床にあった」、「日本クラブの創設者」、「彼が日米友好に尽くしたことは広く知られている」と出ている。

高峰譲吉は愛妻キャロラインらと共に、活躍の地ニューヨークの郊外、ウッドローン墓地に静かに眠っている［図86］。遺髪は東京青山霊園に埋められた。そこには、親しかった小村寿太郎も眠っている。

一方、大阪の薬品問屋での修業を経て苦学を重ね、自立の努力を続け、大変な決意で頭脳流出して見事な業績を残した上中啓三は、晩年一九二八（昭和三）年から七年間三共株式会社の監査役を務めたが、引退後も読書やドイツ語習得など終生勉学を続け、一九六〇（昭和三十五）年一月十一日、東京中野氷川町の自宅で息を引き取った。享年八十四歳。今はその郊外の小平霊園で、苦労を共にした妻八重野、そして愛した子供たちと一緒に、永遠の眠りについている［図87］。

◇　◇　◇

〝ホルモン・ハンター〟たちの努力により、確実にこれだと言えるホルモン活性成分を結晶状態で手にすることができるようになって、それまで長い間、隔靴掻痒《かっかそうよう》の実

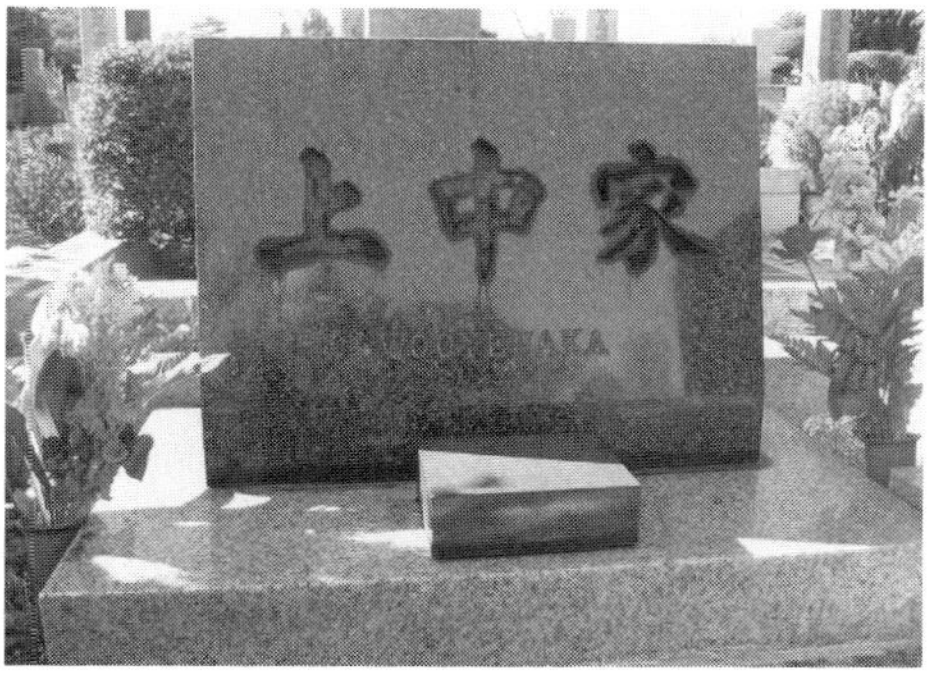

図87　東京都小平霊園にある上中家の墓所（筆者写す）

験しかできなかった研究者は、かねてより頭に描いていた仮説の証明に向かって猛然と進んで行った。動物生理学、薬理学では全く新しい局面を迎え、製薬会社には大きな品目群を夢見る未来が開けた。それぞれに貢献した人々は、またそれぞれに新しい人生を切り拓き、多くは立派な業績を後世に残していった。

エピローグ

筆者は化学を専攻したが、ホルモンについては全く知識を持たなかった。しかしあるきっかけから、自分の勤めていた会社の初代社長・高峰譲吉の業績を詳しく調査する過程で得た多くの資料・情報を整理しているうちに、人類最初のホルモン「アドレナリン」に次第に強い興味を抱くようになった。そこで気づいたのは、この魅力ある活性物質をめぐる長い研究の歴史について、一部をまとめた論文はあっても、それを通覧する書物がないことであった。

アドレナリンについて語るとき、視点が一つではないことに留意する必要があった。少なくとも生理学から、医学から、そして薬品からの三つである。代表者で示すならば、オリヴァー、シェーファーそしてエイベルは生理学・薬理学から、ベイツ、ソリス–コーエンの二人は臨床医学から、そしてパーク・デイヴィス社と高峰・上中は医薬品としての観点から、真実を追究して行った。

ローマのエウスタキオが正確な解剖図を描いてから始まる副腎の科学史を辿っていて、一つ気づくことがあった。自然科学は、時代時代の国の勢力と関係して発達して行くことが、この場合も見事に示されているということであった。副腎髄質成分に血圧上昇作用があることを発見したポーランドのシモノヴィッチの総説論文（一八九六年）に引用された一一一編の文献（63ページ、表1の(2)）の中の仏語の比率は五〇%を超え、次いで独語、伊語で、英語はわずか数%であったのが、それ以後仏語、伊語はほとんど影をひそめ、代わって独語と英語が主流を占めるようになって行くその過程は、大変印象的であった。

　ちなみに十八世紀までのヨーロッパの学問上の共通言語はラテン語であった。副腎から何かが血液に分泌され、それが心臓に作用しているという鋭い洞察を一七八五年に報告したシュミットの原典が見出せなくて残念に思っていたが、拙稿の再校正の時点でその文献（J. C. H. Schmidt and J. C. A. Mayer, *Diss. inaug. anat. physiol. de glandulis suprarenalibus*, Trajecti ad Viadrum, 1785）に出会った。著者のドイツ人シュミットがラテン語でこれを書き、わずか二年後二十六歳で没したのを知った時の感動が胸に残っている。

自然科学の研究史を学んで感じることがある。「がんがん攻める」成功例と、「おだやかに大発見をする」人とがある。アドレナリン抽出の研究史では、四四年間二〇人以上の研究者が、がんがん攻めて攻め切れなかった後で、それほど功名心の強くない研究者がふとやって来て、「静かにじっと待つ」姿勢で、結晶をあっさりと単離してしまった。上中自身が言っているが、鳶《とび》が油揚げを攫《さら》うがごとくにである。将来を背負う研究者は、こういう先達の軌跡を大切に心に留めて、両刀を使い分けてくれればいいなと思った。

　高峰がアドレナリンを結晶に単離するまでの長い歴史を書き終わった時点で、この成功の鍵は何であったのだろうかと、彼の足跡を咀嚼する日が続いた。そしてある日、そうだ、それは麹菌の培養に「フスマ（麬、麸、麦粒の外皮）」を使ったことだと気づいた（117ページ参照）。それまでの苦難の道程で「用意した才知」に「幸運」が微笑み、パーク・デイヴィス社との結びつきを生み、「タカヂアスターゼとアドレナリン」を完成させ、それがもたらした富が「無冠の大使」としての活動を可能にし、高峰の人生を華麗なものにした、と自分なりの結論を得た。

腎上体からのアドレナリンの分泌を発見したヴュルピアンのフランス語の論文を、当時の科学技術のレベルを頭に描きながら読んで、その内容の質の高さに感動し、そのあとシャーレに入れたアドレナリン水溶液に、塩化第2鉄あるいはヨウ素の液を滴下した瞬間の呈色反応に胸の高鳴りを覚え、これはおそらくヴュルピアン反応の最初のカラー写真［口絵1］じゃないかなと思ってシャッター・ボタンを押しながら、百年あまり前のニューヨークの半地下実験室での上中の感動を共有できたその日のことは忘れられない。一冊の仏和辞典を買い与えて、大学でフランス語を勉強させてくれた泉下の両親に感謝したい。

アドレナリンの結晶化という仕事が、日本人高峰と上中によってなされていなかったら、もしその歴史がいわゆる西洋人によって完結されていたら、筆者がこの物語を発想することは無かった。旧約聖書に油のかたまりと認識されていた副腎が、神に捧げられたという記述を知ることも、ヴュルピアンの呈色反応も、仏独米間の激しい研究競争も、高峰・上中が手にした結晶を幹として生理学、医学、化学の分野で大輪の花がいくつも咲いたことを認識することもあり得なかった。この深く、広く、そして限りない興味を誘う五百年におよぶホルモンハンターの足跡を、ゆっくり辿れた幸運に心から感謝して筆を擱きたい（歴史記述として敬称を省略させていただきました）。

謝辞

執筆を思い立った最初に、貴重な文献の複写をお許しくださった佐野豊博士、名称問題に関する書簡（「一通の手紙」）のコピーをご提供いただいた山本綽氏、フュルトのポートレイトの入手にご尽力くださったドイツの友人クロイットナー氏、特許係争裁判記録を取り寄せていただいた佐藤一雄氏、ならびにヴュルピアンの呈色反応再現に実験台と試薬を使わせてくださった旧三共農薬研究所に深く感謝します。また、米国の科学者が書いたアドレナリン回顧談と「一通の手紙」とに関して、極めて客観的な判断をいただき、拙稿にも有益な助言をいただいたニューヨーク州立大学名誉教授・中津川勉博士に、厚く御礼申し上げます。

資料、文献の入手にご協力を賜った方々、とりわけ古い文献の検索と複写依頼にいつも的確に対応してくださいました横浜市立中央図書館・調査課と東京大学柏図書館の担当の方々に感謝します。

出版を模索する段階で拙稿を通読の上多くの示唆をいただき、推薦文の執筆までお約束くださいました新潟大学名誉教授・藤田恒夫博士が本年二月急逝されましたことは、まことに痛恨の極みで、謹んでご冥福をお祈りいたします。ご専門の立場から適切な助言を賜りました東京大学名誉教授・杉津耕三博士、ならびに力強い激励を頂戴しました科学ジャーナリスト宮田親平の各氏に衷心より感謝いたします。

ここに漸く刊行に漕ぎ着けることができ、二〇一〇年ノーベル化学賞受賞の米国パデュー大学特別教授根岸英一博士に丁寧にご高覧いただき推薦文をお寄せいただきましたことは、望外の光栄であり、心から厚く御礼申し上げます。また、高峰博士から「純良医薬」という製薬業の基本理念を継承してきた第一三共株式会社の会長庄田隆氏からも推薦をいただきましたことに対して深く感謝申し上げます。

本書の出版に導いてくださいました畏友京都大学名誉教授久馬一剛氏、京都大学学術出版会編集長鈴木哲也氏、同会編集者福島祐子氏に心から厚くお礼申し上げます。

最後に、調査、執筆を通して終始健康を気遣い励ましてくれた妻由紀子に感謝したい。

二〇一二年十一月

石田三雄

Chemistry, Washington and New York, **19**: 9–14 (1912).
(84) Aldrich, T. B., "An effective apparatus for evaporating aqueous extracts by means of a current of air." *The Journal of Biological Chemistry,* **23**: 255–259 (1915).
(85) Aldrich, T. B., "Feeding young pups the anterior lobe of the pituitary gland." *American Journal of Physiology,* **30**: 352–357 (1912).
(86) Aldrich, T. B., "Presence of histidine-like substances in the pituitary gland (posterior lobe) ." *Journal of the American Chemical Society,* **37**: 203–208 (1915).
(87) Kamm, O., T. B. Aldrich, I. W. Grote, L. W. Rowe and E. P. Bugbee, "The active principles of the posterior lobe of the pituitary gland. I. The demonstration of the presence of two active principles. II. The separation of the two principles and their concentration in the form of potent solid preparations." *Journal of the American Chemical Society,* **50**: 573–601 (1928).
(88) HBEA (Historic Boston-Edison Association) のウェブサイト「Elijah Mark Houghton, M.D.」<www.historicbostonedison.org/history/people_eng.shtml> 2012年９月にアクセス.
(89) 吉益東洞『薬徴　巻の中』pp. 85–89, 246–248, たにぐち書店 (2007).
(90) 第５章文献 (52) に同じ.
(91) 第６章文献 (７) に同じ.
(92) 第６章文献 (８) に同じ.
(93) 天津創・久保田晴光「「ヱフェドリン」及ビ「ミドリアチン」ノ薬物学的作用ニ就テ(第一報告)」『京都医学雑誌』, **10**: 301–313 (1913).
(94) 天津創・久保田晴光「「ヱフェドリン」及ビ「ミドリアチン」ノ薬物学的作用ニ就テ(第二報告)」『京都医学雑誌』, **14**: 77–98 (1917).
(95) Chen, K. K. and C. F. Schmidt, "The action of ephedrin, the active principle of the Chinese drug Ma Huang." *The Journal of Pharmacology and Experimental Therapeutics,* **24** (5): 339–357 (1924).
(96) Aronson, J. K.,"Where name and image meet"- the argument for"adrenaline." *British Medical Journal,* **320**: 506–509 (2000).
(97) 第７章文献 (13) に同じ.
(98) ＴＶインタビュー (「アクターズ・スタジオ・インタビュー」2004年８月29日放送, ＢＳ２, 18チャンネル).
(99) 第５章文献 (１) に同じ.
(100) 石田三雄『アメリカに桜を咲かせた人たち』私家版, 国会図書館蔵 (2003). 同『ポトマックの桜』(『近代日本の創造史』別冊), NPO 法人 近代日本の創造史懇話会 (2011).
(101) 第５章文献 (10) に同じ.
(102) 橋爪恵編『巨人高峰博士』三共株式会社 (1931).

12(1): 73–97 (1946).
(65) Euler, U. S. von, "Identification of the sympathomimetic ergone in adrenergic nerves of cattle (sympathin N) with laevo-noradrenaline." *Acta Physiologica Scandinavica,* **16**: 63–74 (1948/1949).
(66) James, W. O., "Demonstration and separation of noradrenaline, adrenaline and methyl-adrenaline." *Nature* (*London*), **161**: 851–852 (1948).
(67) Euler, U. S. von and U. Hamberg, "*l*-norAdrenaline in the suprarenal medulla." *Nature* (*London*), **163**: 642–643 (1949).
(68) Euler, U. S., "The distribution of sympathin N and sympathin A in spleen and splenic nerves of cattle." *Acta Physiologica Scandinavica,* **19**: 207–214 (1949/50).
(69) Tullar, B. F., "The separation of *l*-Arterenol from natural U. S. P. epinephrine." *Science,* **109**: 536–537 (1949).
(70) Auerbach, M. E. and E. Angell, "The determination of arterenol in epinephrine." *Science,* **109**: 537–538 (1949).
(71) Euler, U. S. von, "The nature of adrenergic nerve mediators." *Pharmacological Review,* **3** : 247–277 (1951).
(72) 佐野　豊「新たな旗手フォン・オイラーを迎えて」『ミクロスコピア』**8**: 240–245 (1991).
(73) Goldenberg, M., M. Faber, E. J. Alston, and E. C. Chargaff, "Evidence for the occurrence of nor-epinephrine in the adrenal medulla." *Science,* **109**: 534–535 (1949).
(74) West, G. B., "Adrenaline and noradrenaline." *Journal of Pharmacy and Pharmacology,* **7**: 81–98 (1955).
(75) 第 4 章文献 (49) に同じ.
(76) Feng, P. C., L. J. Haynes and K. E. Magnus, "High concentration of (−)-noradrenaline in *Portulaca oleracea* L." *Nature* (*London*), **191**: 1108 (1961).
(77) Tainter, M. L., B. F. Tullar and F. P. Luduena, "Levo-Arterenol." *Science,* **107**: 39–40 (1948).
(78) Tullar, B. F., "The resolution of *dl*-Arterenol." *Journal of the American Chemical Society,* **70**: 2067–2068 (1948).
(79) Pratesi, P., A. La Manna, A. Campiglio and V. Ghislandi, "The configuration of noradrenaline." *Journal of the Chemical Society,* **55**: 4062–4065 (1959).
(80) Malmejac, J., "Activity of the adrenal medulla and its regulation." *Physiological Review,* **44**: 186–218 (1964).
(81) L・ウォルパート，A・リチャーズ『科学者の熱い心――その知られざる素顔』(青木薫・近藤修訳) pp. 233–247,「第13章　分子を夢見る　サー・ジェイムズ・ブラック」, 講談社ブルーバックス, 1999.
(82) Aldrich, T. B., "Tribromo-tert-butyl Alcohol, $C_4H_7OBr_3$." *Journal of the American Chemical Society,* **33**: 386–388 (1911).
(83) Aldrich, T. B., "The iodine content of the small, medium and large thyroid glands of sheep, beef and hogs." *Original Communications 8 th International Congress of Applied*

(47) Weiss, O. und J. Harris, "Zerstörung des Adrenalins im lebenden Tier." *Archiv für die Gesammte Physiologie des Menschen und der Thiere,* **103**: 510–514 (1904).
(48) Halle, W. L. von, "Über die Bildung des Adrenalins im Organismus." *Beiträge zur chemischen Physiologie und Pathologie; Zeitschrift für die gesammte Biochemie,* **8**: 276–280 (1906).
(49) 第 4 章文献（60）に同じ.
(50) Elliott, T. R., "On the action of adrenalin." *Journal of Physiology* (*London*), **31**: xx-xxi (1904).
(51) 第 3 章文献（40）に同じ.
(52) Barger, G. and H. H. Dale, "Chemical structure and sympathomimetic action of amines." *Journal of Physiology* (*London*), **41**: 19–59 (1910).
(53) 第 7 章文献（30）に同じ.
(54) Schild, H., "Adrenaline in the suprarenal medulla." *Journal of Physiology* (*London*), **79**: 455–469 (1933).
(55) Cannon, W. B. and Z. M. Bacq, "Studies on the conditions of activity in endocrine organs." *American Journal of Physiology,* **96**: 392–412 (1931).
(56) Cannon, W. B. and A. Rosenblueth, "Studies on conditions of activity in endocrine organs." *American Journal of Physiology,* **104**: 557–574 (1933).
(57) Bacq, Z. M., "La pharmacologie du système nerveux autonome, et particulièrement du sympathique, d'après la théorie neurohumorale." *Annales de physiologie et de physicochimie boilogique,* **10**: 467–528 (1934).
(58) Cannon, W. B. and A. Rosenblueth, "A comparison of the effects of sympathin and adrenaline on the iris." *American Journal of Physiology,* **113**: 251–258 (1935).
(59) Greer, C. M., J. O. Pinkston, J. H. Baxter, Jr. and E. S. Brannon, "Nor-epinephrin[ß-(3, 4-dihydroxypheny) -ß-hydroxyethylamine] as a possible mediator in the sympathetic division of the autonomic nervous system." *The Journal of Pharmacology and Experimental Therapeutics,* **62**: 189–227 (1938).
(60) Cannon, W. B. and K. Lissák, "Evidence for adrenaline in adrenergic neurones." *American Journal of Physiology,* **125**: 765–777 (1939).
(61) Loewi, O., "Über den Adrenalingehalt des Säugerherzens." *Archives internationals de pharmacodynamie et de thérapie,* **57**: 139–140 (1937).
(62) Raab, W., "Adrenaline and related substances in blood and tissues." *Biochemical Journal,* **37**: 470–473 (1943).
(63) Holtz, P., K. Credner und G. Kroneberg, "Über das sympathicomimetische pressorische Prinzip des Harns ("Urosympathin")." *Archiv für Experimentelle Pathologie und Pharmakologie,* **204**: 228–243 (1947).
(64) Euler, U. S. von, "A specific sympathomimetic ergone in adrenergic nerve fibres (sympathin) and its relations to adrenaline and noradrenaline." *Acta Physiologica Scandinavica,*

(29) 長井長義「Improvements in and relating to the Manufacture of Synthetic Drugs」. イギリス特許：BP.118,298.
(30) Loewe, H., "Zum fünfzigjährigen Jubiläum der ersten Hormon-Synthese Suprarenin und seine Derivate." *Arzneimittel-Forschung*, 4(10): 583–598 (1954).
(31) Bieberfeld, J., "Synthetic suprarenin." *The Pharmaceutical Journal*, May 16, p. 626 (1908).
(32) 第7章文献（18）に同じ.
(33) 第7章文献（19）に同じ.
(34) Stolz, F. and F. Flächer, "On synthetic suprarenin." *The Pharmaceutical Journal*, May 16, pp. 626–627 (1908).
(35) Stolz, F., "Synthese der wirksamen Substanz der Nebennieren, Synthetisches Suprarenin." *Chemiker-Zeitung*, Nr. 80, pp. 981–982 (1906).
(36) Flächer, F., "Über die Spaltung des synthetischen *dl*-Suprarenins in seine optisch aktiven Komponenten." *Hoppe-Seyler's Zeitschrift für Physiologische Chemie*, **58**: 189–194 (1908).
(37) Abderhalden, E. und M. Guggenheim, "Weitere Versuche über die Wirkung der Tyrosinase aus Russula delica auf tyrosinhaltige Polypeptide und auf Suprarenin." *Hoppe-Seyler's Zeitschrift für Physiologische Chemie*, **57**: 329–330 (1908).
(38) Abderhalden, E. und F. Müller, "Über das Verhalten des Blutdruckes nach intravenöser Einführung von *l*-, *d*- und *dl*-Suprarenin." *Hoppe-Seyler's Zeitschrift für Physiologische Chemie*, **58**: 185–188 (1908).
(39) Abderhalden, E. und F. Thies, "Weitere Studien über das physiologische Verhalten von *l*-, *d*-, und *dl*-Suprarenin. II. Mitteilung." *Hoppe-Seyler's Zeitschrift für Physiologische Chemie*, **59**: 22–28 (1909).
(40) Abderhalden, E. und Slavu, "Weitere Studien über das physiologische Verhalten von *l*-, *d*-, und *dl*-Suprarenin. III. Mitteilung." *Hoppe-Seyler's Zeitschrift für Physiologische Chemie*, **59**: 129–137 (1909).
(41) Abderhalden, E. und K. Kautzsch, "Weitere Studien über das physiologische Verhalten von *l*-, *d*-, und *dl*-Suprarenin. IV. Mitteilung." *Hoppe-Seyler's Zeitschrift für Physiologische Chemie*, **61**: 119–123 (1909).
(42) Abderhalden, E., K. Kautzsch und F. Müller, "Weitere Studien über das physiologische Verhalten von *l*- und *d*-Suprarenin. V. Mitteilung." *Hoppe-Seyler's Zeitschrift für Physiologische Chemie*, **62**: 404–409 (1909).
(43) Cushny, A. R., "Further note on adrenalin isomers." *Journal of Physiology* (*London*), **38** (4): 259–262 (1909).
(44) 第1章文献（7）に同じ.
(45) 第5章文献（31）に同じ.
(46) Embden, G. und O. v. Fürth, "Über die Zerstörung des Suprarenins (Adrenalins) im Organismus." *Beiträge zur chemischen Physiologie und Pathologie*; *Zeitschrift für die gesammte Biochemie*, **4**: 421–429 (1904).

hyadrate." *The American Journal of Pharmacy,* **75**: 301–325 (1903).
(3) 第4章文献 (66) に同じ.
(4) 第4章文献 (68) に同じ.
(5) 第4章文献 (69) に同じ.
(6) 第4章文献 (70) に同じ.
(7) 第4章文献 (71) に同じ.
(8) 第4章文献 (72) に同じ.
(9) 第4章文献 (73) に同じ.
(10) Abel, J. J. and R. deM Taveau, "On the decomposition products of epinephrine hydrate." *The Journal of Biological Chemistry,* **1**: 1–32 (1905).
(11) Abel, J. J., "On the oxidation of epinephrin and adrenalin with nitric acid." *American Journal of Physiology,* **8**: xxxi-xxxii (1903).
(12) 第4章文献 (47) に同じ.
(13) *American National Biography,* Oxford University Press (1999), pp. 34–35, "Abel, J. J."
(14) Hill, L., "Obituary for Prof. Benjamin Moore." *Nature (London),* p. 348, March 16 (1922).
(15) Hopkins, F. G., "Benjamin Moore - 1867–1922." *Proceedings of the Royal Society of London, Ser. B,* **101**: xvii-xix (1927).
(16) Meyer, O. B, "Über einige Eigenschaften der Gefäßmuskulatur mit besonderer Berücksichtigung der Adrenalinwirkung." *Zeitschrift für Biologie,* **48**: 352–397 (1906).
(17) Henderson, J., "Ernest Starling and 'Hormones': an historical commentary." *Journal of Endocrinology,* **184**(1): 5–10 (2005).
(18) 第3章文献 (31) に同じ.
(19) ドイツ・ヘキスト社のアドレナリン製法特許. ドイツ特許3件：No. 152,814, No. 155,632, No. 157,300.
(20) Stolz, F., "Ueber Adrenalin und Alkylaminoacetobrenzcatechin." *Berichte der Deutschen Chemischen Gesellschaft zu Berlin,* **37**: 4149–4154 (1904).
(21) Meyer, H., "Zur Konstitution und Synthese des Suprarenins (Adrenalins)." *Zentralblatt für Physiologie,* **18**(16): 501 (1904).
(22) "Synthetisches Adrenalin...,"in Pharmazeutische Zeitung, **II**(62): 876–877 (12 Okt. 1904).
(23) Loewi, O. und H. Meyer, "Ueber die Wirkung synthetischer, dem Adrenalin verwandter Stoffe." *Archiv für experimentelle Pathologie und Pharmakologie,* **53**: 213–226 (1905).
(24) 第4章文献 (63) に同じ.
(25) 第4章文献 (67) に同じ.
(26) "Stolz, Friedrich,"in *Deutsche Biographische Enzyklopädie,* **9**: 737 (2005).
(27) Dakin, H. D., "The Synthesis of a Substance allied to Adrenalin." *Proceeding of the Royal Society of London, Ser.B,* **76**: 491–497 (1905).
(28) ドイツ・バイエル社のアドレナリン製法特許. ドイツ特許4件：No. 185,598, No. 189,483, No. 216,640, No. 277,540.

(9) Pauly, H., "Zur Kenntniss des Adrenalins II." *Berichte der Deutschen Chemischen Gesellschaft zu Berlin,* **37**: 1388–1401 (1904).
(10) Tansey, E. M., "What's in a Name? Henry Dale and Adrenaline, 1906." *Medical History,* **39**: 459–476 (1995).
(11) 第 4 章文献 (66) に同じ.
(12) Barger, G. and H. A. D. Jowett, "CII.—The Synthesis of Substances Allied to Epinephrine." *Journal of the Chemical Society, Transactions,* **87**: 967–974 (1905).
(13) Maben, T., "Adrenalin: The active principle of the suprarenal gland." *The Pharmaceutical Journal,* March 30, pp. 388–390 (1907).
(14) 第 5 章文献 (37) に同じ.
(15) 第 5 章文献 (41) に同じ.
(16) Gunn, A and E. F. Harrison, "The colouration of adrenine solutions." *The Pharmaceutical Journal,* April 18, pp. 513–514 (1908).
(17) 第 2 章文献 (34) に同じ.
(18) Cushny, A. R., "Synthetic Suprarenin or Adrenine." *The Pharmaceutical Journal,* May, 23, p. 668 (1908).
(19) Cushny, A. R., "The action of optical isomers. III. Adrenalin." *Journal of Physiology* (*London*), **37**: 130–138 (1908).
(20) 第 6 章文献 (16) に同じ.
(21) Cannon, W. B., *The Wisdom of the Body.* W. W. Norton & Co., Inc., N.Y. (1932)
(22) 第 4 章文献 (49) に同じ.
(23) 第 4 章文献 (36) に同じ.
(24) 山本綽「人柄, 人徳を偲ばせる遺書」『近代日本の創造史』第 2 号, pp. 3–10 (2006).
(25) *British Pharmacopoeia,* p. 60, "Adrenaline, Epinephrine" (2005).
(26) *European Pharmacopoeia* 5.0, pp. 927–928, "Adrenaline tartrate," 01/2005:0254 (2006).
(27) *European Pharmacopoeia* 5.0, pp. 2115–2116, "Noradrenaline tartrate," 01/2005:0285 (2006).
(28) 名称復権要請書 (菅野, 飯沼など 8 名), (2001年12月14日, 厚生労働省医薬局長宛).
(29) 第 5 章文献 (10) に同じ.
(30) Euler, U. S. von, "Twenty Years of Noradrenaline." *Pharmacological Review,* **18**(1): 29–38 (1966).
(31) Davenport, H. W., "Early History of the Concept of Chemical Transmission of the Nerve Impulse." *The Physiologist,* **34**(4): 129, 178–190 (1991).
(32) *Handbook of Physiology, Section 7 : Endocrinology, Vol. VI, Adrenal Gland* (H. Blaschko, G. Sayers, and A. D. Smith, eds.). American Physiological Society (1975).

第 8 章　結晶化のあと

(1) 第 4 章文献 (74) に同じ.
(2) Abel, J. J., "On epinephrine and its compounds, with especial reference to epinephrin

(5) Parke, Davis & Co. の医薬情報誌 *Pharmacal Notes* (1905)「A Chemical Achievement. Adrenalin, the Active Principle of the Suprarenal Gland, New Manufactured in Our Laboratories」.
(6) Thelberg, M. A. H., "A contribution to the therapy of the suprarenals." *Therapeutic Monthly,* Dec. 1901, pp. 292–294.
(7) 眞野健次「β刺激薬と日本人」『アレルギー・免疫』**8**(4): 383 (2001).
(8) Bullowa, J. G. M. and D. M. Kaplan, "On the hypodermatic use of adrenalin chloride in the treatment of asthmatic attacks." *Medical News,* pp. 787–790, October 24, p. 787 (1903).
(9) Vanderkleed, C. E., "A method for the preparation of the active principle of the suprarenal gland." *American Druggist and Pharmaceutical Record,* **44**: 273 (1906).
(10) United States Circuit Court for the Southern District of New York, 189F.95 (Westlaw, 189F.95, pp. 1–12, 2006 Thomson/West).
(11) US Patent No. 730,176 (patented June 2, 1903) "Glandular Extractive Product." Jokichi Takamine, of New York, N. Y.
(12) US Patent No. 730,175; No. 730,196; No. 730,197; No. 730,198 (すべて June 2, 1903に特許成立). No. 753,177は, Feb. 23, 1904に成立.
(13) Bunz, M., "Adrenalin: Zur Patentierung von Wissen und Leben um 1900." <www.mercedes-bunz.de/theorie/adrenalin/> 2012年9月にアクセス.
(14) 太田勝造「法の解釈適用と言葉」『月報・司法書士』371号 : pp. 6–9 (2003年1月号).
(15) 朝日新聞「足利事件 DNA鑑定「確度低い」/地検, 知りつつ追求」2009年10月19日朝刊.
(16) Cannon, W. B. and H. Lyman, "The depressor effect of adrenalin on arterial pressure." *American Journal of Physiology,* **31**: 376–398 (1913).「Adrenalin Chloride (Takamine)」への評価については p. 380を参照.
(17) Hand, L., *The Spirit of Liberty,* Alfred A. Knopf, New York (1952).

第7章　名称をめぐる混乱

(1) 第4章文献 (19) に同じ.
(2) 第1章文献 (9) に同じ.
(3) 立花隆「ミュルレルとホフマンの改革」『天皇と東大 (上)』p. 55, 文藝春秋 (2005).
(4) Amberg, S., "The toxicity of epinephrine (adrenalin)." *American Journal of Physiology,* **8**: xxxiii-xxxiv (1903).
(5) 第4章文献 (47) に同じ.
(6) 高峰の署名のある宣誓供述書 (Affidavit, State of New York, County of New York, May 14, 1906).「ADRENALIN」の商標権をPD社に譲渡する旨が記されている.
(7) アドレナリンの商標登録：原簿, 最初の登録票 (17245号) 及び1941年の更新登録票の3種.
(8) 第4章文献 (39) に同じ.

(1902).
(40) 第4章文献（47）に同じ.
(41) Gunn, A. and E. F. Harrison, "Detection of iron in oleic acid by adrenine, and its removal." *The Pharmaceutical Journal*, Aug. 3, p. 181 (1907).
(42) 第3章文献（67）に同じ.
(43) Gunn, A and E. F. Harrison, "The colouration of adrenine solutions." *The Pharmaceutical Journal*, April 18, pp. 513–514 (1908).
(44) Gunn, A. and E. F. Harrison, "A new characteristic reaction of adrenaline." *The Pharmaceutical Journal*, June 1, p. 718 (1907).
(45) Bennett, J. W., "Adrenalin and cherry trees." *Modern Drug Discovery*, **4** (12): 47–48, 51 (2001).
(46) Miller, J. L., "The action of the extract of the suprarenal gland and the method and indications for its use." *Journal of American Medical Association*, **48**(20): 1661–1664 (1907).
(47) 第4章文献（48）に同じ.
(48) 三共百年史編集委員会編『三共百年史』三共株式会社（2000）. アドレナリンの輸入販売については p. 467, 生産販売については p. 56参照.
(49) *Journal of Tropical Medicine*, Vol. 7, December 1 (1904) 掲載の Parke, Davis & Co. 広告「Modern Therapy: Preparations of Adrenalin-Takamine」.
(50) 第1章文献（4）に同じ.
(51) 第2章文献（13）に同じ.
(52) 長井長義「漢薬麻黄成分研究成績」『薬学雑誌』120号, pp. 109–114（1892）.
(53) 長井長義「漢薬麻黄成分研究成績（続）」『薬学雑誌』121号, pp. 181–221（1892）.
(54) 長井長義「漢薬麻黄成分研究成績（続）」『薬学雑誌』127号, pp. 832–860（1892）.
(55) Miura, K., "Vorläufige Mittheilung über Ephedrin, ein neues Mydriaticum." *Berliner Klinische Wochenschrift*, **24**: 707 (1887).
(56) 安江政一「長井長義をめぐって――帰国当初の研究業績と地位の変転」『化学史研究』第22号, pp. 1–7（1983）.
(57) 藤田恒夫『続　鍋のなかの解剖学』p. 54, 風人社（2006）.
(58) 小高　健『世界初の人工発癌に成功した山極勝三郎』p. 167, 学会出版センター（2006）.
(59) 長野　敬『科学の名著10　パスツール』p. 351, 朝日出版社（1981）.

第6章　歴史的な特許係争の判決

(1) 第5章文献（22）に同じ.
(2) 第4章文献（24）に同じ.
(3) 第4章文献（25）に同じ.
(4) *Homœopathic News: a monthly homœopathic medical journal.* Vol. 30掲載の Parke, Davis & Co. の広告「Solution Adrenalin Chloride」(April, 1901) および「HAY FEVER and its treatment」(July, 1901).

(15) Jokichi Takamine (Peoria, Illinois), US Patent No. 525,823, patented Sept.11, 1894.「Process of Making Diastatic Enzyme」.
(16) 高峰譲吉「自家発見ノ麹並ニ臓器ノ主成分ニ就テ」『工学会誌』第244号，pp. 333–353（1902年 9 月）.
(17)『大垣中学第46回同窓会会報』第38号，pp. 18–20，雑録（1989）.
(18) 清水鉄吉「大気（地球の包気）の事」『現社会』第 1 号，pp. 164–167（1888）.
(19) 清水鉄吉についての記事「大垣出身者の功績に光」朝日新聞岐阜県版（2009年 5 月 8 日）.
(20) Geo. T. Whitney から Jokichi Takamine 宛 Taka-Moyashi 契約交渉経過連絡書簡（1894年10月）.
(21) Geo. T. Whitney から Jokichi Takamine 宛 Taka-Moyashi 契約交渉経過連絡書簡（1894年11月）.
(22) Hoefle, M. L., "The early history of Parke-Davis and Company." *Bulletin for the History of Chemistry,* **25**(1): 28–34 (2000).
(23) *The American Journal of Pharmacy - Advertisement Supplement,* **67**: 12 (1895).
(24) 第 4 章文献（49）に同じ .
(25) Payen, A. et J.-F. Persoz, "Mémoire sur la Diastase, les principaux Produits de ses Réactions, et leurs applications aux arts industriels." *Annales de chemie et de physique, Sér.* 2 , **53**: 73–92 (1833).
(26) Griffenhagen, G.B., "Great moments in pharmacy: development of the Robert Thom series depicting pharmacy's history." *Journal of American Pharmaceutical Association,* **42**(2): 170–182 (2002).
(27) 三共百年史編集委員会編『三共百年史』pp. 34, 39, 三共株式会社（2000）.
(28) 東京大学大学院理学系研究科・理学部化学教室雑誌会編『東京大学理学部化学教室の歩み』p. 38, 同教室雑誌会（2007）.
(29)『大坂開成所生徒等級姓名一覧』大坂開成所（1872），早稲田大学図書館蔵.
(30) 上田閑照編『西田幾多郎随筆集』pp. 29–33, 49–57，岩波文庫ワイド版（1981）.
(31) 対談「アドレナリンの共同研究者上中啓三氏，草創時代の薬学を語る」『薬事日報』No.1670（1953年 4 月 4 日）pp. 19–20.
(32) 第 1 章文献（ 7 ）に同じ.
(33) *Webster's Biographical Dictionary* 1 st. Ed. (1951), p. 26, "Aldrich, Thomas Bell."
(34) 第 4 章文献（25）に同じ.
(35) Takamine, J., "Adrenalin - The active principle of the suprarenal gland." *Scottish Medical and Surgical Journal,* **10**: 131–138（1902）.
(36) 第 4 章文献（43）に同じ.
(37) Maben, T., "Note on adrenalin." *The Pharmaceutical Journal,* March 23, 1901, pp. 361–362.
(38)「高峰譲吉氏を訪ふ」『太陽』**8**(5): 2–7（1902），博文館.
(39) 高峰譲吉「副腎の主成分アドレナリンに就て」『東京化学会誌』第23帙 pp. 416–425

tics of this substance." *Johns Hopkins Hospital Bulletin*, **12**: 337–343 (1901).

(70) Abel, J. J., "On a simple method of preparing epinephrin and its compounds." *Bulletin of the Johns Hopkins Hospital*, **13**: 29–36 (1902).

(71) Abel, J. J., "On the elementary composition of adrenalin." *American Journal of Physiology*, **8** : xxix-xxx (1903).

(72) Abel, J. J., "On the behavior of extracts of the suprarenal gland toward Fehling's solution." *American Journal of Physiology*, **8**: pp. xxx-xxxi (1903).

(73) Abel, J. J., "Weitere Mittheilungen über das Epinephrin." *Berichte der Deutschen Chemischen Gesellschaft zu Berlin*, **36**: 1839–1847 (1903). この論文中に高峰の手法に対して［Die wichtige Beobachtung, dass die Substanz in krystallinishcer Form mittels Ammoniak und anderen Alkalien aus dem concentrieren Drüsenextracte auszufälen ist, **verdanken wir Takamine**.］というコメントがある（太字は筆者).

(74) Abel, J. J., "Darstellungen und Eigenschaften eines Abbauproductes des Epinephrin." *Berichte der Deutschen Chemischen Gesellschaft zu Berlin*, **37**: 368–381 (1904).

(75) Aldrich, T. B, "Is adrenalin the active principle of the suprarenal gland?" *American Journal of Physiology*, **7**: 359–368 (1902).

第5章　めぐってきた幸運

(1) 大島一元「異色の宣教師，フルベッキ」『近代日本の創造史』第5号，pp. 40–42 (2008).

(2) 高峰讓吉講演「自家発見のタカヂアスターゼ及アドレナリンに就テ」『大阪医学会雑誌』1巻10号，pp. 40–42（1902年5月11日発行).

(3) 梅渓　昇『緒方洪庵と適塾』大阪大学出版会（1996).

(4) 芝　哲夫「高峰譲吉，薩摩屋半兵衛は適塾生か」『適塾の謎』pp. 132–134，大阪大学出版会（2005).

(5) 緒方銈次郎「浪華假病院（初代大阪医学校）を語る【上】」『関西医事』通号449号，pp. 13–15（1939).

(6) 緒方銈次郎「浪華假病院（初代大阪医学校）を語る【中】」『関西医事』通号450号，pp. 8，11–12（1939).

(7) 藤田英夫『大阪舎密局の史的展開——京都大学の源流』思文閣出版（1995).

(8)『大坂開成所生徒等級姓名一覧』大坂開成所 (1872)，早稲田大学図書館蔵.

(9) 石田三雄「産業革命成熟期の心臓部へ・高峰譲吉のイギリス留学」『近代日本の創造史』第1号，pp. 3–9 (2006).

(10) 飯沼和正・菅野富夫『高峰譲吉の生涯』朝日選書（2000).

(11) 石田三雄「明治の群像・断片（その1）ヘルン，高峰そして漱石」『近代日本の創造史』第8号，pp. 19–25（2009).

(12) 渋沢栄一「實験論語處世談」『龍門雑誌』352号，pp. 11–22（1913).

(13) 長井実編「東京人造肥料会社」『自叙益田孝翁伝』pp. 174–183，中公文庫（1989).

(14) 高峰譲吉「新糖化素麦皮麹の発明」『醸造雑誌』321号，pp. 11–21，明治35（1902).

(52) Fürth, O. v., "Zur Kenntnis des Suprarenins." *Beiträge zur chemischen Physiologie und Pathologie, Zeitschrift für die gesammte Biochemie,* **1**: 243–251 (1902).
(53) Takamine, J., "Suprarenal glands; Glandular Extractive Products consisting of the Active Principle of –, and the Process of producing the same." *Journal of the Society of Chemical Industry,* **20**: 746 (1901).
(54) Takamine, J., "The isolation of the active principle of the suprarenal gland." *Journal of Physiology (London),* **27**(Suppl): xxix-xxx (1902). "Proceedings of the Physiological Society: Dec. 14, 1901" のページに掲載されたものである.
(55) Fürth, O. von, "Zur Kenntnis des Suprarenins (Adrenalins)." *Monatshefte für Chemie und verwandte Teile anderer Wissenschaften,* **24**: 261–290 (1903). これは本章文献 (39) と内容が同じで, 新しい知見は無いので, その存在のみ紹介.
(56) 本章文献 (39) Fürth 論文の pp. 19–48.
(57) Friedmann, E., "Zur Kenntnis des Adrenalins (Surarenins)." *Beiträge zur chemischen Physiologie und Pathologie, Zeitschrift für die gesammte Biochemie,* **6**: 92 (1904).
(58) Friedmann, E, "Die Konstitution des Adrenalins." *Beiträge zur chemischen Physiologie und Pathologie, Zeitschrift für die gesammte Biochemie,* **8**: 95 (1906).
(59) Langley, J. N., "Observations on the physiological action of extracts of the supra-renal bodies." *Journal of Physiology (London),* **27**: 237–256 (1901).
(60) Elliott, T. R., "The action of adrenalin." Journal of Physiology (London), **32**: 401–467 (1905).
(61) Wellcome Trust のウェブサイト「The birth and growth of Burroughs Wellcome & Co.」 <http://www.wellcome.ac.uk/About-us/History/WTX051562.htm > 2012年 9 月にアクセス.
(62) Brodie, T. G. and W. E. Dixon, "Contribution to the physiology of the lungs. Part II. On the innervation of the pulmonary blood vessels; and some observations on the action of suprarenal extract." *Journal of Physiology (London),* **30**: 476–502 (1904).
(63) Pauly, H., "Zur Kenntnis des Adrenalins." *Berichte der Deutschen Chemischen Gesellschaft zu Berlin,* **36**: 2944–2949 (1903).
(64) Abderhalden, E. und P. Bergell, "Zur Kenntniss des Epinephrins (Adrenalins)." *Berichte der Deutschen Chemischen Gesellschaft zu Berlin,* **37**: 2022–2024 (1904).
(65) Bertrand, G., "Sur la composition chimique et la formule de l'adrénaline." *Comptes rendus hebdomadaires des séances de l'Académie des sciences,* **139**: 502–504 (1904).
(66) Jowett, H. A. D., "The Constitution of Epinephrine." *Journal of the Chemical Society, Transactions,* **85**(1): 192–197 (1904).
(67) Jowett, D., "The Constitution of Epinephrine." *Proceeding of the Chemical Society, London,* **18**: 18–19 (1904).
(68) Abel, J. J., "Further observations on epinephrin." *Johns Hopkins Hospital Bulletin,* **12**: 80–84 (1901).
(69) Abel, J. J., "On the behavior of epinephrine to Fehling's solution and other characteris-

Mittheilung." *Hoppe-Seyler's Zeitschrift für Physiologische Chemie,* **26**: 15–47 (1898).
(32) Fürth, O. von, "Zur Kenntnis der brenzkatechinähnlichen Substanz in den Nebennieren,III." *Hoppe-Seyler's Zeitschrift für Physiologische Chemie,* **29**: 105–123 (1900). (Suprarenin と命名)
(33) Abel, J. J., "On epinephrine, the active constituent of the suprarenal capsule and its compounds." *American Journal of Physiology,* **2**: iii-iv (1899).
(34) Abel, J. J., "On the formation and composition of highly active salts of epinephrin." *American Journal of Physiology,* **2**: iv-v (1899).
(35) Abel, J. J., "On the phenylcarbamic esters of epinephrine." *American Journal of Physiology,* **3**: xvii-xviii (1899).
(36) Abel, J. J., "Chemistry in relation to biology and medicine with especial reference to insulin and other hormones." *Science,* **66**: 307–319, 337–346 (1927).
(37) Hunt, R., "On the effects of intravenous injections of minimal doses of epinephrine sulfate upon the arterial blood-pressure." *American Journal of Physiology,* **5**(2): vii-viii (1901).
(38) 第1章文献（9）の p. 337.
(39) Fürth, O. von, "Zur Kenntnis des Suprarenins (Adrenalins)". *Sitzungsberichte der Mathematisch-Naturwissenschaftliche Klass der Kaiserliche Akademie der Wissenschaften,* CXII. Band. Abteilung III. pp. 19–48 (1903) の p. 21の脚注参照.
(40) 第1章文献（7）に同じ.
(41) 第1章文献（10）に同じ.
(42) 高峰譲吉，日本特許第4785号，明治34（1901）年7月15日付け特許（出願：明治34（1901）年4月29日).
(43) Takamine, J., "The blood-pressure-raising principle of the suprarenal glands - A preliminary report." *Therapeutic Gazette,* Detroit **16**: 221–224 (1901).
(44) Mayer, E., "Clinical experience with adrenalin." *The Philadelphia Medical Journal,* April 27, pp. 819–821 (1901).
(45) 塩原又策編『高峰博士』大川印刷所（1926).
(46) 第1章文献（4）に同じ.
(47) Takamine, J., "Adrenalin the active principle of the suprarenal glands and its mode of preparation." *The American Journal of Pharmacy,* **73**: 523–531 (Nov. 1901).
(48) Houghton, E. M., "The pharmacological assay of preparations of the suprarenal glands." *The American Journal of Pharmacy,* **73**: 531–535 (1901).
(49) Davenport, H. W., "Epinephrin(e)." *The Physiologist,* **25**(2): 76–82 (1982)（この論文で，著者は金沢 Kanazawa と神奈川 Kanagawa を間違えて記し，高峰は現在の横浜で生まれたことになっている).
(50) 第1章文献（5）に同じ.
(51) Houghton, E. M., "The pharmacology of the suprarenal gland and a method of assaying its products." *Journal of the American Medical Association,* **38**: 150–153 (Jan. 18, 1902).

(13) Moore, B. and R. Row, "A comparison of the physiological actions and chemical constitution of piperidine, coniine and nicotine." *Journal of Physiology (London)*, **22**: 273–295 (1898).
(14) Moore, B. and C. Purinton., "On the effects of intravenous injection of minimal doses of suprarenal extract upon the arterial blood pressure." *American Journal of Physiology*, **3**: xv-xvi (1899).
(15) Moore, B. and C. Purinton, "On the chromogen of the suprarenal medulla, and on its relationship to the active substance." *American Journal of Physiology*, **3**: xvi-xvii (1899).
(16) Moore, B. and C. O. Purinton, "Ueber den Einfluss minimaler Mengen Nebennierenextracts auf den arteriellen Blutdruck." *Archiv für die Gesammte Physiologie des Menschen und der Thiere*, **81**: 483–490 (1900).
(17) Abel, J. J. and A. C. Crawford, "On the blood-pressure-raising constituent of the suprarenal capsule." *Johns Hopkins Hospital Bulletin*, **8**: 151–156 (1897).
(18) Manasse, P, "Ueber die Bezeihungen der Nebennieren zu den Venen und dem venösen Kreislauf." *Archiv für pathologische Anatomie und Physiologie und für klinische Medizin*, **135**: 263–276 (1894).
(19) Fränkel, S., "I. Beiträge zur Physiologie und physiologischen Chemie der Nebenniere," *Wiener Medizinische Blätter*, **19**(14): 211–213 (1896) ; "II," **19**(16): 228–230 (1896) ; "III," **19**(16): 246–247 (1896).
(20) Mühlmann, M., "Zur Physiologie der Nebenniere." *Deutsche Medicinische Wochenschrift*, Nr. 26: 409–412 (1896).
(21) 第 1 章文献（ 8 ）に同じ.
(22) 第 3 章文献（67）に同じ.
(23) 第 3 章文献（68）に同じ.
(24) Abel, J. J., "Further observations on the chemical nature of the active principle of the suprarenal capsule." *Johns Hopkins Hospital Bulletin*, **9**: 215–218 (1898).
(25) Aldrich, T. B, "A preliminary report on the active principle of the suprarenal gland." *American Journal of Physiology*, **5**: 457–461 (1901).
(26) Aldrich, T. B., "Adrenalin, the active principle of the suprarenal gland." *The Jounal of American Chemical Society*, **27**: 1074–1091 (1905).
(27) 第 1 章文献（ 9 ）に同じ.
(28) Hunt, R., "Note on a blood-pressure lowering body in the suprarenal gland." *American Journal of Physiology*, **3**: xviii-xix (1899).
(29) Gürber, A, "Zur Kenntnis der wirksamen Substanzen der Nebenniere." *Sitzungsberichte der physikal.-medicin. Gesellschaft*, pp. 54–57, Jahrg. 1897.
(30) Fürth, O. von, "Zur Kenntnis der brenzkatechinähnlichen Substanz in den Nebennieren." *Hoppe-Seyler's Zeitschrift für Physiologische Chemie*, **23**: 142–158 (1897).
(31) Fürth, O. von, "Zur Kenntnis der brenzkatechinähnlichen Substanz der Nebennieren,II.

<http://moshe.blog114.fc 2 .com/blog-entry-61.html> 2012年 9 月にアクセス.

(64) <http://www.visionsofjoy.org/AboutPerfectSightWithoutGlasses.htm> 2012年 9 月にアクセス.

(65) <http://www.iblindness.org/>「e-Books」2012年 9 月にアクセス.

(66) Radziejewski, M., "Ueber den augenblicklichen Stand unserer Kenntnis von den Nebennieren und ihren Functionen." *Berliner Klinische Wochenschrift*, **35**: 572–576 (27. Juni 1898).

(67) Solis-Cohen, S., "A preliminary note on the treatment of hay-fever with suprarenal substance: with a report of personal experience." *The Philaderphia Medical Journal*, **II**(7): 341–343 (Aug. 13, 1898).

(68) Solis-Cohen, S., "The use of adrenal substance in the treatment of asthema." *Journal of American Medical Association*, **34**: 1164–1166 (May 12, 1900).

第 4 章　活性成分を追い求めて

(1) Cloez, S. et A. Vulpian, "Note sur l'existence des acides hippurique et choléique dans les capsules surrenales des animaux herbivores." *Comptes rendus hebdomadaires des séances de l'Académie des sciences*, **45**: 340–343 (1857)

(2) Virchow, R., "Zur Chemie der Nebennieren." *Archiv für pathologische Anatomie und Physiologie und für klinische Medizin*, **12**: 481 (1857).

(3) 小高　健『世界初の人工発癌に成功した山極勝三郎』第 3 章，学会出版センター (2006).

(4) Seligsohn: "Zur Chemie der Nebennieren." *Archiv für pathologische Anatomie und Physiologie und für klinische Medizin*, **18**: 355–356 (1860).

(5) Arnold, J., "Ein Beitrag zu der feineren Structur und dem Chemismus der Nebennieren." *Archiv für pathologische Anatomie und Physiologie und für klinische Medizin*, **35**: 64–107 (1866).

(6) Holm, F., "Ueber die chemischen Bestandtheile der Nebennieren." *Journal für Praktische Chemie*, **100**: 150–152 (1867).

(7) 第 3 章文献 (15) に同じ.

(8) Brunner, H., "Zur Chemie der Lecithine und des Brenzcatechins." *Schweizerische Wochenschrift für Chemie und Pharmacie*, **30**(13): 121–123 (1892).

(9) Voegtlin, C., "John Jacob Abel." *The Journal of Pharmacology and Experimental Therapeutics*, **67**: 373–406 (1939).

(10) Nabarro, D. N., "The proteids of suprarenale capsules." *Journal of Physiology* (*London*), **17**(16): xvii-xviii (1895).

(11) Moore, B., "On the chemical nature of a physiologically active substance occurring in the suprarenal gland." *Journal of Physiology* (*London*), **17**: 14–17 (1894/1895).

(12) Moore, B., "On the chromogen and on the active physiological substance of the suprarenal gland." *Journal of Physiology* (*London*), **21**: 382–389 (1897).

wegungen mit besonderer Berücksichtigung der Bezeihung der Nebenniere zu denselben." *Archiv für Experimentelle Pathologie und Pharmakologie,* **29**: 171–211 (1892).
(49) Schäfer, E. A., "Present condition of our knowledge regarding the functions of the supra-renal capsules, Lecture II." *British Medical Journal,* June 6, pp. 346–351 (1908).
(50) Reines, B., "The Process of Medical Discovery." CHAI ONLINE のウェブサイト．<http://www.chai-online.org/en/campaigns/alternatives/campaigns_alt_reines_i.htm> 2012年9月にアクセス．
(51) 抄録誌 *Centralblatt für Physiologie,* IX(4): 171–176 (1896) に次の論文が収録されている．L. Szymonowicz, "Ueber die Erscheinungen nach der Nebennieren-exstirpation bei Hunden und über die Wirkung der Nebennieren-extracte" (*Anzeiger der Akademie der Wissenschaften in Krakau.* Februar 1895) ; N. Cybulski, "Weitere Untersuchungen über die Function der Nebenniere" (*Anzeiger der Akad. der Wiss. in Krakau.* März 1895) ; N. Cybulski, "Ueber die Function der Nebenniere" (*Gazeta lekarska* 1895, Nr. 12, Warschau).
(52) Szymonowicz, L., "Die Function der Nebenniere." *Archiv für die Gesammte Physiologie des Menschen und der Thiere,* **64**: 97–164 (1896) (独文で再発表).
(53) Cybulski, N., "Dalsze badania nad funkcya nadnercza (Weitere Untersuchungen über die Functuion der Nebenniere)." *Bulletin International de L'Académie des Sciences de Cracovie* (1895), *Comptes rendus des séances de l'année* 1895, Mars, pp. 82–91.
(54) 第1章文献（9）に同じ．
(55) Pawlik, W. W., S. J. Konturek, R. Bilski, "Napoleon Cybulski - Polish pioneer in developing of the device for measuring blood flow velocity." *Journal of Physiology and Pharmacology,* **57**: Supp. 1, pp. 107–118 (2006).
(56) Velich, A., "Vergleichende Untersuchungen über die Einwirkung des Piperidins und des Nebennieren-extractes auf den Kreislauf." *Wiener Klinische Rundschau,* **12**(33): 521–523, 541–543, 572–574 (1898).
(57) Velich, A., "Ueber die Einwirkung des Nebennierenextractes auf den Blutkreislauf." *Wiener medizinische Wochenschrift,* **48**(26): 1257–1263 (1898).
(58) 水村美苗『日本語が亡びるとき』筑摩書房（2008).
(59) Spina, A., "Experimentelle Untersuchungen über die Bildung des Liquor cerebrospinalis." *Archiv für die Gesammte Physiologie des Menschen und der Theire,* **76**: 204–218 (1899).
(60) Boruttau, H., "Erfahrungen über die Nebennieren." *Archiv für die Gesammte Physiologie des Menschen und der Thiere,* **78**: 97–128 (1899).
(61) Lewandowsky, M., "Ueber die Wirkung des Nebennierenextractes auf die glatten Muskeln, im Besonderen des Auges." *Archiv für Anatomie und Physiologie* (*Physiologische Abteilung des*), pp. 360–366 (1899).
(62) Lewandowsky, M., "Wirkung des Nebenierenextractes auf die glatten Muskeln der Haut." *Centralblatt für Physiologie,* **14**(17): 433–435 (1900).
(63) 安井武氏のブログ（フェルデンクライス）「ベイツ・メソッドをご存じですか」

la Société de biologie, Séance du 14 Décembre, pp. 252–253 (1872).

(29) ウィキペディア「Jean-Martin Charcot」<fr.wikipedia.org/wiki/Jean-Martin_Charcot> 2012年9月にアクセス.

(30) 秋元寿恵夫『細菌とたたかった人々』pp. 40–53, さえら書房, 第32刷 (1989).

(31) Sneader, W., "The discovery and synthesis of epinephrine." *Drug News Perspect,* **14**(8): 491–494, October 2001.

(32) Brown-Séquard, C. E., "Des effets produits chez l'homme par injections sous-cutanées d' un liquide retire des testicules frais de cobaye et de chien." *Comptes rendus hebdomadaires des séances et mémoires de la Société de biologie,* **41**: 415–422 (1889).

(33) 長野　敬編『科学の名著10　パスツール』p. 349, 朝日出版社 (1981).

(34) 朝日新聞「歴史ファイル」2010年1月23日夕刊.

(35) Murray, G. R., "Note on the treatment of myxoedema by hypodermic injections of an extract of the thyroid gland of a sheep." *British Medical Journal,* Oct. 10, 1891, pp. 796–797.

(36) Murray, G. R., "The life-history of the first case of myxoedema treated by thyroid extract." *British Medical Journal,* March 13, 1920, pp. 359–360.

(37) Sharpey-Schafer, Sir Edward Albert については Williams, T. I. (ed.), *A Biographical Dictionary of Scientists,* 3 rd. ed. pp. 470–471. Adam & Charles Black, London, 1982を参照.

(38) *Oxford Dictionary of National Biography,* Oxford University Press, Vol. 39, 「Murray, George」(2004).

(39) Medvei, V. C., A History of Endocrinology, MTP Press, Boston (1982).

(40) Dale, H., "Natural chemical stimulators." *Edinburgh Medical Journal,* **45**(7): 461–480 (1938).

(41) Dale, H., "Accident and opportunism in medical research." *British Medical Journal,* Sept 4, 1948, pp. 451–455.

(42) Barcroft, H. and J. F. Talbot, "Oliver and Schäfer's discovery of the cardiovascular action of suprarenal extract." *Postgraduate Medical Journal,* **44**: 6–8 (1968).

(43) Oliver, G. and E. A. Schäfer, "On the physiological action of extract of the suprarenal capsules." *Journal of Physiology (London),* **16**: i-iv, March 10, Preliminary communication (1894).

(44) Sherrington, C. S., "Sir Edward Sharpey-Schafer and his contributions to neurology." *Edinburgh Medical Journal,* **42**: 393–406 (1935).

(45) Oliver, G. and E. A. Schäfer, "On the physiological action of extract of the suprarenal capsules." *Journal of Physiology (London),* **17**: ix-xiv (1895).

(46) Oliver, G. and E. A. Schaefer, "The physiological effects of extracts of the suprarenal capsules." *Journal of Physiology (London),* **18**: 230–276 (1895).

(47) Oliver, G., "On the therapeutic employment of the suprarenal glands." *British Medical Journal,* **2**: 653–655 (1895).

(48) Jacobj, C.: "Beiträge zur physiologischen und pharmakologischen Kenntnis der Darmbe-

(８) ウィキペディア「Théophile de Bordeu」<fr.wikipedia.org/wiki/Théophile_de_Bordeu> 2012年９月にアクセス.
(９) 第２章文献（18）に同じ.
(10) クロード・ベルナール著，三浦岱栄訳『実験医学序説』岩波書店（1981).
(11) 丸山真男・加藤周一『翻訳と日本の近代』pp. 151–153，岩波新書（1998).
(12) Berthold, A. A., "Transplantation der Hoden." *Archiv für Anatomie, Physiologie und Wissenschaftliche Medizin,* **16**: S. 42–46 (1849).
(13) Berthold, A. A., *Dictionary of German Biography,* K.G. Sauer, München（2001）p. 489.
(14) 第１章文献（３）に同じ.
(15) Krukenberg, C. Fr. W., "Die farbigen Derivate der Nebennieren-chromogene." *Archiv für pathologische Anatomie und Physiologie und für klinische Medizin,* **101**: 542–571 (1885).
(16) Vulpian, A., "Examen microscopique de la peau d'un malade wort a la suite de la maladie bronzée（m aladie d'Addison)." *Comptes rendus des séances et mémoires de la Société de biologie,* **10**: 155–160 (1856).
(17) Vulpian, A., "Affection designée sous les noms de phthisie aigue, de tuberculisation générale aigue; siége anatomique des granulations grises dans les poumons d'un sujet mort de cette affection." *Comptes rendus hebdomadaires des séances et mémoires de la Société de biologie,* 10: 156–160 (1856).
(18) 第１章文献（４）に同じ.
(19) Whonamedit（Dictionary of medical eponyms）のウェブサイト「Edmé Félix Alfred Vulpian」<http://www.whonamedit.com/doctor.cfm/2263.html> 2012年９月にアクセス.
(20) Henle, J. von, "Ueber das Gewebe der Nebenniere und der Hypophyse." *Zeitschrift für rationelle Medizin,* Dritte R., Bd XXIV, pp. 143–152（1865).
(21) Schultze,M.and M. Rudneff, "Weitere Mittheilungen über die Einwirkung der Ueberosmiumsäure auf thierische Gewebe." *Archiv für Mikroskopische Anatomie,* **1**: 299–304 (1865).
(22) ウィキペディア「Pierre Flourens」<fr.wikipedia.org/wiki/Pierre_Flourens> 2012年９月にアクセス.
(23) ウィキペディア「Jean-Baptiste Dumas」<fr.wikipedia.org/wiki/Jean-Baptiste_Dumas> 2012年９月にアクセス.
(24) Vulpian, E. F. A., "Note sur les réactions propres au tissue des capsules surrénaless chez les reptiles." *Comptes rendus des séances et mémoires de la Société de biologie,Sér.II,* **3**: 223–224（1856).
(25) 佐野　豊「実証された化学伝達」『ミクロスコピア』**7**: 214–220 (1990).
(26) Vulpian, E. F. A., "Séance du janvier." *Comptes rendus des séances et mémoires de la Société de biologie,* Séance du ４ Janvier, pp. ９–14 (1873).
(27) 天児和暢「化膿性球菌」『ミクロスコピア』**25**: 315–318 (2008).
(28) Vulpian, E. F. A., "Séance du 14 décembre." *Comptes rendus des séances et mémoires de*

(25) Brown-Séquard, C. E., “Nouvelles recherches sur l’importance des functions des capsules surrénales.” *Comptes rendus hebdomadaires des séances de l'Académie des sciences,* **45**: 1036–1039 (1857).
(26) Brown-Séquard, C. E., “Nouvelles recherches sur les capsules surrénales.” *Comptes rendus hebdomadaires des séances de l'Académie des sciences,* **44**: 246–248 (1857).
(27) Brown-Séquard, C. E., “Nouvelles recherches sur l’importance des functions des capsules surrénales.” *Journal de la phsysiologie de l’homme et des animaux,* **1**: 160–173 (1858).
(28) Brown-Séquard, C. E., “Influence de l’extrait aqueux de capsules surrénales sur des cobayes presque mourantes à la suite de l’ablation de ces organs.” *Comptes rendus hebdomadaires des séances et mémoires de la Société de biologie,* 14, Mai 1892, pp. 410–411.
(29) Brown-Séquard, C. E., “Influence heureuse de la transfusion de sang normal après l’exstirpation des capsules surrénales.” *Comptes rendus hebdomadaires des séances et mémoires de la Société de biologie,* 29, Avril 1893, pp. 448–449.
(30) Whonamedit（Dictionary of medical eponyms）のウェブサイト「Biography of Charles-Édouard Brown-Séquard」<www.whonamedit.com/doctor.cfm/977.html> 2012年９月にアクセス.
(31) AIM25のウェブサイト，Personal names index より「Brown-Sequard | Charles Edward | 1817–1894 | physiologist」2012年９月にアクセス.
(32) Tizzoni, G., “Ueber die Wirkungen der Exstirpation der Nebennieren auf Kaninchen.” *Beiträge zur pathologischen Anatomie und zur allgemeinen Pathologie,* Bd. 6, Heft 1, pp. 3–100, G. Fischer, Jena 1889.
(33) Stilling, H., “Ueber die compensatorische Hypertrophie der Nebennieren.” *Archiv für pathologische Anatomie und Physiologie und für klinische Medizin,* **118**: 569–575 (1889).
(34) Schäfer, E. A., “Present condition of our knowledge regarding the functions of the suprarenal capsules, Lecture I.” *British Medical Journal,* May 30, 1908, pp. 1277–1281.

第３章　生理機能を探る

(１) Royal College of Physicians のウェブサイト「Exciting Times: Hormone Through History」<http://old.rcplondon.ac.uk/heritage/hormones/hormones_timeline.pdf> 2012年９月にアクセス.
(２) 第２章文献（34）に同じ.
(３) 根岸國孝「モンテスキュー年譜」『世界文学大系16　モンテスキュー，ヴォルテール，ディドロ』pp. 445–450，筑摩書房（1960).
(４) 第２章文献（１）に同じ.
(５) ウィキペディア「Montesquieu」(fr.wikipedia.org/wiki/Montesquieu) 2012年９月にアクセス.
(６) ウィキペディア「何礼之」<ja.wikipedia.org/wiki/ 何礼之 > 2012年９月にアクセス.
(７) 石田三雄「犬も歩けば〜その２〜」『近代日本の創造史』第９号 , pp. 33–37 (2010).

(6) 高垣玄吉郎「神経の歴史散策　その七」『ミクロスコピア』**23**: 115–120 (2006).
(7) Mezzogiorno, A. and V. Mezzogiorno, "Bartolomeo Eustachio: A pioneer in morphological studies of the kidney." *American Journal of Nephrology,* **19**: 193–198 (1999).
(8) Eustachi, B. and G. M. Lancisi, *Tabulae Anatomicae* .... Ex Officina Typographica Francisci Gonzagae, Romae (1714).
(9) 藤野恒三郎『医学史話　杉田玄白から福沢諭吉』p. 315, 菜根出版 (1984).
(10) 酒井シズ『杉田玄白　解体新書』p. 183, 講談社学術文庫 (1998).
(11) Kulmus, J. A., *Ontleedkundige tafelen.* Amsterdam: de Janssoons van Waesberge, 1734 (慶応義塾大学学術情報リポジトリ <http://koara-a.lib.keio.ac.jp/rarebook/kaitaishinsho/kaitaishinsho_Dutch/book293.html> で2012年9月に閲覧).
(12) UCMP (University of California Museum of Paleontology) のウェブサイト「Georges Cuvier (1769–1832)」<http://www.ucmp.berkeley.edu/history/cuvier.html> 2012年9月にアクセス.
(13) Nagel (Dr.), "Ueber die Structur der Nebennieren. Archiv für Anatomie." *Physiologie und Wissenschaftliche Medizin,* pp. 365–383 (1836).
(14) Vincent, S., "The Comparative Physiology of Suprarenal Capsules." *Proceedings of the Royal Society of London, Ser.B,* **61**: 64–73 (1897).
(15) 生田房弘「カハール先生の跡を訪ねて」『ミクロスコピア』**26**: 218–226 (2009).
(16) Addison, T., "Anæmia-Disease of Supra-renal Capsules." *London Medical Gazette,* **8**: 517–518 (1849).
(17) ウェンディ・ムーア著, 矢野真千子訳『解剖医ジョン・ハンターの数奇な生涯』河出書房新社 (2007).
(18) 川喜多愛郎『近代医学の史的基盤 (上, 下)』岩波書店 (1980).
(19) Addison, T., *On the Constitutional and Local Effects of Disease of the Supra-renal Capsules.* S. Highley, London (1855).
(20) Jay, V., "Thomas Addison." *Archives of Pathology and Laboratory Medicine,* **123**(3): 190 (1998).
(21) ABC Radio National "Ockham's Razor" のウェブサイト「Addison's Disease and two of its famous sufferers」(1999年1月31日放送) <http://www.abc.net.au/radionational/programs/ockhamsrazor/addisons-disease-and-two-of-its-famous-sufferers/3554988> 2012年9月にアクセス.
(22) 丸谷才一『思考のレッスン』pp. 145–146, 文春文庫 (2002).
(23) Brown-Séquard, C. E., "Recherches expérimentales sur la physiologie et la pathologie des capsules surrénales." *Comptes rendus hebdomadaires des séances de l'Académie des sciences,* **43**: 422–425 (1856).
(24) Brown-Séquard, C. E., "Recherches expérimentales sur la physiologie des capsules surrénales." *Comptes rendus hebdomadaires des séances de l'Académie des sciences,* **43**: 542–546 (1856).

引用文献

プロローグ

(1) Map of The Woodlawn Cemetery (1990).

(2) 佐野　豊「アドレナリン発見への道程」『ミクロスコピア』**6**: 194–200 (1989).

第1章　ホルモンの歴史を切りひらく

(1) 山下愛子「アドレナリン実験ノート」『科学史研究』No. 79: 143–148 (1966) 岩波書店.

(2) Yamashita, A., "Research note on adrenaline by Keizo Uenaka in 1900." *Biomedical Research*, **23**(1): 1–10 (2002).

(3) Vulpian, E. F. A., "Note sur quelques reactions propres à la substance des capsules surrénales." *Comptes rendus hebdomadaires des séances de l'Académie des sciences*, **43**: 663–665 (1856).

(4) 自伝対談（2の2）『薬局の領域』**7**(10): 52–54, 57–58 (1958).

(5) Takamine, J., "The blood-pressure raising principle of the suprarenal gland." *Journal of American Medical Association*, **38**: 153–155 (1902).

(6) 上中啓三実験ノート復刻版（国立科学博物館蔵，閲覧可能）.

(7) 自伝対談（第2回）『薬局の領域』**7**(9): 46–52 (1958).

(8) Bates, W. H., "The use of extract of suprarenal capsule in the eye." *New York Medical Journal*, pp. 647–650, May 16 (1896).

(9) Abel, J. J., "Ueber den blutdruckerregenden Bestandtheil der Nebenniere, das Epinephrin." *Hoppe-Seyler's Zeitschrift für Physiologische Chemie*, **28**: 318–362 (1899).

(10) Jokichi Takamine, US Patent No. 730,175, (June 2, 1903に成立).

第2章　副腎の謎を追って

(1) Carmichael, S. W., "A history of the Adrenal Medulla."<http://webpages.ull.es/users/isccb12/ChromaffinCell/History.html> 2012年9月にアクセス.

(2) 三野孝一「レビ記」『実用聖書注解』（宇田進ほか編），pp. 183–185，いのちのことば社 (1995).

(3)『聖書』pp. 136–137，日本聖書協会 (1973).

(4) Simon, M., *Sieben Bücher Anatomie des Galen: … zum ersten Male veröffentlicht nach den Handschriften einer arabischen Übersetzung des 9. Jahrh. n. Chr.*, 第2巻, pp. 134–135. J.C. Hinrichs'sche Buchhandlung, Leipzig (1906).

(5) Galen, transl. by W.L.H. Duckworth, ed. by M.C. Lyons and B. Towers, *Galen on Anatomical Procedures: The Later Books*. p. 148. Cambridge University Press, 2010.

21）Friedmann, E., “Die Konstitution des Adrenalins.” *Beiträge zur chemischen Physiologie und Pathologie, Zeitschrift für die gesammte Biochemie,* **8**: 95–120（1906）

22）Elliot, T. R. and H. E. Durham, “On subcutaneous injection of adrenalin.” *Journal of Physiology*（*London*）, **34**: 490–498（1906）

23）Kahn, R. H., “Über die Beeinflussung des Augendruckes durch Extrackte chromaffinen Gewebes（Adrenalin）.” *Centralblatt für Pysiologie,* **20**: 33–40（1907）

24）Biberfeld, J., “Beiträge zur Lehre von der Diurese. XIII Über die Wirkung des Suprarenins auf die Harnsekretion.” *Archiv für die Gesammte Physiologie des Menschen und der Thiere,* **119**: 341–358（1907）

25）Sohn, C. E ., “Adrenaline and its synthesis.” *The Pharmaceutical Journal,* May 18, 1907, pp. 623–624

表6　Loewe, H., “Zum fünfzigjährigen Jubiläum der ersten Hormon-Synthese Suprarenin und seine Derivate.” *Arzneimittel-Forschung,* **4**(10): 583–598（1954）の引用文献より作成

表7　Goldenberg, M. et al., “Evidence for the Occurrence of Nor-Epinephrine in the Adrenal Medulla.” *Science,* **109**: 535（1949）より和訳

表8　West, G. B., “Adrenaline and Noradrenaline.” *Journal of Pharmacy and Pharmacology,* **7**: 84（1955）より和訳

Verzögerung der Resorption von in den Magen eingeführten Giften." *Archiv für Experimentelle Pathologie und Pharmakologie,* **50**: 313–318 (1903)

7) Vosburgh, C. H. and A. N. Richards, "An experimental study of the sugar content and extravascular coagulation of the blood after administration of adrenalin." *American Journal of Physiology,* **9**: 35–51 (1903)

8) Aronsohn, Ed., "Die Zuckerausscheidung nach Adrenalin - Injektionen und ihre Beeinflussung druch künstlich erzeugtes Fieber." *Archiv für pathologische Anatomie und Physiologie und für klinische Medizin,* **174**: 383–392 (1903)

9) Friedmann, E., "Zur Kenntnis des Adrenalins (Suprarenins)." *Beiträge zur chemischen Physiologie und Pathologie, Zeitschrift für die gesammte Biochemie,* **6**: 92–93 (1904)

10) Drummond, W. B. and D. N. Paton, "Observations on the influence of adrenalin poisoning on the liver, with special reference to the glycogen." *Journal of Physiology (London),* **31**: 92–97 (1904)

11) Wiggers, C. J., "On the action of adrenalin on the cerebral vessels." *American Journal of Physiology,* **14**: 452–465 (1905)

12) Wolownik-Charkow, B., "Experimentelle Untersuchungen über das Adrenalin." *Archiv für pathologische Anatomie und Physiologie und für klinische Medizin,* **180**: 225–238 (1905)

13) Paton, D. N., "The effect of adrenalin on sugar and nitrogen excretion in the urine of birds." *Journal of Physiology (London),* **32**: 59–64 (1905)

14) Dakin, H. D., "On the Physiological Activity of Substances Indirectly Related to Adrenalin." *Proceeding of the Royal Society of London, Ser.B,* **76**: 498–503 (1905)

15) Dakin, H. D., "The synthesis of substances allied to adrenaline." *Proceeding of the Chemical Society, London,* **21**: 154–155 (1905)

16) Dakin, H. D., "The physiological action of synthetical substances allied to adrenalin." *Journal of Physiology (London),* **32**: xxxiv-xxxvi (1905)

17) Meyer, O. B., "Über einige Eigenschaften der Gefäßmuskulatur mit besonderer Berücksichtigung der Adrenalinwirkung." *Zeitschrift für Biologie,* **48**: 352–397 (1906)

18) Ehrmann, R., "Zur Physiologie und experimentellen Pathologie der Adrenalinsecretion." *Archiv für Experimentelle Pathologie und Pharmakologie,* **55**: 39–46 (1906)

19) Biberfeld, J., "Pharmakologische Eigenschaften eines synthetisch dargestellen Suprarenins und einiger seiner Derivate." *Medizinische Klinik,* Nr. 45, 1177–1179 (1906)

20) Rupp, E., "Konstitution und Synthese des Adrenalins." *Apotheker-Zeitung,* **21** (75): 793–794 (1906)

図71右　Courtesy of the National Library of Medicine.

図71左　John Henderson, "Ernest Starling and 'Hormones': an historical commentary." *Journal of Endocrinology,* **184**: 5–10 (2005). © Society for Endocrinology (2005). Reproduced by permission.

図72　Photoshot/PANA

図73　NPO 近代日本の創造史懇話会提供

図74　Barger, G. and H. H. Dale, "Chemical structure and sympathomimetic action of amines." *Journal of Physiology* (*London*), **41**: 47 (1910)

図75　Photoshot/PANA

図76　Euler, U. S. von and U. Hamberg, "*l*-norAdrenaline in the suprarenal medulla." *Nature* (*London*), **163**: 642 (1949)

図78　高垣順子氏提供

図79　Photoshot/PANA

図81　『三共百年史』, p.30, 三共株式会社（2000）

図82　© Andrew Moskalik, Historic Boston-Edison Association

図84 a　アメリカの新聞の折込広告より

図85　松村正義氏提供

表 1　Szymonowicz, L., "Die Function der Nebenniere." *Archiv für die Gesammte Physiologie des Menschen und der Thiere,* **64**: 97–164 (1896) の引用文献より作成

表 2　廣田鋼蔵『明治の化学者』, p.71, 東京化学同人（1988）より作成

表 3　第一三共株式会社の佐藤一雄氏の協力を得て調査, 作表

表 5　調査した文献は下記の通り

1) Poehl, A. de, "Influence des agents de catalyse sur le fonctionnement de l'organisme: spermine, cérébrine et chloradrénal." *Comptes rendus hebdomadaires des séances de l'Académie des sciences,* **135**: 1141–1143 (1902)

2) Bouchard, Ch. et H. Claude, "Recherches expérimentales sur l'adrénaline." *Comptes rendus hebdomadaires des séances de l'Académie des sciences,* **135**: 928–931 (1902)

3) Bulm, F., "Weitere Mittheilungen zur Lehre von dem Nebennierendiabetes." *Archiv für die Gesammte Pathologie des Menschen und der Thiere,* **90**: 617–629 (1902)

4) Paton, D. N., "On the nature of adrenalin glycosuria." *Journal of Physiology* (*London*), **29**(3): 286–301 (1903)

5) Scheidemandel, E., "Über die durch Adrenalininjektionen zu erzeugende Aortenverkalkung der Kaninchen." *Archiv für pathologische Anatomie und Physiologie und für klinische Medizin,* **181**: 363–382 (1903)

6) Exner, A., "Über die durch intraperitoneale Adrenalininjektion verursachte

図43　Aldrich, T. B., "A preliminary report on the active principle of the suprarenal gland." *American Journal of Physiology*, **5**: 460 (1901)

図44　『実業之日本』第16巻11号，口絵（1913年５月15日）

図45　『大阪大学医学伝習百年史《本史》』大阪大学医学伝習百年史刊行会（1978）大阪大学大学院医学系研究科医学史料室のご厚意による

図47　国立公文書館所蔵

図48 a　慶應義塾福沢研究センター所蔵．豊田市郷土資料館特別展図録『舎密から科学技術へ』，p.107（豊田市教育委員会，2001）から転載

図48 b　Agnes de Mille, *Where the Wings Grow*, p.192の次の写真頁．Doubleday, N.Y. (1978)

図48 c　Killebrew, J. B. "The industrial progress of the South." In *Frank Leslie's Popular Monthly*, Vol. X, No. 6, December 1880, p. 645. Courtesy of HathiTrust.

図49　池田宣政『世界伝記全集28　高峰譲吉』，p.103，ポプラ社（1966）

図50　池田宣政『世界伝記全集28　高峰譲吉』，p.119，ポプラ社（1966）

図51　池田宣政『世界伝記全集28　高峰譲吉』，p.120，ポプラ社（1966）

図52　筆者所有，撮影：猪口公一

図53　*The American Journal of Pharmacy - Advertisement Supplement*, **67**: 12 (1895)

一口メモ６の写真　*The Story of Parke, Davis & Company*. Parke, Davis & Company (1941). Courtesy of HathiTrust.

図54　Printed with Permission of American Pharmacists Association Foundation. Copyright 2009 APhA Foundation.

図55　池田宣政『世界伝記全集28　高峰譲吉』，p.236，ポプラ社（1966）

図56　『実業之日本』第16巻11号，口絵（1913年５月15日）

図57　*Pharmacal Notes* (1905) Parke, Davis & Co.

図58　日本薬学会提供

図59　飯沼信子『高峰譲吉とその妻』，p.105，新人物往来社（1993）

図60　池田宣政『世界伝記全集28　高峰譲吉』，p.193，ポプラ社（1966）

図61　Strathclyde 大学 Archives 提供，OP 2 / 1 / 6

図62　Courtesy of HathiTrust.

図63　Courtesy of the Library of Congress, LC-USZ62-98139.

図64　US Patent No. 730,176, patented June 2, 1903. "Glandular Extractive Product," Jokichi Takamine, of New York, N. Y.

コラム４の写真　Hand, L., *The Spirit of Liberty*, Alfred A. Knopf, New York (1953)

図66　Wellcome Library, London

図67　dpa/PANA

図68　Cannon, W. B., *The Wisdom of the Body*, p.44. W. W. Norton & Co., Inc., N. Y. (1932)

図69　山本綽氏提供

図70 a　第十五改正日本薬局方（厚生労働省，2006年）

図70 b　*United States Pharmacopeia*, "EPINEPHRINA, Epinephrine," 1926.

図17　©Zentralbibliothek Zürich, Graphische Sammlung
図18　Courtesy of the National Library of Medicine.
図19　Courtesy of the Library of Congress, LC-USZ62-45759.
図20　Courtesy of the Library of Congress, LC-USZ62-130773.
図21　Courtesy of the National Library of Medicine.
図22　Courtesy of the National Library of Medicine.
図23　Vulpian, E. F. A., “Note sur quelques réactions propres à la substance des capsules surrénales.” *Comptes rendus hebdomadaires des séances de l'Académie des sciences,* **43**: 663（1856）
図24　Photo by Luca Borghi, courtesy of Himetop - The History of Medicine Topographical Database.
図25　Courtesy of the National Library of Medicine.
図26　Vulpian, A., *Leçons sur la physiologie générale et comparée du système nerveux.* G. Baillière, Paris（1866）
図27　Courtesy of the National Library of Medicine.
図28　Courtesy of the National Library of Medicine.
図29　Oliver, G., “Two new methods of reading the arterial blood-pressure in man.” *Quarternaly Journal of Experimental Physiology,* **4**: 51（1911）
図30　Oliver, G. and E. A. Schäfer, “The physiological effects of extracts of the suprarenal capsules.” *Journal of Physiology*（*London*）, **18**: 240（1895）
図31　Reproduced from *Postgraduate Medical Journal,* Barcroft, H. and Talbot J.F., “Oliver and Schäfer’s discovery of the cardiovascular action of suprarenal extract,” Issue 44, Page 7, 1968 with permission from BMJ Publishing Group Ltd.
図32右　Courtesy of Central Medical Library, Section of Special Collection, Warsaw, Poland. Number of section: 9/171, inventory number 1068.
図32左　Courtesy of Central Medical Library, Section of Special Collection, Warsaw, Poland. Number of section: 9/2716, inventory number 9803.
図33　Szymonowicz, L., “Die Function der Nebenniere.” *Archiv für die Gesammte Physiologie des Menschen und der Thiere,* **64**: 97（1896）
図34　http://en.wikipedia.org/wiki/William_Bates_(physician)
図35　Courtesy of the National Library of Medicine.
図37　松下至『M・S・ツウェットの生涯と業績』，巻頭写真１，恒星社厚生閣（2002）
図38　*Hoppe-Seyler’s Zeitschrift für Physiologische Chemie,* **28**: 318, 360（1899）
図39　Archiv der Deutschen Akademie der Naturforscher Leopoldin, Halle 提供
図40　飯沼信子『高峰譲吉とその妻』，p.108，新人物往来社（1993）
図41　Takamine, J., “The blood-pressure-raising principle of the suprarenal glands: A preliminary report.” *Therapeutic Gazette, Detroit,* **16**: 221（1901）
図42　都築洋次郎，山下愛子「アドレナリンの発見史」，『科学史研究』通巻47号，p. 3（1958）

図表出典一覧

筆者撮影・所有のものや新たに作図したものなどは省きました．掲載をご許可くださった所蔵者・管理者・関係者の皆様に感謝します．

口絵2～6　上中啓三実験ノート復刻版（NPO近代日本の創造史懇話会提供，オリジナルは西宮市教行寺蔵）

口絵7　*Pharmacal Notes* (1905) Parke, Davis & Co.

登場人物紹介　イラスト：村上千彩

図1　NPO近代日本の創造史懇話会提供

図2　山科樵作「アドレナリンの協力発見者・上中啓三氏逝去」，『三共往来』，p. 7，昭和35年1月号，三共株式会社

図3　Courtesy of the National Library of Medicine.

図4　Agnes de Mille, *Where the Wings Grow,* p.192の次の写真頁，Doubleday, N.Y.（1978）

図5　上中啓三実験ノート復刻版（NPO近代日本の創造史懇話会提供，オリジナルは西宮市教行寺蔵）

図6　Voegtlin, C., "John Jacob Abel." *The Journal of Pharmacology and Experimental Therapeutics,* **67**: 374（1939）

図7　上中啓三実験ノート復刻版（NPO近代日本の創造史懇話会提供，オリジナルは西宮市教行寺蔵）

図8上　R. Kittel（ed.）, *Biblia Hebraica,* Württembergische Bibelanstalt Stuttgart（1962）より

図8下　Scripture taken from the NEW AMERICAN STANDARD BIBLE®, Copyright © 1960,1962,1963,1968,1971,1972,1973,1975,1977,1995 by The Lockman Foundation. Used by permission.

図9　Courtesy of the National Library of Medicine.

図10　Eustachi, B. and G. M. Lancisi, *Tabulae Anatomicae* .... Ex Officina Typographica Francisci Gonzagae, Romae（1714）. Courtesy of HathiTrust.

図11，図12　Det Kongelige Bibliotek, Danmarks Nationalbibliotek og Københavns Universitetsbibliotek 提供

図13　杉田玄白（翼）訳『解体新書』安永3（1774）年刊（京都大学附属図書館所蔵）

図14　© Royal College of Physicians

図15　Courtesy of the National Library of Medicine.

図16　Nagel（Dr.）, "Ueber die Structur der Nebennieren." *Archiv für Anatomie. Physiologie und Wissenschaftliche Medizin,* p. 383の次の Taf. XV, Fig. 1（1836）

上中啓三の略歴

西暦	和歴	できごと
1876	明治 9	製紙業の上中治平とやのとの第 5 子（三男）として兵庫県有馬郡塩瀬村名塩（現西宮市名塩町）に生まれる。
1886	19	小学校卒業後、大阪に出て、長兄の上中治の家から泰西学館に通学。(10歳)
1888	21	泰西学館卒業。修業のため石津薬局に住み込み勤務。
1891	24	石津薬局を退社し、大阪薬学校入学。
1893	26	大阪薬学校卒業。薬剤師試験に合格。東京帝国大学医学部薬学選科入学。(17歳)
1895	28	薬学選科卒業。引き続き長井長義研究室の助手を務める。 その間、理科大学の山川健次郎博士の要請で、X線用蛍光板の塩化白金酸バリウムの調製に成功し、それを提供。
1896	29	一時期、北海道釧路の標茶の松坂薬局に勤務。東京に戻り、永楽病院薬局長就任とともに、東京衛生試験所の田原良純博士の助手として研究。足尾銅山鉱毒の試験試料の分析、殺虫剤硫酸ニコチンの調製並びに実用化試験。
1899	32	春に退職し、渡米を決意して英語の勉強。東大理学部垪和爲昌教授の紹介状を携えて年末に渡米。
1900	33	2 月ニューヨークの高峰研究所に就職。麹菌の研究から始まって、副腎成分の研究を担当。 7 月アドレナリンの結晶化に成功。(24歳)
1905	38	安井八重野とシアトルで結婚。ニューヨークに新居。アドレナリンおよびタカヂアスターゼの生産性向上に努力を続ける。(29歳)
1906	39	長男誕生。
1907	40	長女誕生。
1909	42	次男誕生。
1910	43	次女誕生。
1913	大正 2	三女誕生。
1914	3	三共株式会社でのタカヂアスターゼ増産計画支援のため帰国。
1916	5	ニューヨークの高峰研究所を退社し、帰国して三共株式会社に就職。(40歳)
1921	10	北米、南米に長期出張。療養生活中の高峰讓吉を看病をする。
1922	11	米国高峰研究所を支援。ブラジル、アルゼンチンで牛の副腎の調査と調達。高峰讓吉の臨終に立ち会う。(46歳)
1926	15	フェノール樹脂ベークライトの技術導入のため渡米。(50歳)
1930	昭和 5	米国高峰研究所の経営支援のため渡米。
1936	11	三共株式会社監査役を退任。
1960	35	1 月11日東京で死去。享年84歳。東京小平霊園に妻八重野らと共に眠っている。

1898	31	三共の創立者塩原又策に友人西村庄太郎を通じて胃腸薬タカヂアスターゼの情報が伝わる。
1899	32	東京の三共商店がタカヂアスターゼの輸入販売を開始。東京で工学博士号を授与される。
1900	33	上中啓三が高峰研究所に雇用される。7月、上中の協力により副腎髄質の活性成分の結晶化に成功。「Adrenalin」と命名し特許を出願。(46歳)
1901	34	米国で商標「Adrenalin」が登録される。高峰が活発に「アドレナリン結晶化」の学会報告を米英で開始。パーク・デイヴィス社がアドレナリン液剤「SOLUTION Adrenalin Chloride」を発売。
1902	35	日本で商標「アドリナリン」が登録される。三共薬品合資会社がタカヂアスターゼの独占販売権を獲得し、またアドレナリン液剤を輸入販売。
1904	37	日露戦争対策に派遣されて来た金子堅太郎特使を高峰夫妻が献身的に支援。新聞に近代日本をＰＲする記事を掲載させる。
1905	38	ニューヨーク郊外のメリーウォルドに松楓殿を移築建設し、日米親善に尽くす。邦人のためニューヨークに日本人倶楽部創設し初代会長となる。長崎の致遠館の同窓生小村寿太郎を主席とする日露講和全権団をニューヨークで激励する。(51歳)
1906	39	東京で薬学博士号を授与される。
1907	40	ニューヨークの米国財界有力者が「日本協会」を設立、高峰は名誉副会長となる。
1909	42	高峰は親日家のエライザ・シドモアとアメリカに桜並木を作ろうと協議、ファースト・レディのヘレン・タフトを動かしたが、東京市が寄贈した桜苗木の害虫寄生がひどく、焼却されて移植ならず。
1911	44	後発類似品による特許侵害の訴訟で勝訴し、高峰の特許が称賛される。
1912	45 大正1	ワシントン・ポトマックのタイダルベイスンの周囲とニューヨーク・ハドソン河畔への念願の桜樹移植なる。
1913	2	三共株式会社創立。高峰が在米のまま初代社長に就任。「国民的化学研究所（現理化学研究所)」の設立を提唱。(59歳)
1914	3	三共株式会社でタカヂアスターゼ国産開始。親友ベークランド博士から無償で実施権を与えられていたベークライトの国産も同社で開始。
1917	6	理化学研究所創設。ニュージャージー州クリフトンに「タカミネ研究所」を設立。
1918	7	高峰の故郷の富山県黒部川にアルミニウム生産のための水力発電所の建設を提唱し尽力する。
1920	9	三共株式会社でアドレナリン液剤の国産開始。
1921	10	「アドレナリン」を米国薬局方名に採用したいという要請をパーク・デイヴィス社が断り、以来米国では「エピネフリン」が局方名となる。 療養生活を送っていたが、無理をして日米親善活動を続け、遂に年末に倒れる。
1922	11	7月22日ニューヨークで死去。享年67歳。ウッドローン墓地に埋葬。

高峰譲吉の略歴

西暦	和暦	できごと
1854	嘉永 7	蘭方医の父精一と酒造家の娘幸子の長子として越中（現富山県）高岡に生まれる。翌年父の任地、金沢に移る。
1865	慶応 1	長崎へ医学留学。何礼之とフルベッキに英語を習う。(11歳)
1868	明治 1	鳥羽伏見の戦いの頃、京都、大阪で時期を待つ。
1869	2	大阪医学校および理学所で学び、ドイツ人教師リッテルに出会って、応用化学を志す。
1872	5	工部省の官費修技生として東京に出て化学を専攻する。
1879	12	工部大学校応用化学科を首席で卒業。(25歳)
1880	13	工部省から 3 年間の英国留学を命ぜられ、グラスゴーなどで学ぶ。
1883	16	米国経由で帰国。農商務省工務局勧工課御用掛となる。
1884	17	ニューオーリンズ万博（万国工業兼綿百年期博覧会）に派遣される。ラフカディオ・ハーンも万博を取材。高峰、キャロライン・ヒッチと親しくなる。(30歳)
1885	18	キャロラインと婚約。万博で展示されていたリン鉱石に着目し、私費で購入して持ち帰る。
1886	19	特許局次長兼総務局分析課長。渋沢栄一、益田孝との交友始まる。
1887	20	人造肥料会社の設立準備を開始し、欧米へも調査、機器購入のため出張。ニューオーリンズでキャロラインと結婚。(33歳) 渋沢、益田の支援を得て、東京深川に「東京人造肥料会社」を設立。
1888	21	肥料生産開始。官を辞職。長男誕生。私設製薬所をつくり、発酵研究を開始。
1889	22	次男誕生。
1890	23	ヒッチ家の誘いを受け、杜氏藤木幸助をスカウトして一家をあげて渡米。船中で肝臓病が突発、シカゴで入院療養。(36歳)
1891	24	麹菌によるウイスキー醸造法を確立し、ピオリアに移住し、本格的に醸造研究を開始。
1892	25	パイロットプラントで、麹菌発酵法を確立。工部大学校の後輩、清水鐵吉が渡米して参加。事業が順調に進展。
1893	26	モルト業者の反発にあう。工場の火災事故。肝臓病再発。ウイスキー事業断念。発想を転換し、胃腸薬タカヂアスターゼを研究開発。 パーク・デイヴィス社がこれに強い興味を示したので、折衝を開始。
1894	27	タカヂアスターゼの米国特許を出願し、でんぷん糖化力アップの研究に総力を傾注。
1895	28	パーク・デイヴィス社が「TAKA=DIASTASE」を発売し、それはヒット商品となる。(41歳)
1896	29	清水鐵吉が急逝。その遺骨を抱いて藤木幸助が帰国。
1897	30	高峰一家ニューヨークに移住。高峰研究所（Takamine Laboratory）開設。 副腎の血圧上昇活性成分採取について、米国のエイベルが「エピネフリン」、ドイツのフュルトが「ズプラレニン」の名称で発表。

1899	1970	カレツキ	ポ	マルクス経済学者、有効需要の原理を論証。
1901	ノーベル賞制定。			
1902	1970	ホルツ	独	ロストック大学生理化学・薬理学教授。
1904	日露戦争始まる。			
1905	1983	オイラー	ス	生理学者、神経伝達物質ノルアドレナリンの発見、1970年ノーベル生理学・医学賞。
1905	アインシュタイン特殊相対性原理発表。			
1911	2003	カッツ	英	神経末梢部における伝達物質挙動研究、1970年ノーベル生理学・医学賞。
1912	2004	アクセルロッド	米	神経伝達物質ノルアドレナリンの生化学。1970年ノーベル生理学・医学賞。
1912	2005	ダヴェンポート	米	ミシガン大学医学部教授。アドレナリンの歴史を記述。
1924	2010	ブラック	英	生理学者、企業研究者、大学教授、1988年ノーベル生理学・医学賞。

*デ：デンマーク、ポ：ポーランド、瑞：スイス、ス：スエーデン、ボ：ボヘミア、オ：オランダ、露：ロシア、西：スペイン。

1863	1944	ベークランド	米	ベルギー出身化学者、プラスチック（フェノール樹脂ベークライト）を初めて合成。
1864	1934	ハーディー	英	生理学者、ケンブリッジ大学教授。
1865	1939	マレー	英	ダーハム大学比較病理学教授、ホルモン療法の開発者。
1865	1950	長岡半太郎	日	物理学者、土星型原子模型の提唱、第1回文化勲章受章。
1866	1927	スターリング	英	生理学者、ケンブリッジ大学教授、名称「ホルモン」の提案者。
1866	1927	マナッセ	独	シュトラースブルク大学耳科学教授。
1866	1954	高峰キャロライン	米/日	エーベン・ヒッチとメアリーの長女、1887年高峰譲吉と結婚。
1867	1916	夏目漱石	日	作家、東大英文科講師。
1867	1930	豊田佐吉	日	自動織機王、トヨタ自動車の始祖。
1867	1922	ムーア	英	ロンドン大学ユニヴァーシティ・カレッジの化学者。
1867	1938	フュルト	チェコ	シュトラースブルク大学生理化学研究所助手、ウイーン大学教授、ズプラレニン抽出。
1867	1959	コーン	独	組織化学者。
1867	1937	ホートン	米	生理学者、PD社生物研究所長、大学教授、アドレナリン活性測定。
1868	1939	フレンケル	墺	医化学者、ウイーン大学教授、スフィグモゲニン抽出。
1868	明治元年、福澤諭吉が慶応義塾開校。			
1869	1939	シモノヴィッチ	ポ	ポーランドのクラクフ大学教授、アドレナリンの血圧上昇作用発見。
1870	1936	ジョウェット	英	ロンドン、ウエルカム化学研究所の化学者。
1870	1945	西田幾多郎	日	哲学者、京大教授、1911年『善の研究』出版。
1870	1954	本田光太郎	日	物理学者、冶金学者、KS鋼の発明、第1回文化勲章受章。
1870	1957	志賀潔	日	赤痢菌の発見、化学療法剤トリパンロートの発見。
1870	1950	パウリ	独	有機化学者。E.フィッシャーの弟子。ヴュルツブルク大学教授。
1871	1945	キャノン	米	生理学者、ハーヴァード大学医科大学院教授、名著『からだの知恵』の著者。
1871	1952	土井晩翠	日	詩人、東北大学文学部教授。
1871	1961	ハンド	米	米国巡回裁判所判事、高峰のアドレナリンの製法に特許性ありと判定。
1872	1919	ツウェット	露	クロマトグラフィーの発明。
1873	1938	秦佐八郎	日	Salvarsan 606号発明、独エールリッヒの共同研究者。
1873	1961	レーヴィ	独/墺/米	神経生理学者、1936年ノーベル生理学・医学賞。1946年米国に帰化。
1874	1943	鈴木梅太郎	日	東大教授、ビタミンB_1発見。
1875	1968	デール	英	神経生理学者。1936年ノーベル生理学・医学賞。
1876	1960	上中啓三	日	高峰譲吉の助手。アドレナリンの純粋結晶化。
1876	1928	野口英世	日	ロックフェラー研究所員、脳内に梅毒菌発見。
1877	日本の最後の内戦、西南戦争始まる。米国ベル電話会社設立。			
1877	1950	アブデルハルデン	瑞	生物化学者、チューリッヒ大学教授、アドレナリンの光学分割。
1877	1961	エリオット	英	ロンドン大学医学部教授、医師、神経伝達物質の研究。
1879	1903	滝廉太郎	日	近代日本の音楽家、作曲家。
1890	第1回日本帝国議会開会。			

1845	1929	長井長義	日	日本の薬学の祖。東大薬学部教授、エフェドリンの発見。
1845	1930	デイヴィス	米	パーク・デイヴィス社の共同経営者。
1848	1919	藤木幸助	日	杜氏、ピオリアでの高峰譲吉の助手。
1848	1938	益田孝	日	三井財閥の大番頭、茶器の蒐集家。
1850	1935	シェーファー	英	生理学者、ロンドン大学ユニヴァーシティ・カレッジ教授、英国生理学会創立の一員。
1852	1889	クルッケンベルク	独	ドイツ・イエナ大学教授、副腎髄質中のピロカテコール基の存在推定。
1852	1925	ラングレー	英	ケンブリッジ大学生理学教授、アドレナリンの作用性の研究。
1852	1931	北里柴三郎	日	破傷風菌純粋培養、コッホの弟子、慶応大学医学部創設。
1852	1934	カハール	西	組織学、病理解剖学者、神経系統の構造研究で1906年ノーベル生理学・医学賞。
1853	1936	ウエルカム	英	ウエルカム社の創立者、米国生まれ。
1853	1939	マイヤー	独	医学者、薬学者、マールブルク大学教授、合成アドレナリンの活性検定。
1853	ペリーが浦賀に来航。			
1854	1915	エールリッヒ	独	医学者、化学者、最初の医薬発明者、1908年ノーベル生理学・医学賞。
1854	1919	シブルスキー	ポ	クラクフ・ヤギエウオ大学生理学部長、アドレナリンの血圧上昇作用発見。
1854	1922	高峰譲吉	日	タカヂアスターゼ発明、アドレナリン純粋結晶化。日米の懸け橋。無冠の大使。
1855	1911	小村寿太郎	日	飫肥藩士、外務大臣、日露講和会議首席全権。
1857	1916	ホースレー	英	ロンドン大学ユニヴァーシティ・カレッジ病理学教授、生理学者。
1857	1938	エイベル	米	ジョンズ・ホプキンス大学薬学教授、副腎髄質活性成分の研究。
1857	1948	ソリス-コーエン	米	医師、ジェファーソン医科大学教授、アドレナリンの喘息治療効果発見。
1857	1952	シェリントン	英	生理学者、オックスフォード大学教授、1932年ノーベル生理学・医学賞。
1858	安政の大獄、吉田松陰ら獄死。			
1859	ダーウィン、『種の起源』発表。			
1860	1924	ベイリス	英	生理学者、ケンブリッジ大学教授、名称「ホルモン」の提案者。
1860	1931	ベイツ	米	アドレナリンの止血効果の発見。近視自然矯正法の開発。
1860	1936	シュトルツ	独	ヘキスト社化学研究所長、アドレナリンとノルアドレナリンの全合成。
1861	1907	オードリッチ	米	パーク・デイヴィス社研究員、アドレナリンの純粋結晶化。
1862	1896	清水鐵吉	日	工部大学校化学科卒、高峰譲吉の米国での助手。
1862	1933	新渡戸稲造	日	教育者、札幌農学校卒、京大、東大教授、国連事務次長。
1862	1922	森鴎外	日	東大医学部卒、軍医、脚気病原菌説、作家。
1863	1930	山極勝三郎	日	東大医学部教授、化学物質による発癌の発見。

1809	1885	ヘンレ	独	解剖学者、病原微生物学者、クロム酸染色による副腎の組織研究。
1809	1891	ロジェール	仏	副腎の顕微鏡解剖学的研究。
1810	1894	ヒルツル	墺	解剖学者。
1812	1875	ベネット	英	医学者。
1812	1882	ダヴェーヌ	仏	フランスの医化学者、炭疽病菌の発見。
1812	1888	ソブレロ	伊	化学者、ニトログリセリンの発明。
1813	1878	ベルナール	仏	フランスの大生理学者。
1815	1865	レマーク	ポ / 露	副腎の顕微鏡解剖学的研究。
1817	1894	ブラウン-セクヮール	米 / 仏	解剖学者、生理学者。副腎の摘出効果研究。
1817	1905	フォン・ケリカー	瑞	ドイツで活躍した解剖学者。
1818	1892	ホフマン	独	ベルリン大学教授。パーキンと長井長義の師。
1820	1885	ボードウィン	オ	明治のお雇い外国人教師、長崎養生所を振り出しに近代教育に尽くす。
1821	1902	ウィルヒョウ	独	ドイツ医学の巨人。
1822	1895	パストゥール	仏	発酵学、微生物学、立体化学の父。
1823	医師、シーボルト、オランダから長崎に来日。			
1823	1899	勝海舟	日	幕臣、日本海軍の創設者、明治初期の政治家。
1825	1893	シャルコー	仏	神経学者、病理解剖学者。
1825	1896	コラン	仏	組織化学者。
1826	1880	伊藤慎蔵	日	教育者、緒方洪庵の適塾出身。
1826	1887	ヴュルピアン	仏	神経生理学者、アドレナリン発見。フランスアカデミー会員、レジオン・ドヌール勲章。
1827	1861	グレイ	英	副腎の顕微鏡解剖学的研究、『グレイの解剖学』の著者。
1827	1874	リッテル	独	お雇い外国人教師、大阪理学所で化学の教授。
1827	1877	西郷隆盛	日	薩摩藩士、幕末の志士。
1828	1899	パーク	米	パーク・デイヴィス社の共同経営者、財務担当。
1830	1898	フルベッキ	オ / 米	明治のお雇い外国人教師、岩倉使節団を企画。
1831	1888	ハラタマ	オ	明治のお雇い外国人教師、日本の理化学の基礎をつくる。
1833	1896	ノーベル	ス	ダイナマイト発明、ノーベル賞制定。
1835	1915	ユリウス・アーノルド	独	ハイデルベルク大学解剖病理学教授。
1835	1917	バイヤー	独	有機化学者。1905年ノーベル化学賞。
1835	1867	坂本龍馬	日	土佐藩下級武士、幕末の志士。
1835	1901	福澤諭吉	日	中津藩士、近代日本の指導者、慶応義塾創立者。
1837	モールス符号による電信始まる。			
1838	1907	パーキン	英	有機化学者、染料の発明者、事業家。
1840	1923	何礼之	日	長崎で英語通訳、英語私塾開設、岩倉使節団同行。
1840	1931	渋沢栄一	日	近代日本の実業家、第一国立銀行設立。
1841	1909	伊藤博文	日	長州藩士、初代内閣総理大臣。
1841	1915	オリヴァー	英	英国ハロゲートの町医者、アドレナリンの血圧上昇作用発見。
1842	1905	オズボーン	英	加賀藩七尾英学校のお雇い外国人教師。妻は日本人小川瀬戸。
1843	1910	コッホ	独	病原微生物学の創始者、北里柴三郎の師。
1844	1926	ゴルジ	伊	解剖学者、ゴルジ体の発見、マラリアの研究、1906年ノーベル生理学・医学賞。

登場人物年表（生年順、歴史上身近な人物を含む）

生年	没年	文中名	国籍*	業績
1510？	1574	エウスタキオ（ユースタキオ）	伊	副腎を含め多くの解剖図を初めて作成。
1536	1598	豊臣秀吉	日	戦国時代に日本全国統一。
1538	1605	リオラン（父）	仏	副腎は腎臓の上の神経叢を支えていると発表。
1577	1657	リオラン（息子）	仏	副腎は腎臓の上の神経叢を支えていると発表。
1578	1657	ハーヴェイ	英	血液循環の発見者。
1585	1629	C. バルトリン	デ	デンマークの解剖学者、父。
1614	1673	ワートン	英	解剖学者、副腎と神経系を初めて関連付ける。
1616	1680	T. バルトリン	デ	デンマークの解剖学者、息子。副腎は空洞であると発表。
1654	1720	ランシージー	伊	エウスタキオの解剖図の出版。
1684	1751	徳川吉宗	日	江戸幕府第8代将軍。
1689	1755	モンテスキュー	仏	法学者、文学者、思想家、副腎機能について懸賞論文募集。
1722	1776	ボルデュー	仏	フランス医学者、腺組織、生理学など先駆的研究。
1728	1793	ハンター	英	近代解剖学の創始者。
1733	1804	プリーストリー	英	神学者、哲学者、化学者、酸素などの発見。
1733	1817	杉田玄白	日	江戸時代の蘭方医、『解体新書』出版（『蘭学事始』は翻訳の苦心談）。
1748	1794	ラヴォワジエ	仏	化学者、弁護士、断頭台上で生涯を閉じた。
1749	1823	ジェンナー	英	種痘の開発、免疫学の創始。
1755	1826	ピネル	仏	19世紀の医学のパリ学派の祖。
1760	イギリスで産業革命始まる。			
1760	1835	華岡青洲	日	外科医、紀州の人、1805年麻酔薬を用いて乳がん手術。
1761	1787	シュミット	独	副腎から物質が内分泌され、心臓に作用すると推定。
1769	1832	キュビエ	仏	博物学者、古生物学の創始、副腎の比較解剖研究提唱。
1771	1802	ビシャ	仏	解剖、生理、病理で多くの業績。夭折。
1775	1817	オースティン	英	英国を代表する女流作家。
1776	アメリカ合衆国独立宣言。			
1783	1855	マジャンディ	仏	実験生理学、実験薬理学の父。
1783	1867	レイエ	仏	医師、医学者。
1789	フランス革命。			
1794	1867	フルーランス	仏	脳神経科学者、フランスアカデミー会員、レジオン・ドヌール勲章。
1795	1860	アジソン	英	英国の医学者、医師、アジソン病の発見。
1800	1884	デュマ	仏	フランスの大化学者、窒素定量法（デュマ法）。
1800頃	？	ナーゲル	独	副腎の皮質と髄質を区分し名称を提案。
1801	1867	ツルッソウ	仏	医学者、臨床医。
1803	1861	ベルトホールド	独	生理学者、ゲッチンゲン大学教授、ホルモンの存在を初めて実証。
1803	1890	フリードリッヒ・アーノルド	独	ハイデルベルク大学教授、副腎の発生学的研究。
1807	1867	ペルーズ	仏	フランスの化学者。

ホルツ	Peter Holtz	1902	1970	独	ロストック大学生理化学・薬理学教授。	
ボルデュー	Théophile de Bordeu	1722	1776	仏	フランス医学者、腺組織、生理学など先駆的研究。	
マイヤー	Hans Horst Meyer	1853	1939	独	医学者、薬学者、マールブルク大学教授、合成アドレナリンの活性検定。	
マジャンディ	François Magendie	1783	1855	仏	実験生理学、実験薬理学の父。	
益田孝		1848	1938	日	三井財閥の大番頭、茶器の蒐集家。	
マナッセ	Paul Manasse	1866	1927	独	シュトラースブルク大学耳科学教授。	
マレー	George Redmayne Murray	1865	1939	英	ダーハム大学比較病理学教授、ホルモン療法の開発者。	
ムーア	Benjamin Moore	1867	1922	英	ロンドン大学ユニヴァーシティ・カレッジの化学者。	図31
モンテスキュー	Charles-Louis de Secondat	1689	1755	仏	法学者、文学者、思想家、副腎機能について懸賞論文募集。	図20
ラヴォワジエ	Antoine Laurant Lavoisier	1748	1794	仏	化学者、弁護士、断頭台上で生涯を閉じた。	
ラングレー	John Newport Langley	1852	1925	英	ケンブリッジ大学生理学教授、アドレナリンの作用性の研究。	
ランシージー	Giovanni Maria Lancisi	1654	1720	伊	エウスタキオの解剖図の出版。	
リオラン	Jean Riolan, 父	1538	1605	仏	副腎は腎臓の上の神経叢を支えていると発表。	
リオラン	Jean Riolan, 息子	1577	1657	仏	副腎は腎臓の上の神経叢を支えていると発表。	
リッテル	Herman R. Ritter	1827	1874	独	お雇い外国人教師、大阪理学所で化学の教授。	
レイエ	Pierre Rayer	1783	1867	仏	医師、医学者。	
レーヴィ	Otto Loewi	1873	1961	独/墺/米	神経生理学者、1936年ノーベル生理学・医学賞。米国に帰化。	図72
レマーク	Robert Remak	1815	1865	ポ/露	副腎の顕微鏡解剖学的研究。	
ロジェール	Henri Louis Roger	1809	1891	仏	副腎の顕微鏡解剖学的研究。	
ワートン	Thomas Wharton	1614	1673	英	解剖学者、副腎と神経系を初めて関連付ける。	図14

* デ：デンマーク、ポ：ポーランド、瑞：スイス、ス：スエーデン、墺：オーストリア、オ：オランダ、露：ロシア、西：スペイン。

ハンド	Billings Learned Hand	1871	1961	米	米国巡回裁判所判事、高峰のアドレナリンの製法に特許性ありと判定。	図63
ビシャ	Marie François Xavier Bichat	1771	1802	仏	解剖、生理、病理で多くの業績。夭折。	
ピネル	Philippe Pinel	1755	1826	仏	19世紀の医学のパリ学派の祖。	
ヒルツル	Josef Hyrtl	1810	1894	墺	解剖学者。	
藤木幸助		1848	1919	日	杜氏、ピオリアでの高峰譲吉の助手。	図49
フュルト	Otto von Fürth	1867	1938	チェコ/墺	シュトラースブルク大学生理化学研究所助手、ウイーン大学教授、ズプラレニン抽出。	図39
ブラウン-セクヮール	Charles Edouard Brown-Séquard	1817	1894	米/仏	解剖学者、生理学者。副腎の摘出効果研究。	図19
ブラック	Sir James Whyte Black	1924	2010	英	生理学者、企業研究者、大学教授、1988年ノーベル生理学・医学賞。	図79
プリーストリー	Joseph Priestley	1733	1804	英	神学者、哲学者、化学者、酸素などの発見。	
フルーランス	Marie Jean Pierre Flourens	1794	1867	仏	脳神経科学者、フランスアカデミー会員、レジオン・ドヌール勲章。	図25
フルベッキ	Guido Herman Fridolin Verbeck	1830	1898	オ/米	明治のお雇い外国人教師、岩倉使節団を企画。	
フレンケル	Sigmund Fränkel	1868	1939	墺	医化学者、ウイーン大学教授、スフィグモゲニン抽出。	
ベイツ	William Horatio Bates	1860	1931	米	アドレナリンの止血効果の発見。近視自然矯正法の開発。	図34
ベイリス	Sir William Maddok Bayliss	1860	1924	英	生理学者、ケンブリッジ大学教授、名称「ホルモン」の提案者。	図71右
ベークランド	Leo Hendrik Baekeland	1863	1944	米	ベルギー出身化学者、フェノール樹脂ベークライトを初めて合成。	
ベネット	John Hughes Bennett	1812	1875	英	エディンバラの病理学者、クロマフィン細胞研究。	
ペルーズ	Theophile-Baptiste Pelouze	1807	1867	仏	フランスの化学者。	
ベルトホールド	Arnold Adolph Berthold	1803	1861	独	生理学者、ゲッチンゲン大学教授、ホルモンの存在を初めて実証。	図22
ベルナール	Claude Bernard	1813	1878	仏	フランスの大生理学者。	図21
ヘンレ	Friedrich Gustav Jacob Henle	1809	1885	独	解剖学者、病原微生物学者、クロム酸染色による副腎の組織研究。	
ホースレー	Sir Victor Alexander Haden Horsley	1857	1916	英	ロンドン大学ユニヴァーシティ・カレッジ病理学教授、生理学者。	
ボードウィン	Anthonius Franciscus Bauduin	1820	1885	オ	明治のお雇い外国人教師 . 長崎養生所を振り出しに近代教育に尽くす。	図45
ホートン	Elijah Mark Houghton	1867	1937	米	生理学者、ＰＤ社生物研究所長、大学教授、アドレナリン活性測定。	
ホフマン	August W. von Hofmann	1818	1892	独	ベルリン大学教授。パーキンと長井長義の師。	

杉田玄白	杉田翼	1733	1817	日	江戸時代の蘭方医、『解体新書』出版（『蘭学事始』は翻訳の苦心談）。	
スターリング	Ernst Henry Starling	1866	1927	英	生理学者、ケンブリッジ大学教授、名称「ホルモン」の提案者。	図71左
ソブレロ	Ascanio Sobrero	1812	1888	伊	化学者、ニトログリセリンの発明。	
ソリス-コーエン	Solomon Solis-Cohen	1857	1948	米	医師、ジェファーソン医科大学教授、アドレナリンの喘息治療効果発見。	
ダヴェーヌ	Casimir Joseph Davaine	1812	1882	仏	フランスの医化学者、炭疽病菌を血中に発見。	
高峰キャロライン	Caroline Takamine	1866	1954	米/日	エーベン・ヒッチとメアリーの長女、1887年高峰譲吉と結婚。	図48b
高峰譲吉		1854	1922	日	タカヂアスターゼ発明、アドレナリン結晶化。理化学研究所設立提唱。日米の懸け橋・無冠の大使。	図4、48a
ツウェット	Mikhail Tsvet	1872	1919	露	クロマトグラフィーの発明。	図37
ツルッソウ	Armand Trousseau	1801	1867	仏	医学者、臨床医。	
デイヴィス	George S. Davis	1845	1930	米	パーク・デイヴィス社の共同経営者。	図54
ダヴェンポート	Horace Willard Davenport	1912	2005	米	ミシガン大学医学部教授。アドレナリンの歴史を記述。	
デュマ	Jean-Baptiste Dumas	1800	1884	仏	フランスの大化学者、窒素定量法（デュマ法）。	
デール	Sir Henry Hallet Dale	1875	1968	英	神経生理学者。1936年ノーベル生理学・医学賞。	図67
長井長義		1845	1929	日	日本の薬学の祖。東大薬学部教授、エフェドリンの発見。	図58
ナーゲル	Nagel（Dr.）	1800頃	?	独	副腎の皮質と髄質を区分し名称を提案。	
夏目漱石	夏目金之助	1867	1916	日	作家、東大英文科講師。	
西田幾多郎		1870	1945	日	哲学者、京大教授、1911年『善の研究』出版。	
ノーベル	Alfred Nobel	1833	1896	ス	ダイナマイト発明、ノーベル賞制定。	
バイヤー	J. F. W. Adolf von Baeyer	1835	1917	独	有機化学者。1905年ノーベル化学賞。	
パウリ	Hermann Pauly	1870	1950	独	有機化学者。E. フィッシャーの弟子。ヴュルツブルク大学教授。	
ハーヴェイ	William Harvey	1578	1657	英	血液循環の発見者。	
パーキン	William Henry Perkin	1838	1907	英	有機化学者、染料の発明者、事業家。	
パーク	Hervey C. Parke	1828	1899	米	パーク・デイヴィス社の共同経営者、財務担当。	図54
パストゥール	Louis Pasteur	1822	1895	仏	発酵学、微生物学、立体化学の父。	図28
ハーディー	Sir William Bate Hardy	1864	1934	英	生理学者、ケンブリッジ大学教授。	
ハラタマ	Koenraad Wolter Gratama	1831	1888	オ	明治のお雇い外国人教師、日本の理化学の基礎をつくる。	
C. バルトリン	Casper Bartholin	1585	1629	デ	デンマークの解剖学者、父。	図11
T. バルトリン	Thomas Bartholin	1616	1680	デ	デンマークの解剖学者、息子。副腎は空洞であると発表。	図12
ハンター	John Hunter	1728	1793	英	解剖学の創始者。	

カレツキ	Michal Kalecki	1899	1970	ポ	マルクス経済学者、有効需要の原理を論証。	
北里柴三郎		1852	1931	日	破傷風菌純粋培養、コッホの弟子、慶応大学医学部創設。	図81
キャノン	Walter Bradford Cannon	1871	1945	米	生理学者、ハーヴァード大学医科大学院大学教授、名著『からだの知恵』の著者。	
キュビエ	Georges Cuvier	1769	1832	仏	古生物学の創始、博物学者、副腎の比較解剖研究提唱。	図15
クルッケンベルク	Karl Friedrich Wilhelm Krukenberg	1852	1889	独	ドイツ・イエナ大学教授。副腎髄質中のピロカテコール基の存在を推定。	
グレイ	Henry Gray	1827	1861	英	副腎の顕微鏡解剖学的研究、『グレイの解剖学』の著者。	
フォン・ケリカー	Rudolf Albert von Kölliker	1817	1905	瑞	ドイツで活躍した解剖学者。副腎の顕微鏡解剖学的研究。	図17
コッホ	Robert Koch	1843	1910	独	病原微生物学の創始者、北里柴三郎の師。	
小村寿太郎		1855	1911	日	飫肥藩士、外務大臣、日露講和会議首席全権。	図85
コラン	Gabriel Constant Colin	1825	1896	仏	組織化学者。	
ゴルジ	Camillo Golgi	1844	1926	伊	解剖学者、ゴルジ体の発見、マラリアの研究、1906年ノーベル生理学・医学賞。	
コーン	Alfred Kohn	1867	1959	独	組織化学者。	
シェーファー	Sir Edward Sharpey Schafer	1850	1935	英	生理学者、ロンドン大学ユニヴァーシティ・カレッジ教授、英国生理学会創立の一員。	図31
シェリントン	Charles Scott Sherington	1857	1952	英	生理学者、オックスフォード大学教授、1932年ノーベル生理学・医学賞。	
ジェンナー	Edward Jenner	1749	1823	英	種痘の開発、免疫学の創始。	
渋沢栄一		1840	1931	日	近代日本の実業家、第一国立銀行設立。	
シブルスキー	Napoleon Nikodam Cybluski	1854	1919	ポ	クラクフ・ヤギエウオ大学生理学部長、アドレナリンの血圧上昇作用発見。	図32右
清水鐵吉		1862	1896	日	工部大学校化学科卒、高峰譲吉の米国での助手。	図51
シモノヴィッチ	Ladislaus Szymonowicz	1869	1939	ポ	ポーランドのクラクフ大学教授、アドレナリンの血圧上昇作用発見。	図32左
シャルコー	Jean-Martin Charcot	1825	1893	仏	神経学者、病理解剖学者。	図27
シュトルツ	Friedrich Stolz	1860	1936	独	ヘキスト社化学研究所長、アドレナリンとノルアドレナリンの全合成。	
シュミット	Johannes Christophorus Heino Schmidt	1761	1787	独	副腎から物質が内分泌され、心臓に作用すると推定。	
ジョウェット	Hooper Albert Dikinson Jowett	1870	1936	英	ロンドン、ウエルカム化学研究所の化学者。	

登場人物年表（アイウエオ順）

文中名	本名	生年	没年	国籍*	業績	写真
アクセルロッド	Julius Axelrod	1912	2004	米	神経伝達物質ノルアドレナリンの生化学。1970年ノーベル生理学・医学賞。	
アジソン	Thomas Addison	1795	1860	英	英国の医学者、医師、アジソン病の発見。	図18
フリードリッヒ・アーノルド	Friedrich Arnold	1803	1890	独	ハイデルベルク大学教授、副腎の発生学的研究。	
ユリウス・アーノルド	Julius Arnold	1835	1915	独	ハイデルベルク大学解剖病理学教授。	
アブデルハルデン	Emil Abderhalden	1877	1950	瑞	生物化学者、チューリッヒ大学教授、アドレナリンの光学分割。	
伊藤慎蔵		1826	1880	日	教育者、緒方洪庵の適塾出身。	
ウィルヒョウ	Rudolf Virchow	1821	1902	独	ドイツ医学の巨人。	図35
上中啓三		1876	1960	日	高峰譲吉の助手。アドレナリンの純粋結晶化。	図40、59
ウエルカム	Sir Henry Solomon Wellcome	1853	1936	英	ウエルカム社の創立者、米国生まれ。	図66
ヴュルピアン	Edmé Félix Alfred Vulpian	1826	1887	仏	神経生理学者、アドレナリン発見。フランスアカデミー会員、レジオン・ドヌール勲章。	図3
エイベル	John Jacob Abel	1857	1938	米	ジョンズ・ホプキンス大学薬学教授、副腎髄質活性成分の研究。	図6
エウスタキオ（ユースタキオ）	Bartholomeo Eustachi	1510?	1574	伊	副腎を含め多くの解剖図を初めて作成。	図9
エリオット	Thomas Renton Elliott	1877	1961	英	ロンドン大学医学部教授、医師、神経伝達物質の研究。	
エールリッヒ	Paul Ehrlich	1854	1915	独	医学者、化学者、最初の医薬発明者、1908年ノーベル生理学・医学賞。	
オイラー	Ulf von Euler	1905	1983	ス	生理学者、神経伝達物質ノルアドレナリンの発見、1970年ノーベル生理学・医学賞。	図75
オズボーン	Percival Osborn	1842	1905	英	加賀藩七尾英学校のお雇い外国人教師。妻は日本人小川瀬戸。	
オードリッチ	Thomas Bell Aldrich	1861	1907	米	パーク・デイヴィス社研究員、アドレナリンの純粋結晶化。	図42
オリヴァー	George Oliver	1841	1915	英	英国ハロゲートの町医者、アドレナリンの血圧上昇作用発見。	図31
カッツ	Bernard Katz	1911	2003	英	神経末梢部における伝達物質挙動研究、1970年ノーベル生理学・医学賞。	
カハール	Santiago Ramón y Cajal	1852	1934	西	組織学、病理解剖学者、神経系統の構造研究で1906年ノーベル生理学・医学賞。	
何礼之		1840	1923	日	長崎で英語通訳、英語私塾開設、岩倉使節団同行、モンテスキューの『法の精神』を英訳書から和訳（『万法精理』）	

1898 エイベルが副腎活性成分「$C_{17}H_{15}NO_3$」を呈示。 1899 エイベルがこの化合物を「エピネフリン」と命名。 1899 フュルトが単離した活性成分を「ズプラレニン」と命名。	1894 ベーリングとエールリッヒによってジフテリア血清製造法完成。	
1900～ 1900 **米国パーク・デイヴィス社（PD社）と共同研究契約した高峰、上中が副腎活性成分を結晶化。「Adrenalin」と命名、製法特許出願。オードリッチも少し遅れて結晶化し、分子式「$C_9H_{13}NO_3$」を提出。** 1901 高峰が学会発表。米国で商標「Adrenalin」登録。**PD社がAdrenalin chloride (Takamine) を含む複数の薬剤発売。** 1902 高峰が大阪、東京で帰朝講演。日本で商標「アドリナリン」登録。 1903 パウリがアドレナリンの旋光度を発表。 1903 **シュトルツがアドレナリン（ラセミ体）の全合成に成功。** 1904 ベルトランがアドレナリンの分子量を測定し、分子式を確定。 1904 ロンドンでエピネフリンかアドレナリンかの学術用語論争。 1905 学術用語「ホルモン」が提唱される。 1908 **フレッヒャーがアドレナリンの光学異性体の分割に成功。**	1900 ツウェットがクロマトグラフィーを発明。 1901 第1回ノーベル賞。 1903 スターリングとベイリスが第二のホルモン・セクレチン発見。 1909 エールリッヒと秦佐八郎が、医薬第一号「サルバルサン」を創製。 1915 ケンダルが甲状腺ホルモン・チロキシンを単離。	1901 福澤諭吉没。 1901 足尾鉱毒を田中正造が直訴。 1902 木村榮が緯度変化・Z項発見。 1904～05 日露戦争。 1904 吉田、三神両医師が日本住血吸虫発見。 1908 池田菊苗が味の素発明。
1911～ 1911 マルフォード社の特許侵害裁判にPD社が勝訴。 1926 PD社が推す名称「エピネフリン」で米国薬局方に初収載。 1932 日本薬局方に「エピレナミン」の名称で初収載。 （第二次大戦後） 1946 **オイラーが神経伝達物質としての「ノルアドレナリン」の存在を証明。** 1964 アドレナリン誘導体β-ブロッカー・プロプラノロールの発明。 1971 日本薬局方の名称が「エピネフリン」に変更。 2006 日本薬局方の名称が「アドレナリン」に改正。	1921 バンティングとベストがインスリン単離。 1926 エイベルがインスリンを結晶化。 1929 フレミングがペニシリン発見。 1935 副腎皮質ホルモン発見。 1935 ドマークがサルファ剤発明。 1935 男性ホルモン・テストステロン単離。	1912 鈴木梅太郎米糠からビタミンB_1単離。 1914 天津、久保田がエフェドリンの喘息に対する有効性発見。 1915 山極勝三郎が化学物質による発ガンに成功。

副腎とアドレナリン関係の歴史年表

副腎とアドレナリン関係の史実	欧米	日本
ＢＣ～ 旧約聖書に副腎が脂肪の塊と記載される。		
1500～ 1552 **エウスタキオが副腎の解剖図を描く。**	1519 マゼラン世界周航。	1582 本能寺の変。
1600～ 1611 バルトリンが副腎は空洞であると発表。 1655 リオランが副腎は空洞ではないと主張。 1656 ワートンが副腎と神経叢を関連付ける。	1628 ハーヴェイ血液循環を発見。 1674 レーフェンフックが微生物発見。	1600 関ケ原の戦。 1639 鎖国令。
1700～ 1716 モンテスキューが副腎機能の懸賞論文募集。 1775 ドゥ・ボルデューが内分泌の概念を提出。 1785 シュミットが副腎からの内分泌物が心臓に作用すると発表。	1776 米国独立。 1789 フランス革命。 1796 ジェンナー種痘を創始。	1774『解體新書』刊行。
1800～ 1805 キュビエが副腎の二層構造を発見。 1831 アーノルドが副腎の発生機構を報告。 1836 **ナーゲルが副腎組織を皮質と髄質に区分し命名。** 1849 ベルトホールドが鶏でホルモンの存在を実証。 1849 アジソンが副腎障害の病症「アジソン病」を発見。	医学パリ学派からピネル、ビシャ、マジャンディーら多くの偉人輩出。 1805 ゼルチュルナーがモルヒネを分離。	1815『蘭学事始』出版。 1823 医師シーボルト来日。 1838 緒方洪庵が適塾開設。
1850～ 1852 ケリカーが髄質は神経系に関係する器官と発表。 1856 **ヴュルピアンが副腎髄質にアドレナリン発見。** 1856 ブラウン-セクヮールが副腎摘出実験開始。 1857 ウエルナーがクロマフィン反応発見。 1885 クルッケンベルクが副腎抽出液とピロカテコールの呈色反応が類似と報告。 1889 ブラウン-セクヮールが性ホルモンの存在を実証。 1891 マレーが甲状腺抽出液で粘液水腫治療に成功。 1893 **オリヴァーとシェーファーが副腎中に血圧上昇成分を発見。** 1894 シブルスキーとシモノヴィッチも同じ成分発見。 1896 **ベイツが副腎抽出液の末梢血管止血作用を報告。** 1896 フレンケルが副腎活性成分に「スフィグモゲニン」と命名するも分子式を出せない。 1897 ムーアが副腎活性成分とヴュルピアン呈色反応成分とは同じと発表。 1897～98 **ソリス-コーエンが副腎抽出液は花粉症と喘息に卓効と報告。**	1856 パーキンが最初の染料モーヴを発明。 1859 ダーウィン『種の起源』。 1862 ヴュルピアンがシャルコーと「パーキンソン病」を提唱。 1865 ベルナール『実験医学研究序説』出版。 1882 コッホが結核菌を発見。 1885 パストゥールが狂犬病血清療法開発。 1889 北里柴三郎が破傷風菌の純粋培養に成功。	1853 浦賀に黒船。 1854 高峰譲吉誕生。 1857 福澤諭吉適塾・塾頭。 1860 咸臨丸米国へ初航海。 1872 新橋横浜間鉄道開通。 1876 上中啓三誕生。 1877 工部大学校、東京大学創立。 1888 長井長義エフェドリン単離。 1897 志賀潔が赤痢菌発見。

ホルモンハンター活躍の地：アメリカ合衆国

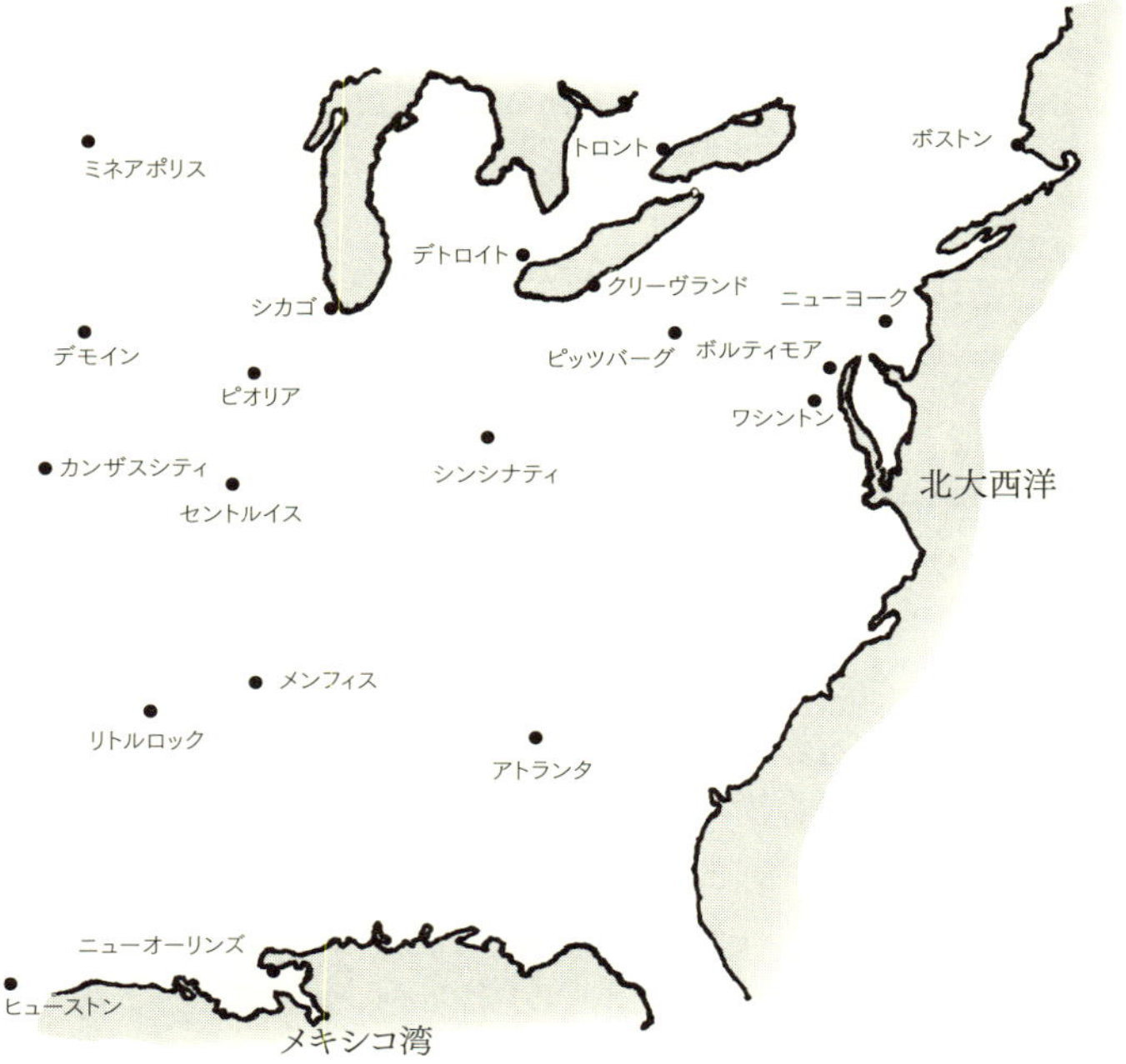
ミネアポリス
トロント
ボストン
デトロイト
シカゴ
クリーヴランド
ニューヨーク
デモイン
ピッツバーグ
ボルティモア
ピオリア
ワシントン
カンザスシティ
シンシナティ
北大西洋
セントルイス
メンフィス
リトルロック
アトランタ
ニューオーリンズ
ヒューストン
メキシコ湾

場所	ゆかり
ニューオーリンズ	1884年、高峰譲吉が万国博に出張、キャロラインと出会い、リン酸肥料の情報を入手した南部の都会。
シカゴ	ピオリアでの活動の前後に高峰夫妻が居住。
ピオリア	1891年から高峰が麹菌を利用したウイスキー生産法の開発と試験醸造を実施。しかし、モルト生産業者の反対に遭い、事業が挫折。持病が再発。発想の転換をはかり、胃腸薬タカヂアスターゼを開発。
デトロイト	フランス移民の町。パーク・デイヴィス社創業の地。1895年から高峰の技術でパーク・デイヴィス社が胃腸薬タカヂアスターゼを発売し、アドレナリンの共同研究契約を高峰と交わして、成功。
ニューヨーク	1897年から高峰夫妻居住。研究所も開設。タカヂアスターゼの研究継続。1900年、上中啓三が雇用され、7月にアドレナリン結晶化成功。「無冠の大使」と称せられた高峰の日米親善活動の拠点。高峰終焉の地。
ボルティモア	1897年、ジョンズ・ホプキンス大のエイベル教授がエピネフリン採取を発表。

ホルモンハンター活躍の地：ヨーロッパ

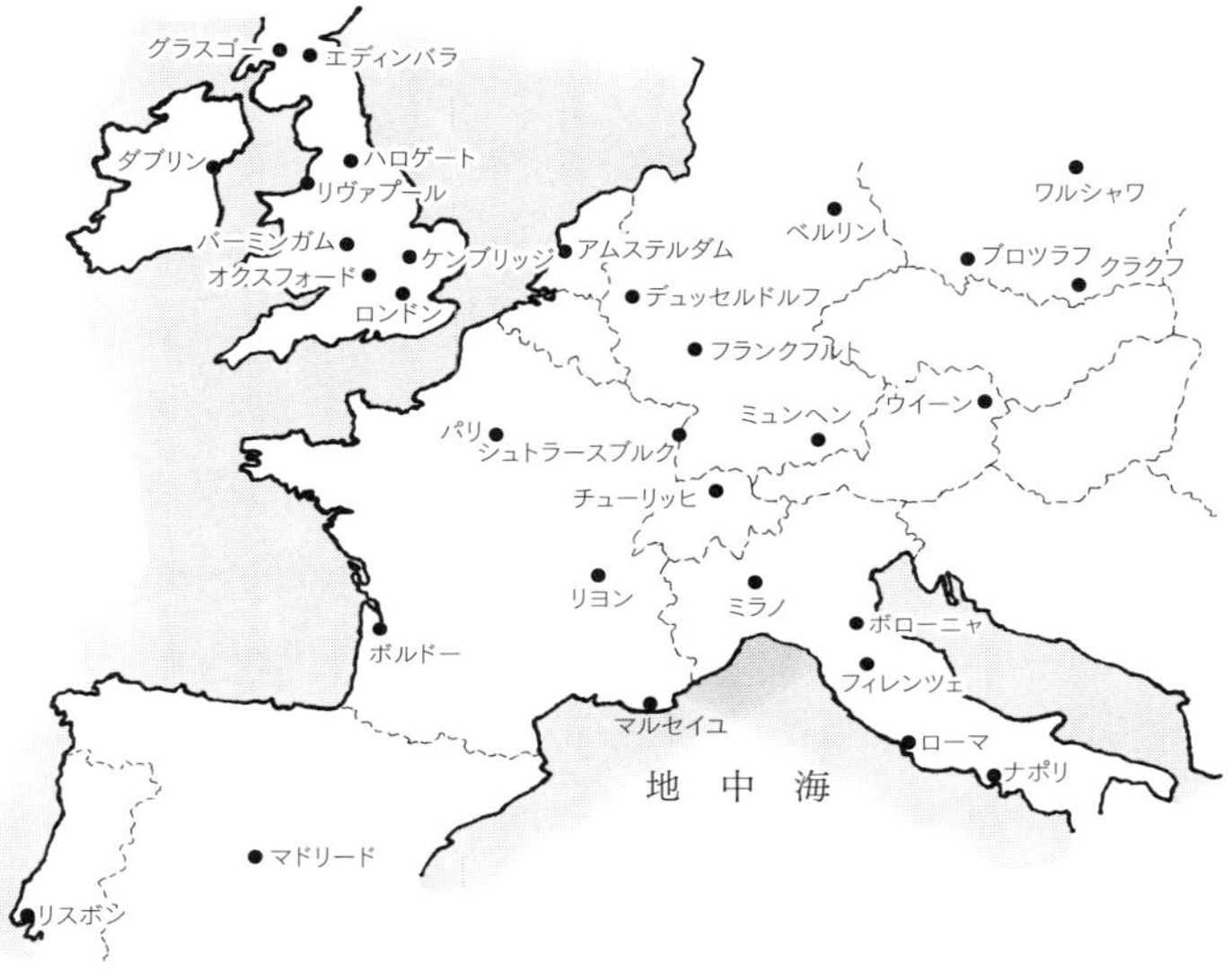

場所	ゆかり
グラスゴー	1880年、高峰譲吉官費留学。
エディンバラ	1901年、高峰譲吉アドレナリンの講演。
ハロゲート	1893年、町医者オリヴァーが、腎上体中に血圧上昇活性物質を発見。
ケンブリッジ	1905年、ホルモンという名称が誕生した学術都市。
ロンドン	1894年、ユニヴァーシティ・カレッジでアドレナリンの血圧上昇活性の証明。
パリ	1856年、腎上体からのアドレナリン分泌の発見。
シュトラースブルク(ストラスブール)	1897年、フュルトがズプラレニンを取り出す。仏独両国が領有を争った地区、多くの化学者が学んだ街。
ボルドー	1716年、科学アカデミーが「腎上体は何をする臓器か？」というモンテスキュー企画の懸賞論文を募集。
ベルリン	1880年代医学の世界中心。日本人医学留学生の聖地。
フランクフルト	ズプラレニンを発売したヘキスト社の所在地。
ブロツラフ	エールリッヒなどの科学者を生んだポーランドの学園都市。旧ドイツ領ブレスラウ。
クラクフ	1895年、シブルスキーとシモノヴィッチが腎上体の血圧上昇活性成分を発見。
ウイーン	多くの科学者を輩出したウイーン大学のある都市。
ローマ	1552年、エウスタキオが正確な腎上体の最初の解剖図を描く。

［ま行］

［や行］

［ら・わ行］

［さ行］

[か行]

事　項

[ま行]

[や行]

[ら・わ行]

[な行]

[は行]

[さ行]

[た行]

索　引

「人名」「事項」に分けて、それぞれアルファベットの後にアイウエオ順で並べた。事項の「副腎」と「腎上体」は、本文では原典資料に合わせて使い分けたが同じものなので「副腎」の方にまとめて記した。腎上体活性成分などの腎上体で始まる語句についても副腎の方を参照されたい。

人　名

著者略歴

石田三雄（いしだみつお）
1931年生まれ。1954年京都大学農学部農芸化学科卒業。同年三共株式会社入社。1962年米国アイオワ州立大学（Ames）に奨学生留学。1964年同大修士課程修了。1968年京都大学農学博士。
最終職歴：三共株式会社取締役農薬本部長。1991～1993年日本農薬学会副会長。
現在：NPO 近代日本の創造史懇話会・理事長、日本農薬学会名誉会員。

主な著作に、「魔弾の射手　パウル・エールリッヒ」『ミクロスコピア』25巻3号から26巻2号まで4回連載（2008～2009年）。『近代日本の創造史　別冊：ポトマックの桜』（2011年、NPO 近代日本の創造史懇話会）。『近代日本の創造史』（2006年～、年2回発行）にもエッセイが多数掲載されている。また、高峰譲吉生誕150年記念展・英文図録『*Jokichi Takamine: The Man Who Gave "Adrenaline" to the World*』（2007年、Research Conference on Modern Creative Japanese Scientists）の編集も担当した。

ホルモンハンター
――アドレナリンの発見

平成24（2012）年12月21日　初版第一刷発行

著　者　　石　田　三　雄
発行人　　檜　山　爲　次　郎

発行所　京都大学学術出版会
京都市左京区吉田近衛町69番地
京都大学吉田南構内（〒606-8315）
電　話（075）761－6182
FAX（075）761－6190
URL http://www.kyoto-up.or.jp
振　替　01000－8－64677

ISBN978-4-87698-587-6
Printed in Japan

印刷・製本　亜細亜印刷株式会社
装　幀　鷺草デザイン事務所
定価はカバーに表示してあります